Monographien aus dem Gesamtgebiete der Psychiatrie **57**

Herausgegeben von
H. Hippius, München · W. Janzarik, Heidelberg
C. Müller, Onnens (VD)

---

Band 47 **Hirnmechanismen normalen und schizophrenen Denkens**
Eine Synthese von Theorien und Daten
Von M. Koukkou-Lehmann

Band 48 **Die Sprache der Psychiatrie**
Eine linguistische Untersuchung
Von H. Feer

Band 49 **Phase-IV-Forschung**
Antidepressiva in der Nervenarztpraxis
Von M. Linden

Band 50 **Verläufe behandelter und unbehandelter Depressionen und Angststörungen**
Eine klinisch-psychiatrische und epidemiologische Verlaufsuntersuchung
Von H. U. Wittchen und D. v. Zerssen

Band 51 **Halluzinationen**
Ein Beitrag zur allgemeinen und klinischen Psychopathologie
Von M. Spitzer

Band 52 **Basissymptome und Endphänomene der Schizophrenie**
Eine empirische Untersuchung der psychopathologischen Übergangsreihen zwischen defizitären und produktiven Schizophreniesymptomen
Von J. Klosterkötter

Band 53 **Psychisch kranke Straftäter**
Epidemiologie und aktuelle Praxis des psychiatrischen Maßregelvollzugs
Von N. Leygraf

Band 55 **Kategorien der Lebensgeschichte**
Ihre Bedeutung für Psychiatrie und Psychotherapie
Von A. Zacher

Band 56 **Die Wirksamkeit ambulanter psychiatrischer Versorgung**
Ein Modell zur Evaluation extramuraler Dienste
Von W. an der Heiden, B. Krumm und H. Häfner

Band 57 **Grundgefühle**
Phänomenologie Psychodynamik EEG-Spektralanalytik
Von W. Machleidt, L. Gutjahr und A. Mügge

W. Machleidt L. Gutjahr A. Mügge

# Grundgefühle

Phänomenologie Psychodynamik
EEG-Spektralanalytik

Unter Mitarbeit von H. Hinrichs

Mit 60 Abbildungen

Springer-Verlag Berlin Heidelberg New York
London Paris Tokyo Hong Kong

Prof. Dr. med. Wielant Machleidt
Klinik und Poliklinik für
Neurologie und Psychiatrie
der Universität zu Köln
Psychiatrie
Joseph-Stelzmann-Str. 9
D-5000 Köln 41

Priv.-Doz. Dr. Leopold Gutjahr
Funktionsbereich
klinische Neurophysiologie
der Abteilung Neurologie
Krankenhaus Am Urban
Dieffenbachstr. 1
D-1000 Berlin 61

Dr. med. Andreas Mügge
Kardiologie
Medizinische Hochschule Hannover
Konstanty-Gutschow-Str. 8
D-3000 Hannover 61

unter Mitarbeit von:
Dr. Ing. Dipl. Phys.
Hermann Hinrichs
Neurologie mit klinischer
Neurophysiologie
Medizinische Hochschule Hannover
Konstanty-Gutschow-Str. 8
D-3000 Hannover 61

ISBN-13:978-3-642-83907-8 e-ISBN-13:978-3-642-83906-1
DOI: 10.1007/978-3-642-83906-1

CIP-Titelaufnahme der Deutschen Bibliothek
Machleidt, Wielant:
Grundgefühle : Phänomenologie, Psychodynamik, EEG-Spektralanalytik / W. Machleidt ; L. Gutjahr ; A. Mügge. Unter Mitarb. von H. Hinrichs. – Berlin ; Heidelberg ; New York ; London ; Paris ; Tokyo ; Hong Kong : Springer, 1989
(Monographien aus dem Gesamtgebiete der Psychiatrie ; Bd. 57)
ISBN-13:978-3-642-83907-8 (Berlin...) Gb.

NE: Gutjahr, Leophold:; Mügge, Andreas:; GT



2125/3130-543210 – Gedruckt auf säurefreiem Papier

# VORWORT

Das Grundgefühlsparadigma - seine phänomenologische Bestimmung und psychophysiologische Fundierung - hat seit über 100 Jahren wissenschaftliches Interesse erregt. Konkretere Lösungsansätze weisen auf psychiatrische Forschungen der 20iger Jahre zurück. Anknüpfend an erste Erkenntnisse des Jenaer Psychiaters Hans Berger über gesetzmäßige Zusammenhänge zwischen Angstgefühlen und funktionellen EEG-Mustern, war es unter Verwendung eines ausgereiften EEG-spektralanalytischen Instrumentariums sinnvoll und begründet, die Beziehungssetzung zwischen Grundgefühlen und EEG-Signalen systematisch zu untersuchen. Die Phänomenologie der Grundgefühle und Grundaffekte von den anthropologischen Psychiatern der 20iger Jahre aus einem holistischen Verständnis kreativ entwickelt, ist über die Psychiatrie hinaus heute in der Emotionspsychologie und der Psychoanalyse vielbeachteter Forschungsgegenstand.

Grundgefühle und -affekte sind nach heutiger Auffassung funktionelle Entitäten, also elementare Gefühlsqualitäten, die nicht weiter zerlegbar sind. Die Angst, aber nicht nur diese, sondern jedes Elementargefühl, hat bekanntlich tausend und mehr Gesichter. Die phänomenologisch-psychodynamische Analyse steht also vor der Schwierigkeit, in seinen unzähligen Gestaltungen und Wandlungen das oder die jeweiligen Grundgefühl(e) zu erkennen. Diese Aufgabe ist häufig schwer zu leisten, für die Analyse psychodynamischer Zusammenhänge und nicht zuletzt die Therapie aber von größter Bedeutung. Ein Ausweg aus diesem Dilemma wäre erkennbar, wenn sich Grundgefühlen typische physiologische Muster zuordnen ließen. Eine breit angelegte phänomenologische Charakterisierung der Ausdrucksvariationen der Grundgefühle und -affekte in ihrem schlüssigen Bezug zum physiologischen Grundmuster schaffte die Voraussetzung für klare Zuordnungen und Abgrenzungen. Wenn also Angstgefühle mit typischen EEG-Mustern einhergehen - was seit Berger immer wieder bestätigt wurde - so ist es nur folgerichtig, analoge Zusammenhänge für andere Gefühle wie Trauer, Schmerz und Freude ebenso zu postulieren. Dieser Gedanke bildet die Ausgangshypothese für die vorliegende Studie.

Da Lehrmeinungen und Konzepte zur Emotionalität unübersichtlich und kontrovers sind, war die Charakterisierung von Gefühlen, die als Grundgefühle angesprochen werden können, vielmehr Problem, als die psychophysiologische Methodik. Allein die Tatsache, daß es unzählige Benennungen für Gefühle gibt und die Ergebnisse bisheriger Forschungen widersprüchlich sind, verlangte nach umfassenden Grundgefühlskonzeptionen. Als Grundgefühle wurden von uns angesehen die Intentionalität bzw. Intention, Angst, Aggression/Schmerz sowie Trauer- und Freudegefühle. Von diesen waren ihre Mischbilder zu unterscheiden.

Rückblickend betrachtet gelang es uns offenbar, treffende und weit genug gefaßte Grundgefühlskategorien zu formulieren und deshalb schlüssige Zusammenhänge zwischen den Grundgefühlen und ihren Interferenzen und spezifischen funktionellen EEG-Mustern aufzufinden.

Sorgfältige Einzelfallanalysen unter Hinzuziehung phänomenologischer und psychodynamischer Gesichtspunkte und unter Verwendung aller verfügbaren EEG-Spektralparameter haben uns schrittweise den Weg zu einer Entschlüsselung des EEG-Codes hinsichtlich seiner emotionellen Ausdrucksmuster gewiesen. Allein über zehntausend Verlaufsdiagramme (Scattergramme) individueller EEG-Parameterverläufe wurden gesichtet. Die empirischen Evidenzen konnten durch interindividuelle Gruppenstatistiken breiter abgesichert werden.

Das Buch führt den Leser auf eine zweifache Weise in die Thematik ein. Die einleitenden Kapitel vermitteln ihm sowohl Werden und "state of the art" des Grundgefühlsparadigmas aus psychologischer und neurophysiologischer Sicht (Kapitel 1 und 3), als auch die Ideengeschichte der Elektroenzephalographie (Kapitel 2). Mit den Strukturdimensionen der Gefühle stellen wir den eigenen theoretischen Zugang zum Forschungsansatz dar (Kapitel 3.3). Im methodischen Teil (Kapitel 4) setzen wir Akzente bei der Imaginationstechnik, den Strategien statistischer Analysen und den Artefaktanalysen, die bei EEG-Studien häufig vernachlässigt werden.

Mit zahlreichen Einzelfallanalysen wurde der Ergebnisteil illustriert (Kapitel 5). In den Unterabschnitten werden die Phänomenologie des jeweiligen Grundgefühls, die Psychodynamik der Erlebnisabläufe, die zugehörigen funktionellen EEG-Muster einzeln und im statistischen Gruppenkollektiv dargestellt und die Ergebnisse im Zusammenhang mit der Literatur diskutiert. Daran schließt sich die Analyse von Misch- oder Interferenzgefühlen an (Kapitel 6). Eine erste Untermauerung der Hypothesen zum korrelativen Zusammenhang zwischen Psychodynamik und EEG-Aktivität wurde aus einer Pilotstudie an Epilepsiekranken gewonnen. Diese Ergebnisse waren Anlaß zur Konzipierung der größer angelegten Folgestudie. Die abschließenden Kapitel (7.1 bis 7.10) enthalten die empirischen und theoretischen Aussagen unserer Forschungen, verdichtet zum integrativen Modell der Emotionssystematik. Mit dem historischen Rekurs beginnend, wird die Antinomie von Lokalismus und Ganzheitlichkeit dargelegt, das Regressionsparadigma EEG-analytisch betrachtet und schließlich die Empirie, Phänomenologie und Theorie der Grundgefühlssysteme dargestellt.

Weiterungen erfährt das Konzept von den Grundgefühlssystemen mit der Analyse des kognitiv-emotiven Wahrnehmungsvollzuges, den Beziehungen von Gefühl, Wahrnehmung und Bewußtsein und der Betrachtung des Dialogs zwischen Biologie und Hermeneutik. Mit Gedanken zur Affektsystematik funktioneller Psychosen werden abschließend Folgen für psychopathologische Forschungen in der Psychiatrie skizziert.

Diese Studie ist augenfälliges Ergebnis geglückter interdisziplinärer Zusammenarbeit zwischen der Psychiatrischen Klinik und der Abteilung Neurologie mit klinischer Neurophysiologie an der Medizinischen Hochschule Hannover.

Die Abteilungsleiter der Kliniken, Prof. Dr. Dr. K.P. Kisker und Prof. Dr. H. Künkel, haben unserem Forschungsprojekt durch materielle Unterstützung und ideelle Förderung zum Gelingen verholfen. Ihnen gilt unser Dank, ebenso wie Prof. Dr. E. Wulff. Allen Patienten und freiwilligen Probanden und den vielen Mitarbeitern beider Kliniken, die uns bei der Konzipierung, der Durchführung und den langwierigen Auswertungen mit Rat und Tat unterstützt haben, danken wir für ihre Mitarbeit. Herrn Furjan verdanken wir zahlreiche Illustrationen. Die nicht leichte Aufgabe, das Manuskript zu schreiben, haben mit viel Geschick und Langmut Frau H. Schuldig und Frau E. Bergione fertiggebracht.

Unseren Frauen und Kindern verdanken wir Ermutigung und einfühlsames Verständnis für die Bewältigung schwieriger Wegstrecken bei der Vollendung des Buches.

Hannover/Köln im Mai 1989

Wielant Machleidt
für die Autoren

# INHALTSVERZEICHNIS

# ABKÜRZUNGEN

Frequenzbänder im EEG und Spektralparameter:

| | | |
|---|---|---|
| Beta- | | |
| Alpha- | L , P , B ( BW ) , M | Leistung, Power |
| Theta- | | Bandweite, Modus (Gipfelfrequenz) |
| Delta- | | |
| Compl. | | Complexity |

Topographien:

| | |
|---|---|
| FL, FR | frontal links, rechts |
| TL, TR | temporobasal links, rechts |
| OL, OR | okzipital links, rechts |

| | |
|---|---|
| NEG. E. | negatives Erlebnis |
| POS. E. | positives Erlebnis |

Grundgefühle:

| | |
|---|---|
| Emo | Emotion |
| I | Intention |
| A | Angst |
| AGG | Aggression |
| T | Trauer |
| F | Freude |

# 1. GRUNDGEFÜHLE - EIN NEUES PARADIGMA?

In der Umgangssprache herrscht kein Mangel an Begriffen mit denen wir gewohnt sind, Gefühle, Stimmungen und Affekte zu benennen. Die Sprache bietet, so scheint es, gute Möglichkeiten, unser Gefühlsleben nuancenreich zu beschreiben. Schriftsteller wie Marcel PROUST ("A la recherche du temps perdu: ...") und Lyriker wie Paul CELAN (1970) oder Karl KROLOW (1975) sind deshalb genial zu nennen, weil sie es in ihren Dichtungen verstehen, Gefühle ganz Wort und Worte ganz Gefühl werden zu lassen. Die prosaische oder lyrische Überhöhung des sprachlichen Ausdrucks vermag die Annäherung an das Gefühl mit künstlerischen Mitteln zur Vollendung zu bringen. Eine Grenzlinie zwischen Begriff und Gefühl bleibt dennoch bestehen. Diese ist unüberwindbar. Sprache artikuliert sich mit Begriffen, und die Welt der Begriffe ist ihrem Wesen nach eine andere, als die der Gefühle. Die Funktion der Sprache - und natürlich auch der Schrift - ist eine semiotische, eine zeichengebende. Wir bedienen uns ihrer, um z. B. Gefühlserlebnisse "durch Zeichen wiederzugeben, welche eindeutig verschieden sind von dem, was sie bedeuten" (CIOMPI 1982). Sprache und Schrift sind in diesem Sinne akustische und visuelle Vergegenständlichung von Gefühl(en). Gefühle sind ihrem Wesen nach niemals gegenständlich. Gegenständlich aber sind ihre semiotischen Entsprechungen im Kommunikationsprozeß. Entsprechungen sind niemals das, wofür sie stehen, sondern eher vage Abbilder derselben. So auch die Sprache. Die Unschärfe, die auch bei sorgfältigen Beschreibungen von Gefühlserlebnissen bleibt, ist durch die Limitierung des semiotischen Zeichenvorrats begründet und deshalb prinzipieller Art. Allerdings können Mimik, Gestik, Modulationen des Stimmklangs und auch taktile Elemente der Bereicherung und Verfeinerung eines Dialogs dienen. Sprache kann das Kontinuum eines stets im Wandel befindlichen Gefühlserlebens zergliedert und verdichtet "digitalisiert" reduktiv wiedergeben. Umgekehrt lassen sich die "analogischen" Landschaften des Gefühlserlebens für Augenblicke in der verdichtenden Beschreibung durch eine verfeinerte "digitale" Begrifflichkeit wiederbeleben. Dies sind Lichtblicke der Sprachkunst und Bruchteile allenfalls aus einem stetigen, mehr oder weniger heftigen, immer anders modulierten Gefühlston in unserem Erleben bis hin zu seinen trivialen alltäglichen Ausdrucksvarianten.

So bietet die Gefühlserfahrung ein Bild der Fülle und des Facettenreichtums, der um so größer ist, je genauer wir gewohnt sind, bewußt hinzufühlen. Die Sprache dagegen verfügt über vergleichsweise kärgliche Mittel, dem Ausdruck zu verleihen. Die Wissenschaft von den Gefühlen steht vor dem Dilemma, aus dieser Vielfalt mit einer als mangelhaft erlebten semiotischen Ausstattung einige wenige Gefühle als Grundgefühle zu bestimmen. Offenkundig gelang es früher, die Mannigfaltigkeit der Materie auf eine überschaubare Zahl von chemischen Elementen zurückzuführen, als das Gefühlsleben auf wenige Grundgefühle.

Es würde zu weit führen, alle Hindernisse, die der Emotionsforschung den Weg verstellt haben, zu benennen. Der Versuch, das Zentralnervensystem des

Menschen als reines informationsverarbeitendes System zu begreifen und die Gefühle im kognitivistischen Handstreich in die Randbereiche der Humanwissenschaften zu verbannen, führt nicht weiter. Allein die ubiquitäre subjektive Erlebnisevidenz von Gefühlen gering zu achten ist, wie wir wissen, ein psychischer Kraftakt, der affektive Ressourcen bindet. Schamgefühle oder Befürchtungen, daß unsere Gefühlswelt an Faszination einbüßte, wenn wir ein aufgeklärtes Verständis anstreben, vermögen den Forschungsfortschritt heute nicht mehr nennenswert zu hemmen. Im Gegenteil, noch nie zuvor wurde mit soviel experimentellem Aufwand und Einfallsreichtum versucht, das Paradigma von den Grundgefühlen in theoretisch-integrativen, phänomenologischen und biologischen Mehrebenen-Ansätzen einer Lösung zuzuführen (EKMAN, FRIESEN, ELLSWORTH 1972, IZARD 1977, EULER und MANDL 1983, KRAUSE 1983, IZARD, KAGAN, ZAJONIC 1984, MACHLEIDT, GUTJAHR, MÜGGE, HINRICHS 1987b u.v.a.m.).

An originellen Versuchen, Grundgefühle zu bestimmen, hat es in der jüngeren Wissenschaftsgeschichte nicht gefehlt. Es ist erst gut ein Jahrhundert vergangen, seit Charles DARWIN seine berühmte und heute noch lesenswerte Schrift "Der Ausdruck der Gemütsbewegungen" 1872 in deutscher Sprache vorlegte. Sein Systematisierungsentwurf enthält Elementargefühle, die auch in modernen Entwürfen fest verankert sind, wie z. B. Freudegefühle, die Angstgefühle Scham, Furcht und Entsetzen, die depressiven Gefühle Gedrücktsein, Niedergeschlagenheit, Kummer und Haß, Zorn, Geringschätzung und Überraschung. Die mimischen Analysen DARWINS erfahren heute eine emotionssystematische Präzisierung und Validierung (EKMAN, FRIESEN, ELLSWORTH 1972).

Die Psychoanalyse (FREUD 1917, 1926) hat trotz einer sehr komplexen Metapsychologie eine einfache Gefühls- bzw. Affektlehre hervorgebracht. Sie kennt neben den beiden großen Triebantagonisten Liebe und Haß oder Sexualität und Aggression (Eros und Thanatos) im wesentlichen die Gefühle Angst und Trauer. In der neueren psychoanalytischen Forschung werden in Anlehnung an IZARD (1977) unter dem Leitgedanken der Affektdifferenzierung sechs oder sieben diskrete Affektsysteme unterschieden: Interesse, Scham, Freude, Überraschung, Trauer, Furcht, Ekel und Wut. Diese werden unterteilt in soziale, informationsverarbeitende und Notfallaffekte. Darüber hinaus wird der Bezug zu physiologischen und hormonellen Veränderungen, spezifischem Ausdrucksverhalten, Handlungsbereitschaften, Wahrnehmung und Verhaltensinterpretation gesucht und ihre Ontogenese evaluiert. Ein Konsens über Funktion und Definition von Effekten besteht nicht (KRAUSE 1983). Diese Forschungsorientierung knüpft an ursprüngliche Gedanken FREUDs an, die Triebe neurophysiologisch oder auch endokrinologisch erklären zu können (WALDHORN 1977). Seine physiologischen Zukunftserwartungen formulierte FREUD (1920, S. 268 f) bei seinen Ausführungen zum Lebens- und Todestrieb so: "Die Mängel unserer Beschreibung würden wahrscheinlich verschwinden, wenn wir anstatt der psychologischen Termini schon die physiologischen oder chemischen einsetzen könnten. ... Die Biologie ist wahrlich ein Reich der unbegrenzten Möglichkeiten, wir haben die überraschendsten Aufklärungen von ihr zu erwarten und können nicht erraten, welche Antworten sie auf die von uns an sie gestellten Fragen einige Jahrzehnte später geben würde. Vielleicht gerade solche, durch die unser ganzer künstlicher Bau von Hypothesen umgeblasen wird."

Der Neoanalytiker SCHULTZ-HENCKE (1965) nannte als früheste Form des intentionalen Antriebserlebens die Neugier. Neugier bestehe sehr weitgehend in Gefühlstönen, die einen sehr "allgemeinen" Charakter haben, den des Intentionalen. Er bezog sich dabei auch auf HUSSERLs Beschreibung von "intentionalen Akten oder Zuwendungen". Das Wort Neugier sei lediglich ein naiverer Ausdruck zur Bezeichnung des Intentionalen. Dieser Beitrag war zweifellos eine Bereicherung der psychoanalytischen Antriebslehre.

Ganzheitlichkeit zu begründen, häufig verknüpft mit emotionspsychologischen Entwürfen, war wesentliches theoretisches Anliegen von Gestalt- (KÖHLER 1929, 1959) und Ganzheitspsychologen (F. KRÜGER: "Das Wesen der Gefühle", 1928), Psychobiologen (H. LUNGWITZ: "Die Entdeckung der Seele", 1925), anthropologischen Medizinern (V. v. WEIZSÄCKER: "Der Gestaltkreis", 1940) und Psychiatern (L. BINSWANGERs Daseinsanalyse) insbesondere in den 20er Jahren. Max SCHELER (1874 - 1928), Philosoph und Anthropologe, beeinflußt von der Phänomenologie HUSSERLs, veröffentlichte 1923 seine Schrift "Zur Phänomenologie und Theorie der Sympathiegefühle und von Liebe und Haß. Wesen und Formen der Sympathie". Diese fand unter den Psychiatern seiner Zeit viele Anhänger und wurde Ausgangspunkt für K. SCHNEIDERs "Pathopsychologie der Gefühle und Triebe" (1935). Darin beschritt der Systematiker der Psychopathologie unter den deutschen Psychiatern (KISKER 1968) den Weg von einer Normalpsychologie der Gefühle zu einer affektsystematischen Typologie psychopathologischer Phänomene.

F. KRÜGER, Schüler und Nachfolger WUNDTs in Leipzig, baute die genetische Psychologie seines Lehrers zur antimechanistischen Ganzheitspsychologie aus. Die Gefühle begründen seinen Ganzheitsgedanken. F. KRÜGER (1953, S. 204): "Die Erlebnisse des Gesamtganzen sind das Gefühl". Jedes Gefühl erreicht für einen Augenblick "Universalität". Das Gesamtgefühl wandelt sich mit jeder Veränderung von Teilerlebnissen. Die Gefühle sind qualitativ voneinander verschieden (KRÜGER 1953, S. 180): "... Die konkreten Erlebnisse emotionaler Art - z. B. eine reine Freude, eine erregte Spannung, ein sinnlicher Schmerz, ein Affekt des Kummers - zeigen unmittelbar und unabhängig von aller Analyse als Ganzes ausgeprägte Verschiedenheit"

Den Grundgedanken KRÜGERs folgend, sind Gefühlsqualitäten voneinander zu unterscheiden, Gefühl und Sinnesempfindungen zweierlei, aber nicht trennbar, erreicht jeweils nur ein Gefühl im jeweiligen Augenblick ganzheitliche Universalität bei im übrigen kontinuierlichem Wandel.

In diesen Grundannahmen bestehen Übereinstimmungen mit seinem Zeitgenossen H. LUNGWITZ (1925). Bevor dessen Werk, die Psychobiologie (1933 - 1956), vollständig in Vergessenheit gerät, sei an seine nach heutigem Verständnis moderne Gefühlstheorie erinnert. LUNGWITZ unterscheidet fünf "Grundgefühle" - der Begriff taucht hier erstmals auf -: Hunger, Angst, Schmerz, Trauer und Freude. Das Hungergefühl, synonym Neugier, Wunsch,

Wille, Wollen, ist das Initialgefühl, dem im Erlebnisablauf die anderen Gefühle systemgenetisch bewußt oder unbewußt aufeinander folgen. Im normalen Erlebnisablauf bildet das Freudegefühl den Abschluß, woran sich erneut Hungergefühle anschließen. Haß und Ekel bezeichnet er als Stauungsgefühle. Bei Beteiligung von zwei oder mehr Grundgefühlen am aktuellen Gefühl entstehen Mischgefühle. In seinem Modell von den drei Denksphären, in denen Gefühls-, Gegenstands- und Begriffsobjekte miteinander zu einem ganzheitlichen System der Wahrnehmung verknüpft sind, ist mit dem wahrgenommenen Objekt der jeweilige Gefühlsanteil assoziativ mitgegeben. So bildet das Gefühlserleben ein bewußt/unbewußtes Kontinuum. Zu einem gegebenen Zeitpunkt ist jeweils eine bewußte Wahrnehmung aktuell. Das bewußte Erleben als Kontinuum ensteht aus der Aneinanderreihung solcher Wahrnehmungspunkte. Die psychobiologische Erkenntnistheorie enthält wesentliche Elemente, die heute erkenntnisleitend bei der Konstituierung ganzheitlicher Modelle vom Menschen sind (vgl. auch Ciompi 1986).

In den 20er Jahren erarbeitete und dann in Vergessenheit geratene Präzisierungen zum Grundgefühl bestimmen die aktuelle wissenschaftliche Diskussion in der Emotionspsychologie heute. Die Definition fundamentaler Emotionen nach einem differentiellen Verständnis ist zentrales wissenschaftliches Anliegen. Von einem der bedeutendsten Vertreter auf diesem Gebiet, C.E. IZARD (1977), werden zehn fundamentale Emotionen unterschieden: Interesse-Erregung, Freude, Überraschung, Zorn, Geringschätzung, Kummer-Schmerz, Furcht, Scham und Schuldgefühl, darüber hinaus u. a. Angst als zusammengesetzes Gefühl. Zu fragen bleibt: sind Furcht und Scham verschiedene Ausdrucksformen eines umfassenden Grundgefühls, das Angst zu nennen wäre? Ist Überraschung überhaupt als solches anzusprechen? Ist Kummer-Schmerz ein Mischgefühl? Wir versuchen, unten Antworten auf diese Fragen zu geben.

In der experimentellen Psychologie (MEILI und ROHRACHER 1972 ) sind Angst und Aggression die am häufigsten und sorgfältigsten untersuchten Gefühle und am ehesten als Grundqualitäten anzusprechen (s. Abschnitt "Leitlinien psychologischer Entwürfe zur Emotionalität"). Etwa zwei Dutzend Emotionstheorien sind heute bekannt (STRONGMAN 1973), in denen etwa 12 Gefühlsqualitäten als basal genannt werden. Über diese herrscht - mit Einschränkung - mehr Einigkeit unter den Autoren als über die theoretischen Bezüge, in denen sie verankert werden (siehe z. B. M. ARNOLD 1970, siehe dort EWERT, LAZARUS, PLUTCHIK, PRIBRAM, SCHACHTER, SIMONOV, TOMKINS u.v.a.m.).

Übereinstimmungen sehen wir, wenn wir uns am Erlebnisablauf orientieren. Als Initialgefühle erweisen sich jeweils die Intentionalen Neugier, Hunger, Interesse-Erregung, Begehren usw. Darin stimmen Autoren unterschiedlichster Denkrichtungen überein. Ebenso in der Auffassung, daß das Erfüllungsgefühl Freude/Lust den Erlebnisablauf abschließt. Vorstellungen darüber, wie andere Gefühle im Erlebnisablauf aufeinander folgen, entwickelt, soweit wir sehen, nur LUNGWITZ (1925, 1933).

Der Ganzheitsgedanke der anthropologischen Forscher scheint unter dem Eindruck der aufsehenerregenden Befunde bei Split-Brain-Patienten

(GESCHWIND und GALABURDA 1987) der experimentellen Emotionsforschung abhanden zu kommen (DAVIDSON et al. 1985, FLOR-HENRY 1985). Der Logik des Lokalismus folgend, die in der Kognitionsforschung zweifellos ihre Berechtigung hat, versucht der "differentielle Lateralismus" Gefühle und Affekte in umschriebenen Arealen des ZNS zu lokalisieren. Dieses Vorhaben gelang bisher nicht überzeugend und kann aus der Sicht ganzheitspsychologischer Theorien nicht gelingen (s. Abschnitt "Lokalismus und Ganzheitlichkeit"). Die empirisch schlüssigen Beweise dafür stehen allerdings noch aus.

Ein ganzheitliches Konzept über das Zusammenspiel von Affektivität und Kognition legte CIOMPI vor ("Affektlogik" 1982, 1986). Demnach wird unser Erleben in jedem Moment durch affektive und kognitive Elemente strukturiert von affektiv-kognitiven Schemata oder "Verhaltensprogrammen". Für die Weiterentwicklung der als offene Systeme verstandenen Schemata ist das Streben nach Lust und Spannungsausgleich Antrieb. Das Streben nach Lust und die Vermeidung von Unlust wird als der psychische Aspekt im Zusammenhang mit einem viel umfassenderen biologischen Streben nach Spannungsausgleich und Gleichgewicht innerhalb offener umschriebener Funktionssysteme im Sinne majorisierender Äquilibration verstanden und als Motor der individuellen und kollektiven Entwicklung angesehen. Die Charakterisierung der Psyche als kognitiv-affektives Doppelsystem macht Ganzheitlichkeit physiologisch schlüssiger und einsichtig. Bei der Kombination der psychoanalytischen Lust-Unlust Matrix mit dem systemtheoretischen Homöostasebegriff scheint sich die Benennung differentieller Affekte als überflüssig zu erweisen und herauszufallen, obwohl gerade dies ein originär affektlogisches Ansinnen sein könnte. Denn, so sagt CIOMPI (1982, S. 248) ..."der Affekt (die "Stimmung") ist offenbar die grundlegende Invarianz in den affektiv-kognitiven psychischen Strukturen". Die Gefühle bilden die "Grundschwingung" von relativer Invarianz auf die sich die schneller wechselnden gedanklichen Inhalte als Varianz aufmodulieren. Aus der regelhaften Verbindung von bestimmten Invarianzen mit Varianzen bzw. dem Zusammenspiel von Denken, Fühlen und Wahrnehmung be(ent)stehen geordnete psychische Strukturen. Eine physiologische Abgrenzung einzelner Gefühle und Affekte könnte aufdecken, welche "Logik" ihren Funktionen in dynamischen Zusammenhängen innewohnt (CIOMPI 1986). Für die Schizophrenieentstehung kommen "...so gewöhnliche und allgemein menschliche Erscheinungen wie Spannung, Verwirrung, Angst und Ambivalenz - die sich freilich unter geeigneten Bedingungen hochgradig zu intensivieren und über verschiedene Stufen schließlich in die beschriebenen, sehr eigentümlichen Erscheinungen umzuschlagen vermögen" in Frage. Wie hier also Angst, werden in der psychopathologischen Schizophrenieforschung affektnahe Begriffe wie Vulnerabilität (ZUBIN und STEINHAUER 1981) und Intentionalität (JANZARIK 1988, MUNDT 1985) verwandt. Wir gehen davon aus, daß die so benannten Affekte für die Schizophreniegenese von Bedeutung sind und Eingang in ein ganzheitliches Modell finden müßten. - Paradigmatisch für eine differentielle Soziologie der Affekte ist AVERILLs Arbeit über Ärger und Aggression (1982).

In dem Anliegen, Ganzheitlichkeit nicht nur als anthropologische Utopie, sondern vielmehr als psychophysiologische Realität zu begreifen, treffen sich heute Neurophysiologen und Philosophen. R. JUNG suchte Bezüge zur Schichtentheorie Nikolai HARTMANs und ECCLES (1975) die Auseinandersetzung mit POPPER, weil evident ist, daß empirische Befunde am ZNS dringend der erkenntnistheoretischen Sinnstiftung bedürfen.

Die Paradigmen von den Grundgefühlen und der Ganzheitlichkeit sind untrennbar miteinander verknüpft. Sie voneinander zu trennen, erweist sich als Mißverständnis und Ausfluß partikularistisch-scientistischen Denkens. Einer abgeschlossenen Theorie sind wir noch so lange fern, wie es nicht gelingt, das empirische Wissen um die Grundgefühle zu präzisieren und ihre Funktion bei der Strukturierung der zentralnervösen kognitiv-emotiven Funktionsabläufe zu klären. Vorrangig, als ein erster Schritt, ist die Identifizierung von Grundgefühlen. Sind also mit Wünschen und Wollen, Sehnsucht und Hoffnung, Angst und Furcht, Liebe und Haß, Ärger und Schmerz, Trauer und Melancholie, Ekel und Überdruß, Freude, Lust und Glückseligkeit Grundgefühle benannt? Gewiß nicht. Systematisierungen, wie sie hier angestrebt werden, machen Reduzierungen notwendig. Wie sind diese zu erreichen? Nach unserem Verständnis, auf das diese Studie methodisch und theoretisch aufbaut, sind Grundgefühle funktionelle Entitäten, also Grundelemente emotionellen Erlebens, die nicht weiter zerlegbar sind. Für die Annahme eines Grundgefühls ist die subjektive Erlebnisevidenz, die schlüssige phänomenologische und Verhaltenscharakterisierung und ein spezifisches physiologisches Ausdrucksmuster beweisend (MACHLEIDT, GUTJAHR, MÜGGE, HINRICHS 1987b). Das eindeutige physiologische Korrelat ist um so mehr von Bedeutung, als es zu der Frage, welche Emotionen als Grundgefühle angesprochen werden können, Entscheidendes beiträgt. Jedes Emotionalitätsmodell also muß sich über die psychologischen Phänomene hinausgehend seiner biologischen Grundlagen versichern, um universelle Gültigkeit beanspruchen zu können. Wir stellen diese, die Gretchenfrage der Psychophysiologie, erneut, allerdings unter Verwendung eines zentralen Maßes der EEG-Spektralanalyse, nachdem sich alle peripheren Größen für die Unterscheidung von Grundgefühlen als untauglich erwiesen haben. Die Hirnströme, verstanden als kortikale Summenpotentiale (CREUTZFELD 1964), sind Begleitphänomene der neuronalen Funktionsabläufe und ihrer Transmitter-mediierten Impulsfortleitungen. Einem grundgefühls-"logischen" Denkansatz folgend, dürften nicht nur Mimik und Verhalten gefühlsspezifische Ausdrucksmuster haben, sondern nicht weniger Transmitter-vermittelte Funktionscharakteristika neuronaler Populationen und deren bioelektrische Phänomene. Einen günstigeren zentralen Parameter als das EEG, das sowohl Bindegliedfunktionen als auch integrative Funktionen in sich vereinigt und darüber hinaus analog registriert werden kann, gibt es derzeit nicht. Doch bevor wir unsere Fragestellung im einzelnen konkretisieren, wollen wir einen Blick auf das Instrumentarium und seinen Begründer werfen.

## 2. HANS BERGER: AUF DER SUCHE NACH DER "PSYCHISCHEN ENERGIE"

### Zur Geschichte der Elektroencephalographie

Der Begründer der Elektroencephalographie, Hans BERGER, war Psychiater in Jena. Seine Entdeckung brachte ihm Weltruhm (BERGER 1929 S. 567): "Ich glaube also in der Tat, das Elektroencephalogramm des Menschen gefunden und hier zum ersten Male veröffentlicht zu haben."

Schon dreieinhalb Jahre vor der ersten Veröffentlichung schreibt er am 22.10.25 ins Tagebuch : "Glaube das EEG gefunden zu haben, will später mit Seitengalvanometer arbeiten, gehe jetzt zu Blei-Elektroden über! Habe endlich die große Aufgabe, die mir liegt, will in der Veröffentlichung eventuell auf die psychische Energie eingehen" (zit. nach JUNG 1963, S. 37 ).

Fast genau 50 Jahre zuvor hatte R. CATON aus Liverpool in England mit dem Galvanometer elektrische Ströme an Gehirnen von Kaninchen und Affen gemessen. Er schrieb: "The electrical currents of the grey matter appear to have a relation to its function. When any part of the grey matter is in a state of functional activity, its electric current usually exhibits negative variation" (The British Medical Journal am 28. August 1875).

Die Entdeckung der Hirnströme beim Menschen enttäuschte BERGER jedoch hinsichtlich seiner originären psychophysischen Frage, die das Hauptmotiv für seine EEG-Forschungen war: der Nachweis der Psychischen Energie (PE).

Die Vorstellung von der auch experimentell darstellbaren realen Existenz der PE bildete die Leitidee seines forscherischen Schaffens: "Charakteristisch für BERGER war die zähe Verfolgung einzelner überwertiger wissenschaftlicher Ideen, die seine Forschung während des ganzen Lebens bestimmten. Der Begriff der psychischen Energie und das Nachdenken darüber durchzieht seine Aufzeichnungen von 1910 bis zu seinem Tod 1941" (JUNG 1963, S. 22).

Zahlreiche Anregungen aus der zeitgenössischen Literatur nährten in BERGER die Hoffnung, seiner Idee von der Existenz eigenständiger psychischer Kräfte durch die Messung ihrer psychophysiologischen Phänomene den experimentellen Beweis hinzufügen zu können. Berger ging davon aus: "...daß im Gehirn die chemische Energie des Stoffwechsels in Wärme, Elektrizität und Psychische Energie umgewandelt wird" ( JUNG 1963, ebenda).

Exakte Messungen der physikochemischen Eigenschaften des Gehirns, der Wärmeproduktion und der elektrischen Energie, sollten nach Bergers Vorstellungen die Extrapolation auf die unbekannte Größe PE ermöglichen. Die Entdeckung der PE blieb für BERGER auch nach der Begründung der Elektroencephalographie beim Menschen sein vorrangiges wissenschaftliches Ziel. Was verstand BERGER unter Energie?

Sein Energiebegriff stammt aus dem 19. Jahrhundert und geht auf den Satz über die Erhaltung der Energie zurück. Schon vor H.v. HELMHOLTZ hatte v. MAYER (1845) in seiner Schrift "Die organische Bewegung in ihrem Zusammenhang mit dem Stoffwechsel", das Gesetz von der Erhaltung der Energie erläutert und in vollem Umfang nachgewiesen. Auf H.v. HELMHOLTZ, der den Prioritätsanspruch J.R.v. MAYERs hinsichtlich der Entdeckung des Energieprinzips lange nicht anerkannte und es eigens nochmals formulierte, bezogen sich U. BREUER und S. FREUD bei der Formulierung ihres Begriffes von der freien und gebundenen Energie. Beide Zeitgenossen, H. BERGER und S. FREUD, hatten ursprünglich einen identischen, aus der Thermodynamik entliehenen Energiebegriff, der Ausgangspunkt für ganz unterschiedliche Forschungen und theoretische Bezüge wurde. In FREUDs hermeneutischen Modell dient die freie und gebundene Energie (FREUD 1895 zit. n. LAPLANCHE und PONTALIS 1975) zur Unterscheidung des Primär- und des Sekundärvorgangs vom ökonomischen Standpunkt aus. Der Bezug zu den klassischen Naturwissenschaften, aber auch zur Psychophysiologie, ist in seinem Denkmodell weitgehend verloren gegangen. BERGER hegte bis zu seinem Tode die Erwartung - Ausdruck eines 'radikalen' naturwissenschaftlichen Denkens -, daß sich die psychologischen und psychopathologischen Phänomene auf physikalisch-chemisch Meßbares reduzieren ließen und damit das Psychologische im Biologischen aufgehe. In der Ausgrenzung des jeweils phänomenal Dazugehörigen liegen bei beiden die Defizienzen ihrer Theoreme: BERGER überging die Erlebnisqualität, FREUD das Biologische. BERGERs Standpunkt führte in den Biologismus, FREUDs Modellvorstellungen blieben in einem z. T. magisch anmutenden psychologischen Kausalismus, der Metapsychologie, stehen. Beide, BERGER wie FREUD, vermochten das im Begriff der 'Psychischen Energie' liegende erkenntnistheoretische Problem nicht zu erkennen und zu lösen.

Das Problem besteht darin, daß Erleben und seine phänomenalen und phänomenologischen, d. h. beschreibungsmäßigen Ausdrücke prinzipiell voneinander verschiedene Wahrnehmungsmodalitäten sind, die nebeneinander bestehen und niemals einander ersetzen bzw. 'erklären' können. Der Bezug zwischen den Wahrnehmungsmodalitäten besteht allein in ihrer 'Zugleichheit', d. h. ihrer gleichen zeiträumlichen Koordinatik. Auf diesen Aspekt, der für die psychophysiologisch-elektroencephalographische Emotionalitätsforschung von grundlegender Bedeutung ist, wird noch ausführlicher eingegangen. Akzeptiert man diesen Grundgedanken, so ist es nur ein kleiner Schritt, das EEG als reines Begleitphänomen psychophysiologischer Abläufe zu begreifen. BERGER versteht das EEG auch so, allerdings ohne seinen Gedanken von der 'Psychischen Energie' aufzugeben, und formuliert als eigenständige Arbeitshypothese in der vierten Mitteilung (BERGER 1932), nachdem Analoges in der zweiten (BERGER 1930) und dritten (BERGER 1931) Mitteilung schon angeklungen war: "... halte ich die von mir als Alpha-Wellen bezeichneten elektrischen Erscheinungen für eine notwendige Begleiterscheinung der physiologischen Prozesse der Großhirnrinde, denen die psychischen Vorgänge gesetzmäßig zugeordnet sind."

In der 12. Mitteilung (BERGER 1937) und 13. Mitteilung (BERGER 1937) wird diese Auffassung noch leicht, jedoch nicht in ihrer prinzipiellen Aussage modifiziert. BERGER hatte Größeres vor Augen, als 'nur' ein Begleitphänomen seelischen Erlebens zu finden. In seiner kurzen BERGER-Biographie sagt KOLLE: "...daß BERGER von Anbeginn seiner wissenschaftlichen Tätigkeit ein großes Ziel vor Augen hatte: Die Seele, die uns immer nur subjektiv in unserem Erleben gegeben ist, zu objektivieren" (KOLLE 1970). Einleuchtend erscheint, daß solch große und irrationale Erwartungen an einen Forschungsgegenstand oftmals Ausgangspunkt für eine von großer Motivation und Hartnäckigkeit getragene Forschungsarbeit sind. Dies trifft wohl für BERGER zu. KOLLE (1970), der als Assistent bei ihm gearbeitet hatte, schreibt: "BERGER war ein echter Forscher, der als Mensch völlig hinter seinem Werk zurücktrat. Uneigennützig, bescheiden, aber gleichzeitig fanatisch, schaffte er Tag für Tag, Jahr für Jahr in seiner kleinen Werkstatt."

Das 'Problem mit der Seele' bzw. mit der 'Psychischen Energie' hat BERGER auch in seinen psychologischen Schriften nicht gelöst. Es bleibt nach wie vor ungeklärt. Es fehlt bis heute eine allgemein in den psychologischen Wissenschaften anerkannte Theorie, die das Zustandekommen bewußten bzw. unbewußten 'seelischen' Erlebens widerspruchsfrei erklärt. Auch wenn BERGER und seine Entdeckung den exakten Naturwissenschaften keine grundlegend neuen Erkenntnisse brachte, so gab er doch - und dies ist sein unbestreitbares Verdienst - den neuro- und psychologischen Disziplinen eine hochempfindliche und vielseitige Methode in die Hand. Die größte Überraschung stellte die Entdeckung BERGERs allerdings für die (Neuro-)Physiologen seiner Zeit dar. Für diese lag das Unerwartete des Elektroencephalogramms in der relativ gleichförmigen Rhythmizität der Abläufe.

BERGER befand sich mit seinen elektroencephalographischen Untersuchungen in einem Gegensatz zu der nosologisch-anatomisch-hirnpathologischen Forschungsrichtung seiner Zeit, die später von T.J. MÖBIUS als 'Hirnmythologie' bezeichnet wurde. Die Abgeschiedenheit und das Autodidaktische von BERGERs forscherischem Wirken - worin zweifellos auch ein Zug seiner Persönlichkeit lag - wurde durch die zeitgenössischen wissenschaftlichen Strömungen zu einer dem Forschungsgegenstand inhärenten Bedingung.

In den zwanziger Jahren wurde die 'hirnmythologische' Forschungsrichtung von den phänomenologisch-psychophathologischen Strömungen überflügelt, die verbunden sind mit den Namen JASPERS, GRUHLE, FREUD u.v.a. Die Psychophysiologie führte ein Schattendasein. "Die experimentelle Psychologie und Psychophysiologie wurde als lebensferne Laboratoriumswissenschaft diskriminiert..." (JUNG 1963).

Um so größer waren die mit der Entdeckung des EEG einhergehenden Erwartungen in der klinischen Psychiatrie und der Psychophysiologie. BERGER hatte seine Erwartungen ein knappes Jahr vor seiner Entdeckung am 16.11.1924 so ins Tagebuch geschrieben: "Dasselbe (das Electroencephalogramm) müßte natürlich ... ein diagnostisches Hilfsmittel zur Erkennung von Hirn- und geistigen Erkrankungen sein" (zit. nach JUNG 1963). Die Psychophysiologie gewann durch die EEG-Forschung eine Anzahl neuer wichtiger theoretischer Erkenntnisse zur Funktion des Zentralnervensystems. Zu einem neuen Aufbruch in der Psychophysiologie führte die Entdeckung des EEG jedoch nicht. Die Erwartungen in der Klinischen Psychiatrie wurden enttäuscht. Als diagnostische Methode erlangte das EEG in der Neurologie, und insbesondere der Epileptologie, große praktische Bedeutung.

BERGER hat in den Jahren 1928 - 31 alle wesentlichen normalen und pathologischen Phänomene im EEG untersucht und beschrieben. Allein die

Entdeckung der Krampfpotentiale blieb FISCHER (1933) und KORNMÜLLER (1935) vorbehalten. Von daher war der Wert der Elektroencephalographie für klinische Zwecke vollständig zu überblicken. Aus allen seinen Mitteilungen geht aber hervor, "...daß er am Einsatz des EEG als neurologisch-diagnostischem Hilfsmittel nie sonderlich interessiert war" (KÜNKEL 1974).

In den Jahren nach seiner vorzeitigen Emeritierung durch die Nationalsozialisten 1938, findet sich bei BERGER sogar eine gewisse Abwendung vom EEG. "Die Auswertung pathologischer EEG-Kurven erscheint ihm langweilig..." (JUNG 1963). BERGER wandte sich, wie schon früher, parapsychologischen Fragen zu, zurückgehend auf ein Jugenderlebnis mit Gedankenübertragung. Er versuchte, seine Gedanken dazu mit seinen Vorstellungen von der "Psychischen Energie" in Einklang zu bringen. Damit beschritt BERGER an seinem Lebensende, abweichend von seiner experimentellen Forschungspraxis, einen phänomenologischen Weg, die Existenz der "PE" in einem distinkten psychologischen Phänomen bestätigt zu sehen. Wer könnte heute, mehr als 50 Jahre später, nicht so sehr die wissenschaftliche, als vielmehr die psychodynamische Logik, die in BERGERs Anliegen lag, verstehen?

Was hat BERGER zur Zusammenhangsfrage zwischen Emotionalität und EEG beigetragen? In dem von ihm beschriebenen psychophysiologischen Begleiterscheinungen emotionellen Erlebens im EEG werden bereits grundlegende theoretische und praktisch-experimentelle Problemstellungen angesprochen. Als erstes psychophysiologisches Phänomen beschreibt BERGER die Veränderungen des Alpha-Grundrhythmus bei starker Anspannung und ängstlicher Erregung. So heißt es in der ersten Mitteilung (BERGER 1929, S. 570): "..., daß bei angestrengter intellektueller Arbeit, aber auch schon bei starker Anspannung der Aufmerksamkeit die kleineren und kürzeren Wellen überwiegen."

In der dritten Mitteilung (BERGER 1931, S. 42) schreibt er: "... ebenso verfälscht eine ängstliche Erregung sonst zugänglicher Kranker, ausgelöst durch die vorzunehmende Aufnahme des EEG, die Ergebnisse."

In der sechsten Mitteilung (BERGER 1933, S. 556) werden diese Beobachtungen spezifiziert: "... diese Befunde gaben nun den Schlüssel zur Beurteilung von EEGs mancher gesunder Personen, bei denen sich eine auffallende Verkürzung der Alpha-Wellen fand. Es handelte sich dabei durchweg um solche Leute, die der Aufnahme des EEG, trotz ihrer gegenteiligen Versicherung mit einem gewissen Bangen entgegensahen." Und:"..., daß unter der Einwirkung von ängstlicher Erregung es zu einer Verkürzung der Alpha-Wellen beim Gesunden kommen kann."

Dazu, merkt BERGER an, könne es in ausgeprägten Fällen auch zu einer Abnahme der Spannungshöhe kommen. In seiner 10. Mitteilung weist BERGER einer englischen Arbeitsgruppe nach, daß deren Ergebnis, nämlich das Fehlen von Alpha-Wellen bei Blinden, nicht auf die Blindheit, sondern sehr wahrscheinlich auf eine affektive Erregung im Zusammenhang mit der EEG-Ableitung zurückzuführen war (BERGER 1935). In seinem 15. Bericht (BERGER 1938) faßt er seine bis dahin gewonnenen Erkenntnisse so zusammen: "Eine gemütliche Erregung, Angst, ein plötzliches Erschrecken usw. wirken sehr deutlich auf das EEG, der mit geschlossenen Augen, im halbverdunkelten

Raum, in bequemer Rückenlage ruhenden Versuchspersonen ein." Er fährt fort, daß "ein Schreckreiz wie jeder andere Sinnesreiz, der die Aufmerksamkeit fesselt,... zu einem Spannungsabfall und einem Aussetzen der Hauptwellen des EEGs führt, die dann nach kurzer Zeit sich wieder einstellen." und "Es kommt aber nicht selten noch mehrmals zu ihrem Fortfall und ihrer Wiederkehr, bis sich endlich das EEG wieder in der Form des passiven EEGs herstellt, in der es vor der Einwirkung des Schreckreizes verlief." Die Dauer des ersten Spannungsabfalls und seine öftere Wiederkehr, endlich die Länge der jeweils wiederkehrenden Spannungsabfälle, hängen von der Stärke der Affektwirkung ab. Genauere Untersuchungen der Länge der Alpha-Wellen bei ihrer Wiederkehr nach dem Schreckreiz, haben wiederholt erkennen lassen, daß sie erheblich - bis auf die Hälfte der früheren Menge - verkürzt waren."

Die Blockierung und rhythmische Wiederkehr der Alpha-Wellen, ihre Amplitudenverminderung und ihre Frequenzzunahme stehen für BERGER in einer gesetzmäßigen Beziehung zu ängstlicher Erregung, und zwar in Abhängigkeit von der emotionellen Intensität. Damit hat BERGER eine ganz grundlegende Feststellung zur Zusammenhangsfrage zwischen Emotionalität, speziell ängstlicher Prägung und EEG-Aktivität getroffen, die auch heute noch vielfach nicht uneingeschränkt bejaht wird. Seine Formulierungen zeigen aber auch die Einseitigkeit im Verständnis von 'affektiver Erregung', die offenbar ausschließlich als eine ängstliche verstanden wird. Andere Gefühlsqualitäten und ihre EEG-Signale werden nicht analysiert. Seine Untersuchungen führen ihn sogleich in theoretische und methodische Schwierigkeiten. Dies wird bei seinen Reizexperimenten deutlich (BERGER 1930, S. 165). Er erkennt den Zusammenhang zwischen Phänomen (Reiz) und Emotion und macht den theoretisch wie praktisch nicht sehr befriedigenden Versuch, beides zu trennen, was, wie er selber feststellt, nicht gelingen kann. Er betont schließlich die Notwendigkeit, den Einfluß affektiver Vorgänge (Schreck, Schmerz) möglichst zu vermindern. Darüber hinaus erkennt er, daß das Reiz-Reaktionsschema in seiner bis dahin gültig geglaubten Form nicht stimmen kann. BERGER machte dies in seiner zweiten Mitteilung (1930, S. 171) an der Beobachtung deutlich: "..., daß bei der Einwirkung ähnlicher Reize, z.B. der Einwirkung von Schallreizen, bei öfterer Anwendung des gleichen Reizes in ein und derselben Sitzung Veränderungen am EEG immer weniger deutlich hervortreten und auch die Zeiten bis zum Eintritt der Veränderung längere werden. Es macht den Eindruck, als ob die VP das Interesse an dem Reiz verloren hätte und dementsprechend auch die Veränderungen langsamer und undeutlicher eintreten, was wohl auch als eine Beteiligung affektiver Vorgänge, trotz aller Vorsichtsmaßnahmen, gedeutet werden könnte."

Der physikalisch definierte Reiz und das Erleben erweisen sich als zweierlei. BERGER geht auf die theoretischen Implikationen, die sich aus diesen empirischen Einsichten ergeben, nicht ein. Er weist allerdings auf die methodische Schwierigkeit hin, die durch individuelle emotionelle Einflüsse beim interpersonellen EEG-Vergleich entstehen und spricht damit ein prinzipielles Problem der psychophysiologischen Emotionalitätsforschung an, das sowohl statistisch wie methodisch bis heute nicht befriedigend gelöst ist. BERGER sieht auch, daß es ein vergleichbares 'Ruhe-EEG' nicht geben kann und wählt selber lieber den Ausdruck 'Passives EEG', womit er eine Aussage über das Verhalten des Probanden macht und nicht nur über die standardisierten Außenbedingungen, unter denen die Ableitung stattfindet. Die Modulation der Grundaktivität des EEG durch individuelle und situationsbezogene emotionelle Einstellungen macht, und das sieht auch BERGER, Vergleiche im strengen Sinne unmöglich. Es sei denn man sei bereit, die vergleichsinhärenten Vergröberungen in Kauf zu nehmen und diese bei der Interpretation zu berücksichtigen.

Methodisch begann BERGER über die visuelle Auswertung des EEGs hinaus einen Weg zu beschreiten, der erst nach der Entwicklung schneller mathematischer Algorithmen und nach erheblichen Fortschritten in der Computertechnik seit etwa eineinhalb Jahrzehnten breitere Anwendung finden konnte. Gemeint ist die EEG-Analyse (KÜNKEL 1972a, KÜNKEL 1972b).

" Er (BERGER) war der erste, der den Anstoß zu einer mathematischen Analyse des EEG gab, indem er DIETSCH ... zu einer Fourier-Analyse von EEG-Kurvenstücken bewog" (KÜNKEL 1974)..."Er sah Notwendigkeit und Bedeutung einer EEG-Analyse nicht nur als Randphänomen, sondern nahm in mehreren Arbeiten auf deren Ergebnisse Bezug,... Er korrigierte auch seine früheren Ansichten über Beta-Wellen aufgrund von Resultaten der EEG-Analyse... und meinte sogar ..., daß Beta-Wellen unter gewissen Umständen kaum durch Betrachtung, sondern eher durch Frequenzanalyse zu erkennen seien. Der enorme Rechenaufwand der klassischen Fourier-Analyse allerdings verhinderte ihre Anwendung auf Kurvenstücke von mehr als einigen Sekunden Dauer - vielleicht glücklicherweise - denn auch die methodisch-statistischen Grundlagen des Verfahrens waren kaum noch entwickelt" (KÜNKEL 1974).

Auf BERGERS Anstoß hin haben GRASS und GIBBS (1938) Fourier-Analysen an EEG-Kurvenstücken vorgenommen. Die damit eingeleitete Entwicklung wurde erst zu Beginn der siebziger Jahre abgeschlossen (DUMERMUTH 1977). Bis heute hat die EEG-Spektralanalyse als präzises zugriffsfähiges Instrument vielerlei Anwendungen gefunden. Trotzdem ist die Dechiffrierung des EEG-Codes hinsichtlich psychiatrischer Fragestellungen noch nicht gelungen, obwohl die Voraussetzungen dafür so günstig wie nicht zuvor sind. GREY-WALTER meinte in seinem Überblick über die EEG-Entwicklung: "Die frühen Tage des EEG waren ein fesselndes Abenteuer, aber die Erregung des Experiments wandelte sich in eine lange Phase routinemäßiger Wiederholung. Nun können wir einer neuen Ära spannender Forschung entgegensehen. Durch unsere Maschinen befreit von den Anstrengungen numerischen Rechnens sind wir frei für laterales und schöpferisches Denken; die verdammten Zahlen werden uns früh genug melden, wenn wir uns ernstlich irren" (zit. nach KÜNKEL 1974).

Die Probleme der psychophysiologischen EEG-Forschung sind heute nicht so sehr auf der Seite der EEG-Analyse, als vielmehr, und dies wird bei BERGER schon deutlich, auf dem Gebiet der phänomenologischen Erlebnisanalyse zu suchen.

Die Idee, die zur Entdeckung des EEG führte, zielte ursprünglich auf die Klärung des psychophysischen Problems ab. Diese historische Tatsache ist heute weitgehend in Vergessenheit geraten. Seit BERGER ist kein befriedigender erkenntnistheoretischer Entwurf entstanden, der die psychobiologischen Zusammenhänge zwischen Bewußtsein und EEG konzeptionell schlüssig bewältigt. Ungeklärt ist deshalb z. B. auch die Frage, wie Kognitivum und Emotionalität im EEG repräsentiert sind, nebeneinander, einander überlagernd oder gleichzeitig? L. GOLDSTEIN und A. SUGERMAN (1969) beklagten den Mangel an Theorie in der Elektroencephalographie. Dem steht eine unübersehbare Fülle an empirischen Ergebnissen gegenüber ("Fact-rich but theory-poor"). Der rote Faden der Theorie wäre dort wieder aufzunehmen, wo er BERGER aus der Hand geglitten ist - beim Problem Psyche-Physis -, allerdings mit gewandeltem Verständnis. Zur Klärung der theoretischen Frage ist die Empirie der emotionellen Ausdrücke im EEG von größter Bedeutung. BERGER stellte bereits gesetzmäßige Zusammenhänge zwischen Emotionalität und EEG fest, bezog diese aber nur auf eine emotionelle Grundqualität, nämlich Angst. Wie sind die emotionellen Ausdrücke anderer Grundgefühle im EEG beschaffen?

# 3. EMOTIONALITÄT UND ELEKTROENCEPHALOGRAMM - THEORIE UND SYSTEMATIK

## 3.1 Die Aktivationstheoretiker

Die Aktivierungstheorie der Emotionen von D.B. LINDSLEY (1950, 1951, 1957, 1970) enthält ein wesentliches Erklärungselement für die Entstehung von Emotionen, das bis in die Gegenwart Bestandteil psycho- und neurophysiologischer Emotionalitätstheorien ist. Dies ist die Vorstellung, daß Emotionen durch "Aktivierung" entstehen.

Die Aktivierungstheorie der Emotionen von D. B. LINDSLEY beruht im wesentlichen auf den folgenden Annahmen: Im Elektroencephalogramm tritt bei emotioneller Erregung ein "Aktivierungsmuster" auf, mit Reduktion oder Aufhebung der synchronisierten (Alpha-)Rhythmen und Einsetzen von niederamplitudiger hochfrequenter Aktivität. Das Aktivierungsmuster kann durch elektrische Stimulation der Formatio reticularis des Hirnstammes entstehen. Über die Formatio reticularis, die bis in das basale Zwischenhirn hinaufreicht, kann sowohl der Thalamus als auch der Cortex beeinflußt werden. Nach Zerstörung der rostralen Anteile der Aktivierungssysteme des Hirnstammes bleibt das Aktivierungsmuster des EEGs aus und synchronisierte rhythmische Potentiale treten wieder im Thalamus und Cortex auf. Das resultierende Verhaltensmuster Apathie, Lethargie, Somnolenz, Hypokinese usw. wird als Gegenteil von emotionaler Erregung oder Arousal verstanden. Der Mechanismus der Reticulärformation im basalen Zwischenhirn und niederen Hirnstamm, der zu motorischen Entladungen führt und die äußeren Zeichen emotionellen Ausdrucks bewirkt, ist entweder identisch mit dem EEG-Aktivierungsmechanismus oder Teil von ihm.

In seinen später erschienenen Arbeiten versuchte D.B. LINDSLEY (1957, 1970) sein Konzept auf Aktivierungsaspekte der Motivation auszudehnen. Gefühle und Affekte sind demnach ebenso wie Antrieb und Motivation als Ausdruck relativer corticaler Erregung im EEG repräsentiert. Das Aktivierungskontinuum bewege sich in der skalaren Polarität zwischen niedrigster affektiver Reaktivität bei Schläfrigkeit oder Schlaf und stärksten Affekten wie Wut. Wut, die "Emotion par Excellence", sei stets von einer Alpha-Blockade begleitet, Schlaf, die "Antithese der Emotion", sei durch Auftreten hoher langsamer Aktivität im EEG charakterisiert. Der Emotionalitätsbegriff, der seiner ersten Hypothese zugrunde liegt wird nach seinem eigenen Verständnis in seiner weitesten Bedeutung ("broadest connotation") gebraucht. Bei näherem Hinsehen erweist sich dieser als auf Angst- und Schreckreaktionen beschränkt ("ranging from an intensive sensory stimulation as in startle to ideationally maintain tensions as in chronic anxiety states", LINDSLEY 1950).

Eine zentrale Rolle kommt der Formatio reticularis bei der Steuerung des Aktivationsniveaus zu. Auf das ARAS (das aufsteigende reticuläre aktivierende System) konvergieren Impulse sämtlicher sensorischer Systeme und absteigender corticaler Fasersysteme. Es steuert unter Einbeziehung von Thalamus und Hypothalamus das Aktivationsniveau der Hirnrinde und beeinflußt motorische und sensorische Bahnen. Diese Auffassungen beanspruchen in ihren prinzipiellen Annahmen, nur um einige Varianten bereichert, noch heute Gültigkeit (ANDREW 1974, BIRBAUMER 1973, CHRISTIANSON et al. 1986).

M. ADLER (1979) faßt die experimentellen Ergebnisse der in der Nachfolge LINDSLEYs mit der Aktivationshypothese arbeitenden Autoren zusammen. Die Ergebnisse seien widersprüchlich: Es ..."ergeben sich nicht immer identische Resultat, ganz zu schweigen von der schwierigen Verhaltensanalyse und den Problemen der Übertragung von einer Spezies auf die andere."..."Der Emotion zugrunde liegen also Mechanismen der Aktivation, welche reticulo-thalamo-corticale Systeme einschließen. Gedankliche Inhalte reflektieren ein emotionales Arousal auf corticalem Niveau. Vegetative Reaktionen und andere viszerale Aktivitäten, die autonom reguliert werden, reflektieren die encephalen Hirnstamm-Arousal-Mechanismen. Gesichtsausdruck und Muskelspannung manifestieren ein somato-motorisches Arousal. Diese Aktivation ist der Reticularisformation des unteren Hirnstammes zuzuordnen. Zusammen mit dem limbischen System erfolgt die Kontrolle des emotionalen Ausdrucks und emotionalen Verhaltens. Die extensive Überlappung und Interaktionsmöglichkeiten des aszendierenden Reikularissystems mit anderen zentralen neuralen Strukturen bedingt die Komplexität der Emotionen. Ihre Rolle liegt in einer Kontrolle der autonomen Aktivität einer möglichen internen Hemmung des corticalen Bereiches, das sich in einem reziproken Verhältnis ausdrückt."

Nicht alle Autoren erkennen nach ADLER diese zentrale Position des aktivierenden Systems für die Entstehung der Emotionen an. Im Prinzip gilt, je mehr höhere Systeme am Affekt beteiligt sind, um so größer ist die Verfeinerung seiner motorischen und affektiven Ausdrücke.

LINDSLEY hat seine Vorstellungen von einer neuralen Aktivationstheorie der Emotionen als e i n e mögliche Erklärung für das Entstehen von Emotionen und Affekten angesehen. Die Entdeckung des aufsteigenden reticulären aktivierenden Systems in den vierziger Jahren war vorausgegangen. LINDSLEY versuchte, durch seine Theorie eine Beziehung zwischen dem im EEG auftretenden Wellenmuster ("Aktivationsmuster") bei (ängstlichen) emotionellen Reaktionen, dem bei Reizversuchen im ARAS im EEG auftretenden Aktivierungsmuster und den emotionellen Verhaltensausdrücken der Versuchstiere herzustellen, und auf den Menschen zu übertragen. In der Verknüpfung dieser drei Einzelphänomene zu einer Theorie liegt der unstreitige Verdienst LINDSLEYs.

Die immanente Problematik solcher Experimente liegt einmal in der Übertragbarkeit auf den Menschen, zum anderen in der Praxis ihres Vollzuges und in den systematisierenden theoretischen Annahmen, die sich insbesondere auf den Begriff der Aktivierung richten. Die Kritiker fragen sowohl nach der in diesem Begriff liegenden Sichtweise, wie ihren experimentellen Fundierungen. Gerade darin wie empirische Tatsachen miteinander zu einer Theorie verknüpft werden, enthüllt sich explizit die Denkweise, die dieser zugrunde liegt.

Der Gedanke, daß Gefühle des Anstoßes zu ihrer Entstehung bedürfen und nicht kontinuierlich mal stärker, mal schwächer eine Vorfindlichkeit normalpsychologischen Erlebens sind, ist bei fast allen Vorläufern des Aktivierungsansatzes zu finden. Über die physiologischen Theorien hinausgehend, zieht sich dieser Gedanke bis in die psychologischen Theorien der Jetztzeit hinein (EULER und MANDL 1983).

DESCARTES kann als Begründer einer ersten "physiologischen" Emotionstheorie gelten (17. Jahrhundert). Seine Leistung liegt in der Verknüpfung von Emotion, Motorik und Vegetativum zu einer ganzheitlichen Theorie, in der die Pinealisdrüse als Mediator und Verstärker der Gefühle eine zentrale Stellung einnimmt (SCHULZ 1987). Der Pinealisdrüse als "Aktivator" der Gefühle weicht in JAMES' (1884) und LANGEs (1885) Theorie, die streng biologisch-deterministisch gefaßt ist, das periphere autonome und das somatomotorische System. Durch Rückmeldung aus diesen beiden zum Cortex entsteht aus Anlaß eines äußeren Reizes die Emotion. Aus der Logik dieser Sicht formulierte er pointiert: "We feel sorry because we cry, angry because we strike, afraid because we tremble." Er macht das Erfolgsorgan zum Entstehungsort der Emotion. CANNON (1929) entwarf die Hypothalamus-Theorie, die später von BARD (1961) vervollständigt wurde. Der Entstehungsort der Emotionen wird zurück ins zentrale Nervensystem verlegt und beruht auf einer differenzierten Interaktion zwischen Hypothalamus, Thalamus und Cortex. Thalamus und Hypothalamus stehen demnach unter einem hemmenden Einfluß des Cortex. Im Erregungsablauf geht der Impuls von einem Rezeptor zum Thalamus. Bereits dort kann eine Aktivierung ausgelöst werden. Bei Weiterleitung zum Cortex können dann Reaktionen ausgelöst werden, die zu einer Aufhebung der Hemmung der thalamischen Systeme führen. Vom Thalamus gehen efferente Impulse zu den Viszera und zu den Muskeln, aber auch direkt zum Cortex. Dort wird dann die betreffende Emotion bewußt erlebt. Diese Erkenntnisse machte sich die corticoviszerale Pathologie (BYKOW und KURZIN 1966) zunutze und erkannte die große Bedeutung der Großhirnrinde für die Integration und Regulation aller emotionellen und vegetativen Prozesse. Bereits PAPEZ (1937) hatte corticale Zentren für die Entstehung von Gefühlen angenommen. Ausgehend von den Arbeiten von BARD und CANNON sah PAPEZ die über den Hypothalamus zum Hirnstamm absteigenden Bahnen in der Funktion des emotionalen Verhaltens, während das subjektive Gefühl über aufsteigende Verbindungen und den vorderen Thalamus im Gyrus cinguli entstehe. Das limbische System war für PAPEZ Entstehungsort der Gefühle. Da die Lokalisation der Gefühle durch experimentelle Studien in die zugehörigen kreisförmig angeordneten und miteinander verbundenen Hirnstrukturen nicht gelang, hat man diese Theorie heute aufgegeben. Eine corticale Auslösung der Gefühle nahm auch ARNOLD (1970) an und widersprach CANNONs Ansatz durch die Hypothese, daß vom Großhirn Impulse im Hypothalamus ausgelöst werden (Erregungstheorie). Die angeführten Beispiele mögen als wichtige Orientierungspunkte einer Entwicklung dienen. Die Entstehung der Gefühle wird von peripheren in subcorticale und schließlich in corticale Strukturen verlegt. Der Aktivierungsgedanke tritt in den Hintergrund und dies zu Recht, denn er hat eine abwegige Komponente, hinsichtlich der Verallgemeinerungen, die er erfahren hat. Das Aktivierungsphänomen wurde bei Versuchstieren mit Angst- und Schreckreaktionen gefunden. Das angewandte Emotio–

nalitätsverständnis beschränkte sich auf Affekte, die unter einen umfassenderen Angstbegriff zu subsumieren sind. Das bei Angstreaktionen auftretende Arousal-Muster wurde und wird dessen ungeachtet aber als Korrelat emotioneller Reaktionen schlechthin begriffen. Diese Weiterung ist unzulässig. Aktivierung ist ein quantitativer Begriff und sagt nur etwas über die Zahl der Impulse pro Zeiteinheit, die bei einem geängstigten Tier registriert werden. Sie sind Begleitphänomen der erhöhten Tätigkeit neuronaler Netzwerke in der Formatio reticularis bei hochgradig geängstigten Tieren. Die ängstliche Erregung ist das psychologische Phänomen, bei dem all die Begleitphänomene registriert werden, die die "Aktivierung" ausmachen. Das Aktivierungsmuster ist also nicht der Auslöser einer Emotion, sondern nichts weiter als ihr elektrophysiologisches Begleitphänomen. In der Theorie aber entsteht der Eindruck, als wären diese Begleitphänomene das Eigentliche, das Agens, das die Erlebnisqualität erst determiniere. Damit wird einem Einzelphänomen eine Eigenlebigkeit verliehen, die es de facto nicht hat, die aber im mechanistischen Denkmodell als Faktor eingesetzt wird. Erst in der neueren psychophysiologischen Literatur verlieren solche Fehlinterpretationen an Bedeutung. Ein weiteres in diesem Ansatz liegendes Problem ist der inhärente Lokalismus. Es werden immer neue, aber fruchtlose Versuche gemacht, emotionelle Reaktionen bestimmten neuroanatomisch-physiologischen Hirnstrukturen zuzuordnen. Die Erwartung, durch die Entdeckung des limbischen Systems (PAPEZ 1937) zu einer Zuordnung subcorticaler Strukturen zu bestimmten emotionellen Verhaltensweisen zu gelangen, und daraus eine lokalistische Systematisierung emotioneller Abläufe ableiten zu können, hat sich nicht erfüllt. Die Einsicht, daß emotiv-affektive Strukturen jeder Tönung "überall" subcortical vertreten sind, beginnt sich erst langsam durchzusetzen. Die Forschungen auf diesem Gebiet verloren in der Vergangenheit immer mehr ihre Funktion als Erkenntniswissenschaft. So fiel M. ADLER (1979) bei der zusammenfassenden Beurteilung dieser Forschungsergebnisse ihre "verhaltensphysiologische Dürftigkeit" auf: ..."Hinzu kommt die z.T. große Ungenauigkeit der Lokalisation. Von den meisten Forschern wird das limbische System bevorzugt. Bei der häufigen Verdoppelung des Aufwandes zur gegenseitigen Bestätigung zum Teil trivialer Ergebnisse erscheint diese Konzentration sachlich in der Form nicht gerechtfertigt und eher einer Mode zu entsprechen. Wenn man diese verhaltensphysiologischen Beschreibungen mit der liebevollen Art von Konrad LORENZ oder auch - in Kombination mit Hirnexperimenten - von E. v. HOLST vergleicht, so sieht man den Weg von einer Naturbeschreibung für den Menschen zu einer Naturregistrierung für die Technologie"( ADLER 1979, S. 155 ).

In dieses Dilemma - Forschungen augenscheinlich ohne präzise Bestimmung des angestrebten Erkenntniswertes anzustellen, und deshalb auch Forschungsergebnisse ohne weiteren Erkenntniswert zu erzielen - gerät die psychophysiologische Emotionalitätsforschung sicherlich auch dadurch, daß sie sich zu wenig der erkenntnisleitenden Grundannahmen versichert. Die Emotionalität und ihre Ausdrucksphänomene werden bisher zu wenig klar erfaßt. Gerade diese sind aber bedeutsam für die Interpretation von Ergebnissen korrelativer psychophysiologischer Versuchsanordnungen, insbesondere mit einem so differenziert arbeitenden Instrument wie der EEG-Spektralanalyse.

Aussichtsreich erscheinen Ansätze, bei denen die Phänomenologie subjektiven emotionellen Erlebens einerseits und die psychobiologischen Ausdrucksphänomene andererseits simultan erfaßt werden. Denn das bewußte Gefühl wird wahrscheinlich "zugleich" bei der Tätigkeit höherer corticaler Neurone erlebt. Alle Begleitphänomene können als konstitutiver Bestandteil dieses Bewußtseinsprozesses angesehen werden. Je nach Sichtweise des Untersuchers besteht aber die Gefahr der scientistischen Zerstückelung solcher ganzheitlich zu verstehender Vorgänge. Wissenschaft geht ihrem Selbstverständnis nach methodisch zerteilend und zergliedernd vor. Das emotionelle Erleben in allen seinen sozialen, psychologischen und biologischen Aspekten ist aber seinem Wesen nach ganzheitlich. "Am Anfang steht ein körperlich-seelisches bzw. ein seelisch-körperliches ganzheitliches Erlebnis. Erst die Fähigkeit zu reflektieren, zu zergliedern, schafft Trennungen, die mit den unterschiedlichen Begriffen verbunden werden" (ADLER 1979, S. 27).

## 3.2 Leitlinien psychologischer Entwürfe zur Emotionalität

Die psychologischen Konzepte zur Emotionalität lassen eine Entwicklung erkennen (Übersichten: ARNOLD 1960, 1970; THOMÄ 1965, TRAXEL 1972, KARSTEN 1972, EWERT 1965, 1970, 1980; EULER und MANDL 1983; BÖSEL 1986; WEINER 1986; WEINERT 1965; FRÖHLICH 1965, MERZ 1965, STRONGMAN 1973, SCHACHTER 1966).

Bekanntlich stehen Polaritätenstrukturen als Grundformen am Anfang von später wesentlich vielfältigeren Modellentwürfen. Dies trifft auch für Emotionsmodelle zu. Angefangen von recht groben dualistischen Polaritätenprofilen wie Lust-Unlust, positiv-negativ oder angenehm-unangenehm geht die Entwicklung zu mehrdimensionalen Konzepten. WUNDT z. B. fügte der Lust-Unlust-Dimension zwei weitere hinzu: Erregung-Beruhigung und Spannung-Lösung. Nun wurde aber erkennbar, daß auch bei noch so vielen Polaritätsskalen bei weitem nicht alle Gefühlsqualitäten erfaßt wurden, auch wenn Weiterungen einbezogen wurden, die ästhetische oder ethische Bewertungen enthielten, wie "niedere" und "höhere" Gefühle, sinnliche oder geistige, religiöse usw. Kategorisierungsmerkmal war bei solchen Entwürfen der situative oder Erlebniszusammenhang, in dem ein bestimmtes Gefühl auftauchte. Häufig wurden Gefühlsbegriffe einander gegenüber gestellt, die ganz unterschiedlichen Abstraktionsebenen angehörten, wie dies z. B. bei Liebe und Haß der Fall ist. Beruf und Liebe sind nicht nur von FREUD als die elementaren Lebensbereiche bezeichnet worden. In beiden kommen erfahrungsgemäß alle Gefühle vor, die wir erleben. Im Bereich der Liebe Liebeshunger genauso wie Liebesangst, Liebesschmerz oder Liebestrauer und Liebesfreude(n) und noch viele andere. Welches Gefühl in der Polarität zu Haß gemeint ist, bedürfte einer genaueren Präzisierung. In der Gegenüberstellung zu Haß ist (sind) wohl am ehesten die Liebesfreude(n) gemeint. Ein anderes Beispiel für eine dualistische Konzeption mit ungleichen Begriffen ist die in der psychoanalytischen Triebtheorie wichtige Antinomie zwischen Sexualität und Aggression. Während Aggression Kampf, Auseinandersetzung und Schmerz bedeutet und als Elementargefühl angesprochen werden kann, ist Sexualität wiederum Oberbegriff für komplexe Handlungsabläufe, bei denen viele Gefühle vorkommen können, nicht nur die Lust, genauso die Angst vor dem Sexualobjekt oder die Trauer um das Sexualobjekt.

Auf dem Wege, eine schlüssige Klassifikation der Gefühle zu finden, hat man viel experimentellen Aufwand darauf verwandt, durch Einschätzung der Gefühlsqualitäten zu einem System zu kommen. Die Zweidimensionalität der verwendeten Koordinaten bzw. Kreissysteme reichte aber nicht aus, um die Gefühle ausreichend zu beschreiben. Interessant aus systematischer Sicht ist die Projektion der drei Grundgefühle Angst, Ärger und Freude auf je eine Koordinate mit zentripetal ansteigenden Intensitäten (ROLLS 1986).

Weiter führten Versuche, mimische Gefühlsausdrücke durch Probanden beurteilen zu lassen. WOODWORTH (1938 zit. nach TRAXEL 1972) fand sechs Qualitäten. Im einzelnen: 1. Liebe, Glück, Freude; 2. Überraschung; 3. Angst, Leiden; 4. Ärger, Entschlossenheit; 5. Ekel und 6. Verachtung. Auch wenn bei dieser Untersuchung Ausdrücke für Angst und Trauer (Angst, Leiden) in eine Kategorie fallen, so ist immerhin bemerkenswert, wie gut die mimischen Ausdrücke die erlebten Gefühle für den Betrachter erkennbar repräsentieren. EKMAN, FRIESEN und ELLSWORTH (1972) schlagen eine Trennung von Angst und Leiden vor und kommen zu sieben Kategorien: Freude, Überraschung, Furcht, Trauer, Ärger, Interesse. Abgeschlossen wird die Liste durch Ekel und Verachtung. Die beiden letztgenannten Begriffe können aber noch getrennt werden, meinen EKMAN und Mitarbeiter. Schmerz kann von Trauer und Furcht unterschieden werden. Überlappungen gab es bei den Begriffen Ärger mit Verachtung/Ekel, wenn die beiden letzteren in einer Kategorie waren. Wie schon angeführt, kann der Ekelbegriff jedoch noch herausgenommen werden. Bei Ärger und Verachtung scheint eine Gemeinsamkeit bezüglich der aggressiven Komponente gegeben zu sein. Allein durch die Analyse der mimischen Ausdrucksmuster hat sich die Zahl der möglichen Grundgefühle auf eine überschaubare Zahl reduzieren lassen. Das Ergebnis ermutigt, nach weiteren zuverlässigen psychobiologischen Ausdrucksmustern mit anderen Methodiken zu suchen.

Die Registrierung peripherer Erscheinungen wie Atmung, Blutdruck, Puls, Herzschlagvolumen, Hauttemperatur und ihre Beziehung zu skalaren Affektprofilen trugen zur differentiellen Typologie der Gefühle wenig bei. Das Eintreten emotionaler Veränderungen ließ sich erkennen, die Trennschärfe reichte nicht aus für eine Klassifikation.

Zuverlässige Aussagen zur Gefühlsstärke ließen sich mit dem GSR (galvanic skin resistance) machen, die alle bisherigen Maße an Präzision übertrafen. Eine Proportionalität besteht zwischen der Stärke eines Gefühls und der relativen Hautwiderstandsänderung (TRAXEL 1972, vgl. a. KRAUKASLIS und ALDERSONS 1983). Eine Aussage über die Qualität des aktuellen Gefühls ist mit dieser Methode nicht möglich. Dieses gute Ergebnis sollte nicht, wie etwa beim Aktivierungsschema, zu einer dualistischen Sichtweise stark-schwach zurückführen unter Hintanstellung der qualitativen Gefühlsvielfalt. Immerhin ist der GSR recht verstanden ein zentraler Parameter und ein Hinweis darauf, daß möglicherweise auch andere zentrale Maße, wie z. B. das EEG, zu präziseren Ergebnissen führen können.

Auffällig ist in der experimental-psychologischen Forschung das Mißverhältnis zwischen ausgereifter psychophysiologischer Methodik und der phänomenologischen Differenzierung der Gefühle. Der Einfallsreichtum z. B., der auf die experimentelle Erforschung der Angst verwendet wird (siehe Literaturübersicht), steht in einem krassen Mißverhältnis zur phänomenologischen Aufarbeitung des Angstbegriffes bis in seine Grenzbereiche zu anderen Gefühlen hinein. Erfaßt man das Wesen der Gefühle präziser, dann müßten sich auch die physiologischen Korrelate leichter entschlüsseln lassen, so unsere Hypothese.

Die Unterschiede im Forschungsansatz, die zwischen der Gefühlspsychologie und der Motivationspsychologie gemacht wurden, scheinen sich immer mehr zu verlieren. KARSTEN(1972, S. 315) sieht dies so: "Eine exaktere strukturelle Betrachtung als sie heute möglich ist, wird einmal zeigen, daß die dynamischen Strukturen, die der Motivation und den Affekten zugrunde liegen, einander entsprechen". Das gleiche gilt für die Unterscheidung zwischen Motiv und Reaktion. Die Ursprünge des Handelns zu untersuchen, führt zu nichts anderem als Gefühlen, allerdings unter dem Aspekt der Gerichtetheit von Motiven auf die Erfüllung von Bedürfnissen (ATKINSON und LEWIN, zit. n. WEINER 1986).

Die Entstehung von Gefühlen wird in vielen theoretischen Konstrukten von besonderen Situationen, spezifischen Stimuli, bestimmten Erlebnisablaufdynamiken oder Konflikten abhängig gemacht und dabei unterstellt, daß dadurch das Gefühl qualitativ determiniert werden könnte (LAZARUS, BINDRA, PRIBRAM, DUFFY u.v.a., Übersicht: STRONGMAN 1973, FREUD 1926). Auch durch kognitive Bewertungen oder Mangel bzw. Überfluß an Information sollen Gefühle entstehen (SIMONOV 1986). Die Frustrationsexperimente haben zwar erbracht, daß in der Tat häufig Aggression auftrat aber durchaus auch ganz verschiedene andere Gefühle. Die Versagung im Experiment war das eine, die sich anschließenden Gefühle und Handlungen ein anderes. In den Erwartungen an die Ergebnisse solcher Versuchsanordnungen enthüllt sich explizit eine Denkweise, die noch ganz dem Reiz-Reaktionsschema verhaftet ist, das besonders augenfällig in der Emotionsforschung ad absurdum geführt wird. Ganz unterschiedlichen Handlungen kann in verschiedenen zeiträumlichen Zusammenhängen dasselbe "Motiv" bzw. derselbe Affekt zugrunde liegen oder umgekehrt gleichen Handlungen unterschiedliche Affekte. Alle Versuche, e i n e n affektiven "Motivator" zu finden, haben sich als erfolglos erwiesen.

Folgerichtig wurde bei Angst und Aggression nach den "inneren" Anteilen gefragt, d. h. nach den primär genetisch angelegten dynamischen Strukturen. Diese werden für beide Gefühle zunehmend bejaht. Nach KLAGES (1972) u. a. enthalten Gefühle immer auch Strebungen, d. h. daß gerichtete Handlungs- und Denkabläufe mit dem Gefühl assoziiert sind. Beide existieren "mit"einander.

Psychische Abläufe lassen sich als zeit-räumliches Nacheinander beschreiben, in die je nach theoretischer Ausrichtung das Motivationale, Reaktive oder Ursächliche hineingelegt wird. Unter diesem "akausalen" Blickwinkel können die Affekte Angst und Aggression als "indifferent" (KARSTEN 1972) betrachtet werden, d. h. als eigenständig im Sinne von Grundgefühlen.

Neben der Qualität der Gefühle spielt auch das Reifungsniveau, auf dem sie ausgelebt werden, eine Rolle. Experimentell war gut nachweisbar, daß bei Frustration, Kränkung und Aggression in zwischenmenschlichen Handlungen eine Regression auf genetisch primitivere Verhaltensweisen zu beobachten war. Dieser Befund hat Eingang in PRIBRAMs (1971) Emotionsmodell gefunden und dürfte für Aggressionsbewältigungsstrategien von Bedeutung sein.

Zwei Ebenen einer emotionssystematischen Betrachtung werden jetzt erkennbar: Die Reifungsebene, auf der ein Gefühl gelebt wird, und seine qualitativen Merkmale - eine vertikale und eine horizontale Strukturebene.

Die differentielle Emotionstheorie (IZARD 1977) unterscheidet fundamentale Emotiononen qualitativ voneinander. Sie widmet der Phänomenologie breiteren Raum. Die insgesamt zehn fundamentalen Emotionen sind Interesse-Erregung, Freude, Überraschung, Kummer-Schmerz, Zorn-Wut, Ekel, Geringschätzung, Furcht, Scham, Schuldgefühl. Darüber hinaus werden Emotionskombinationen unterschieden: Angst, Depression, Liebe und Feindseligkeit/Aggression. Interesse-Erregung wird als Initialgefühl für alle Denk- und Handlungsabläufe verstanden. Bei einer so großen Zahl von Gefühlen kommt die Frage auf, ob diese tatsächlich basale Emotionen im engeren Sinne sind. Der Überraschungsbegriff fällt am ehesten aus dem Rahmen der differentiellen Konzeption. Er ist eher charakterisiert durch die zeitliche Komponente der Plötzlichkeit, als durch die affektive, die sehr vielfältig sein kann, z. B. gut, böse, schmerzlich, schön. Überraschung ist deshalb schwerlich als fundamentale Emotion anzusprechen, taucht aber traditionell seit DARWIN bis zur Gegenwart in solchen Entwürfen auf. Die Trauer scheint zu fehlen, taucht aber in den Begriffen Kummer, Schuldgefühl und Depression auf. Hier ist der Einwand berechtigt, daß dieses nur unterschiedliche Ausgestaltungen eines gemeinsamen zugrunde liegenden Gefühls, nämlich der Trauer, sind. Analog scheint die Situation beim Angstbegriff zu sein. Furcht ist nach IZARD Angst, die im Gedächtnis gespeichert wird, Scham Angst vor Bloßstellung. Die Gerichtetheit der Angst und der situative Zusammenhang sind bei Scham das Beschreibungskriterium, während mit dem Begriff Furcht der kognitive Pol der Angst bezeichnet wird. Beide Gefühle sind aus unserer Sicht Ausgestaltungen der Angst. Es sind also Zweifel angebracht, ob die von Izard unterschiedenen Grundqualitäten tatsächlich als Grundgefühle anzusprechen sind. Bei Freude und Interesse kann IZARD zugestimmt werden, für die Gefühle Angst und Trauer dürften umfassendere Konzeptionen erforderlich sein.

Im psychoanalytischen Denkmodell werden einzelnen Gefühlen ganz unterschiedliche theoretische Orte zugewiesen. Der Bezug zum Erlebnisablauf ist von sekundärer Bedeutung. Während Angst und Trauer bei FREUD (1917, 1925) als Reaktion gelten, hat die Aggression eine hervorragende Rolle in der dualistischen Triebtheorie. Sexualität steht als Reservoir für die lustvoll freudigen Gefühle. Im Konzept von der Trauerarbeit (FREUD 1917) interferieren die schmerzlich-aggressiven Gefühle des Ablösungskonfliktes und die eigentliche Verlusttrauer, also zwei Gefühlsqualitäten. Die Verwandtschaft des Trauerkonzeptes bei FREUD mit der Kummer-Schmerzemotion bei IZARD ist augenfällig. Beide Gefühle ließen sich anhand mimischer Ausdrucksmuster differenzieren (EKMAN, FRIESEN und ELLSWORTH 1972), so scheint die Annahme begründet, von zwei Gefühlsqualitäten auszugehen.

Auch innerhalb der Psychiatrie sind Entwürfe zur normalpsychologischen Phänomenologie der Emotionalität entstanden. Beispielhaft soll hier Kurt SCHNEIDERs Konzept (1935) kurz skizziert werden. Unter den beiden Hauptkategorien der Zustandsgefühle und der Wertgefühle sind alle schon genannten Gefühle und darüber hinaus weitere aufgeführt. Variationen in der Intensität i. e. Steigerung und Herabsetzung führen zu psychopathologisch-relevanten Bildern. Schneider bezeichnet die Gefühle im Sinne SCHELERs als reaktiv oder frei steigend. In seiner klinischen Psychopathologie (SCHNEIDER 1987) taucht der Ausdruck Leitgefühle auf für Traurigkeit, Angst und Schreck. Schreckreaktionen sind mit Angstgefühlen verbunden. Furcht erkennt Schneider als die rationale überlegungsmäßigere Ausdrucksart der Angst und benennt damit, ohne dies ausdrücklich zu sagen, den kognitiven und den emotiven Pol dieses Gefühls. Angst ist für Kurt SCHNEIDER "ein dem Menschen gegebenes Urgefühl", das er als Leitgefühl auf dieselbe Ebene stellt wie die Traurigkeit. Als eine affektive Qualität, die im weiteren Sinne der Intentionalität zuzuordnen wäre, charakterisiert K. Schneider den Trieb. Synonyma sind Streben, Begehren, Drang (JASPERS 1965) nach vitalen Körperbedürfnissen, Nahrung, Flüssigkeit oder auch seelischen Bedürfnissen wie Liebe, Macht, Geltung, Reichtum usw. Der Triebbegriff gleicht also einem universellen Verständnis vom Intentionalen, das auf ganz unterschiedliche Bedürfnisbefriedigungen gerichtet sein kann. Für dieses wie für das Freudegefühl, beschreibt er die Psychopathologie der Übersteigerungen, ähnlich wie für Angst, Schreck und Traurigkeit bei den abnormen Erlebnisreaktionen. SCHNEIDER spannt damit den Bogen vom Normalgefühl zur emotionssystematischen Typologie psychopathologischer Abläufe.

Trotz vieler offener Fragen spiegeln die phänomenologischen Entwürfe der neueren Zeit eine erfreuliche Vielfalt bei der differentiellen Bestimmung emotioneller Qualitäten. Eine überzeugende Klassifikation der Grundgefühle ist noch nicht zu erkennen und dies hauptsächlich deshalb, weil Grundgefühlsqualitäten nicht umfassend genug charakterisiert werden und enger gefaßte Unterteilungen wie bei z. B. Angst und Furcht zur Überlappung verwandter Begriffe führen.

## 3.3 Die Strukturdimensionen der Gefühle Qualität, Intensität, Zeit und Raum

Im psychophysiologischen Experiment wird im Unterschied zur psychodynamischen Betrachtung die Emotionsanalyse um den historischen Gesichtspunkt verkürzt. Die aktuelle Ausdrucksgestalt eines Gefühls in einem gegebenen Augenblick nach strukturellen Kriterien wie Qualität, Intensität und Veränderungsrichtung wird zum Forschungsgegenstand. Mit diesem Analysemodus wird eine strukturelle Systematisierung der Gefühle angestrebt. Diese Systematisierung schafft überhaupt erst die Voraussetzung dafür, das psychophysiologische Signal im Experiment, das ja auch eine strukturelle Beschreibung darstellt, auf gleicher Ebene schlüssig zuzuorden. Dabei wird den Gefühlen keine Gewalt angetan. Jede Ausdrucksgestalt, jeder Inhalt läßt sich auch nach seinen immanenten Strukturkriterien beschreiben. Darin finden Form und Inhalt ihre Entsprechungen.

Über die psychologischen Ausdrücke emotionellen Erlebens in bezug auf etwa zwölf qualitative Kategorien herrscht, wie wir sahen, größere Einigkeit als über die theoretischen Bezüge, in denen sie verankert werden. Diese weichen ganz erheblich voneinander ab. Über Entstehung, Funktion, Spezifität und zeitlich-räumliche Dimension der Emotionen werden je nach Theorie verschiedene Aussagen gemacht bzw. auch unterlassen (THOMÄ 1965, 1983; MEILI und ROHRACHER 1972; IZARD 1977; EULER und MANDL 1983). Eine Klassifikation mit schärfer umrissenen Konturen steht (noch) aus. Deren Bedeutung wird zweifellos erkannt: "Die Bedeutung einer Klassifikation der Gefühlsqualitäten ist weit weniger in der Erfüllung eines Ordnungsbedürfnisses zu sehen, die durch sie geleistet werden könnte, als vielmehr in ihrem Wert für die weiteren Fragestellungen der Forschung. Unvollkommenheiten einer Klassifikation wirken unvermeidlich auf die Fragestellungen zurück, die der begrifflichen Formulierung bedürfen und begriffliche Voraussetzungen einschließen" (TRAXEL und HEIDE 1961, S. 180).

Mit Systemvorstellungen läßt sich besser arbeiten, vorausgesetzt, man ist sich ihres hypothetischen Charakters bewußt. Im folgenden wird eine strukturelle Systematisierung auf formaler und inhaltlicher Ebene skizziert, die die methodische Grundlage für die Zuordnung der psychophysiologischen Signale darstellt.

Welche Grundgefühle sind voneinander zu unterscheiden? Richtungsweisend sind die emotionspsychologischen Forschungen, die zu einem differentiellen Emotionalitätsverständnis geführt haben. Diese erlauben eine vorläufige Systematisierung unter Zuhilfenahme umfassender Gefühlskonzepte, die bisherige Grenzziehungen auch überschreiten (DARWIN 1872, FREUD 1917, 1926, LUNGWITZ 1925, 1933, SCHNEIDER 1935, THOMÄ 1965, PLUTCHIK 1970, ARNOLD 1970, EKMAN et al. 1972, EKMAN und FRIESEN 1975, IZARD 1977, EULER und MANDL 1983). Zwischen Begriffen, die den Gefühlsanteil oder den kognitiven Anteil an einem Grundgefühl charakterisieren, wird kein systematischer Unterschied gemacht, ebenso wird nicht nach den in den

Begriffsbezeichnungen zum Ausdruck kommenden Zielgerichtetheiten von Gefühlen unterschieden.

Für den Beginn eines Erlebnisablaufes wird ein Gefühl benannt, daß je nach Modell verschieden bezeichnet wird. Zur Gruppe der Initialgefühle zählen Intentionalität oder Intention, universelle Hungergefühle, Interesse-Erregung, "Trieb", Motiv, Drang, Neugier, Wunsch, Wille, Sucht, Gier u.v.a.m. Wut und Zorn sind eher Ausdruck ohnmächtigen Wollens, daß nicht kanalisiert wird, als daß ein primärer Bezug zur Aggression besteht, und in diesem Sinne Gefühle mit einem intensiven intentionalen Anteil.

Die Gesichter der Angst sind so vielfältig, daß bisher niemand wagte, ein einheitliches Konzept zu proklamieren, obwohl viel dafür spricht. Gerade die intime Kenntnis der Angstprozesse und ihrer phänomenologischen Nuancen, scheint eher zur Verhinderung als zur Schaffung eines integrativen Konzeptes beigetragen zu haben. In ein umfassendes Angstkonzept müssen alle Angstgefühle auch schizoider und hysterischer Prägung eingehen. Ebenso Furcht, Panik, Entsetzen, Schreck, Erregung, Bedrohungsgefühl, Feindseligkeit, Besorgnis, Scham, Scheu, Vorsicht, Beengungsgefühl u.v.a.m.

Wie bereits in älteren Entwürfen zur Emotionalität formuliert, hat sich in jüngerer Zeit eine Abkehr von den rein somato-sensorischen Orientierungen hin zum Schmerz als Gefühl vollzogen. Die Wandlung im Schmerzverständnis wurde durch den Entwurf der "Gate Control Theory" begünstigt, die sowohl die emotionelle, die sensorische, und die begriffliche Komponente gleichermaßen berücksichtigte. Eine umfassende Schmerzgefühlskonzeption wird heute um so mehr angestrebt, als die sensorische Schmerzperzeption weiterhin fraglich ist. Ein universelles Schmerzverständnis umfaßt allerdings nicht nur die Schmerzempfindung bei physischer Verletzung, sondern genauso bei psychischer Verletzung, bei Verletzlichkeit, Vulnerabilität und Kränkung. Auch der dem anderen zugefügte Schmerz, häufig unter dem Begriff der Aggression genannt, gehört hier her. Der Aggressionsbegriff entstammt der Verhaltenssprache und nicht der Gefühlssprache, wie das Wort Schmerz, und kennzeichnet den extroversen Schmerz, das Verletzen und Zerstören von Objekten. Aggression impliziert das Herangehen an das Objekt, enthält also den intentionalen Anteil, der das Erlebnis oder den Handlungsablauf einleitet und die schmerzhafte Episode, den "aggressiven Akt" nach sich zieht. In einem umfassenden Sinne ist der Schmerzbegriff durch Schmerzen in allen Zusammenhängen und Varianten in Bezug auf die eigene Person oder gegen andere charakterisiert , z.B. Weltschmerz, Abschiedsschmerz, Empfindlichkeit, Vulnerabilität, Aggression, Kampf, Destruktion, Pein, Ärger u.v.a.m. Im Erlebnisablauf wird Schmerz als das Übergangsgefühl, das Schwellengefühl oder als das Gefühl der Grenzüberschreitung bezeichnet. Sensorische Abläufe können auch mit bewußten Schmerzgefühlen, z.B. bei der Wahrnehmung schriller Töne oder grellen Lichts usw. interferieren.

Im Vergleich zu den vorgenanten Gefühlsqualitäten herrscht in der Emotionspsychologie und der psychologischen Medizin weitgehende Einigkeit über ein Trauerkonzept. Trauer ist das universelle Verlustgefühl, das Gefühl der

Niedergeschlagenheit, der Mutlosigkeit, Trostlosigkeit ("Losigkeits"-Gefühle), der "Depression", der Schuld usw.

Zu den Freudegefühlen zählen nicht nur die höchstgestimmten Gefühle wie Glück, Euphorie, Extase, Manie, Seligkeit, sondern ebenso die alltäglicheren Freudegefühle wie Zufriedenheit, Befriedigung, Erfolgsgefühl und alle erotischen Freudegefühle wie Lust, Genuß, Behagen, Wonne usw.

Wie ist das Auftreten von Misch- oder Interferenzgefühlen zu verstehen? Qualitativ können die Grundgefühle als reine Gefühle oder in allen nur denkbaren Nuancen und Übergängen miteinander auftreten. Das 'reine Gefühl' ist dann gegeben, wenn nur eine Gefühlsqualität auftritt, z. B. reine Freude, reines Glück. Dies ist sicher eher ein Spezialfall täglichen emotionellen Erlebens. Reine Gefühle besitzen die größte Spezifität, denn als solche ist die qualitative Verschiedenheit z. B. zwischen Angst und Schmerz, oder Trauer und Freude maximal. Ihre Ähnlichkeit erreicht bei größter Spezifität geringste Grade. Gefühle können nach ihrer Ähnlichkeit oder Unähnlichkeit bzw. Gegensätzlichkeit als Erlebnisqualitäten voneinander unterschieden werden. Als Methode der Einschätzung und Bewertung ist die des phänomenologischen Vergleichs üblich.

Im alltäglich Erleben treten wahrscheinlich überwiegend Mischgefühle auf. Diese werden im Sprachgebrauch zum Teil mit besonderen Begriffen belegt: Zum Beispiel wird etwas als 'tröstlich' erlebt; eine traurige Stimmung bekommt eine Nuance Freudiges. Oder ein Gefühl der Reue stellt sich ein, wobei dem traurigen Gefühl Ängstliches anhaftet usw. Für die meisten der unzähligen Gefühlsnuancen gibt es keine speziellen Begriffe. Sie werden in freier Form beschrieben. Je differenzierter die Beschreibung, um so klarer heben sich die im Erlebnis enthaltenen Gefühlskomponenten voneinander ab.

Treten Mischgefühle auf, so werden Gefühle sich ähnlicher. Entsprechend dem Grade ihrer Interferenz nimmt ihre Spezifität ab. Emotionelle Interferenzen können maximal bis hin zu einem Punkt verlaufen, an dem zwei Gefühlsnuancen etwa gleich stark vertreten sind und demnach nicht mehr zu unterscheiden ist, ob z. B. eine traurige Ängstlichkeit oder eine ängstliche Traurigkeit vorliegt. Zwischen den Gefühlen Angst und Trauer können bei Interferenz theoretisch also alle nur denkbaren qualitativen Nuancierungen auftreten. Prinzipiell können alle Gefühle miteinander in den verschiedensten Nuancierungen interferieren.

Unabhängig von den qualitativen Veränderungen treten Unterschiede in der Intensität der Emotionen auf. Mit zunehmender Intensität treten die Verschiedenheiten zwischen den Emotionen stärker hervor. Je stärker z. B. eine reine Angst von panikartigem Ausmaß, um so mehr und so leichter ist sie von intensivster, reinster Freude, z. B. höchstem Glück, zu unterscheiden. Die Veränderungen der Intensität der Emotionen lassen sich idealisiert als eine ansteigende und eine absteigende Funktionskurve beschreiben.

Neben der Qualität und der Intensität sind die Räumlichkeit und die Zeitlichkeit die dritte und vierte Strukturdimension der Emotionen. Die Veränderungen der Gefühle haben demnach eine raum-zeitliche Koordinatik. Ihre Veränderungen lassen sich von verschiedenen Ebenen her beschreiben, z. B. interaktiv, individuell, situativ im Rahmen wechselnder sozialer Bezüge, vom Lebensalter her usw. Bei genauer Analyse wird ein Gefühl immer eine andere Erlebnis- und Ausdrucksgestalt haben, 'immer anders' sein. Es kann nie zweimal 'dasselbe' Gefühl erlebt werden, wenn damit das identische Gefühl gemeint ist. Gefühle können sich zwar sehr stark gleichen, bis hin zu nächster Ähnlichkeit, erkenntnistheoretisch kann ein Gefühl gemäß seiner raum-zeitlichen Koordinate nur immer mit sich selbst identisch sein. Alle nachkommenden Gefühle - zeitlich gesehen - sind anders, da ihre zeit-räumliche Strukturdimension sich von den vorausgegangenen Gefühlen unterscheidet, und weil darüber hinaus die Erfahrung aus dem vorausgegangenen Gefühl in das nachfolgende mit eingeht. Erfahrung also bedeutet Veränderung des Gefühls. Das aktuelle Gefühl - im Jetzt und Hier - stellt also immer den Stand der bis dahin erreichten 'Verändertheit' in dem Kontinuum der Veränderungen der Emotionen schlechthin dar. Diese können minimal, 'praktisch' nicht wahrnehmbar oder, z. B. im Zuge einer Therapie, augenfällig sein. Emotionen verändern sich im Rahmen ihrer Spezifität und werden stets als solche erkennbar bleiben; z. B. eine panische Angst normalisiert sich, oder umgekehrt eine Traurigkeit erreicht depressive Grade. Stets wird Angst als Angst und Trauer als Trauer mit allen Veränderungen der zeiträumlichen Strukturdimension erkennbar bleiben.

Es wäre also irrational, eine sogenannte 'Konstanzannahme' als methodisches Modell im Rahmen emotionsphysiologischer Untersuchungen zu machen. Unbrauchbar sind auch kybernetische Regelkreismodelle, die suggerieren, daß psychische Prozesse, zu denen die emotionellen zählen, Kreischarakter haben, also Emotionen in identischer Gestalt repetitiv wiederkehren.

Die Phänomenologie der Gefühlsabläufe kann in allen ihren Bezügen nach den vier Strukturdimensionen vollständig umrissen werden. Zugleich mit der Veränderung der Gefühle und ihrer Interferenzen verändern sich die zugehörigen emotionellen Ausdrücke, d. h. zum Beispiel die verbalen und Verhaltensausdrücke, die physiologischen Ausdrücke etc. Mit der Veränderung der Gefühle ist aus holistischer Sicht auch immer die Veränderung des gesamten 'Systems' Individuum in allen seinen Bezügen und Ausdrücken gegeben.

Dies führt zu der folgenden Hypothese: Entsprechend der Systematisierung der Emotionen nach den vier Strukturdimensionen kann davon ausgegangen werden, daß die physiologischen Signale, speziell die EEG-Signale, sich in Analogie dazu differenzieren lassen.

- Symbolisiert also die EEG-Aktivität auf einer formalen Ebene die emotionelle Erlebnisqualität des Individuums?
- Lassen sich die emotionellen Grundqualitäten Intention, Angst, Aggression, Trauer und Freude hinsichtlich ihrer EEG-Ausdrücke voneinander unterscheiden?
- Wie manifestieren sich zunehmende und abnehmende emotionelle Intensitäten im EEG?
- Wie ist die EEG-Aktivität bei emotionellen Interferenzen konfiguriert?
- Wie stellen sich die Veränderungen der Emotionen und ihre zugehörigen EEG-Ausdrücke in ihrer raum-zeitlichen Dimension dar?

Die Klarstellung der theoretischen Bezüge zwischen emotionellem Erlebnis und physiologischem Ausdruck nach den Grundsätzen einer ganzheitlichen psychophysiologischen Konzeption lassen bei der Beantwortung der gestellten Fragen dringend notwendige empirische und theoretische Präzisierungen erwarten. Die Antworten werden, so ist zu hoffen, nicht ohne Rückwirkung auf den Forschungsgegenstand bleiben.

# 4. METHODIK

## 4.1 Methodik der Imaginationsübungen

*Probandenkollektiv*

Das Kollektiv bestand aus 32 Probanden, davon 23 alkoholkranke Patienten, die zuvor freiwillig eine sechswöchige stationäre psychotherapeutische Blocktherapie absolviert hatten, und neun in emotioneller Selbsterfahrung ebenfalls vortrainierten Normalprobanden. Der jüngste Proband war 26 Jahre, der älteste 53 Jahre, Durchschnittsalter 36 Jahre (22 Männer und 10 Frauen). Das angewandte therapeutische Verfahren, dessen Daten der Untersuchung zugrundeliegen, ist eine verhaltenstherapeutische Methode zur Selbstkontrolle gedanklicher und emotioneller Abläufe. Diese Methode wurde aus therapeutischen Gründen bei den Probanden angewandt und diente den Normalprobanden zur Selbsterfahrung. Die Teilnahme an der Übung war freiwillig und erfolgte mit positiver therapeutischer Resonanz.

*Aufbau der Imaginationsübungen*

Die Probanden wurden einige Tage vor dem Interview mit dem Ablauf der Gedanken-STOP-Technik (BAIN 1928, TAYLOR 1963, DILLING et al. 1971) vertraut gemacht. Sie hatten die Aufgabe, konflikthafte und freudige Erlebnisse aus ihrem Leben detailliert aufzuschreiben. Bevorzugt sollten solche Erlebnisse gewählt werden, deren therapeutische Bearbeitung wünschenswert war. Proband und Übungsleiter suchten dann je ein konflikthaftes und je ein freudiges Erlebnis für die Selbstkontrollübungen aus. Von den 32 Probanden erschienen 30 zu der verabredeten zweiten Übung, von diesen zwei auf eigenen Wunsch zu einer dritten. Zwei Probanden blieben der zweiten Übung fern, einer von diesen unentschuldigt. Die Motivation der Probanden und die Resonanz auf die Übungen war erfreulich gut. Der Ablauf der Selbstkontrollübungen: Die Probanden wurden mit Raum und Geräten in einfühlsamer Weise von der EEG-Assistentin vertraut gemacht und gebeten, bei allen Ableitungen während der Übungen die Augen geschlossen zu halten. Nach dem Setzen der Klebeelektroden am Kopf und der EKG-Elektroden an den Handgelenken, wurden in einer etwa drei Minuten dauernden Erwartungsphase simultan EEG- und Videoregistrierungen gemacht. Danach betrat der Übungsleiter den Raum und nahm gegenüber dem Probanden Platz. Mit der stichworthaften Thematisierung des konflikthaften Beispiels durch den Übungsleiter begann die Übung. Die Kunst bestand darin, den Probanden das Beispiel wirklichkeitsnah nacherleben zu lassen und das STOP-Signal im Augenblick seiner größten emotionellen Beteiligung zu setzen. Die Probanden hatten die Möglichkeit, Äußerungen zu ihrer emotionellen Befindlichkeit zur Orientierung des Übungsleiters zu machen. Im Anschluß an das STOP-Signal wurden vom Übungsleiter die Stichworte für das freudige Erlebnis gegeben. Der positive Teil der Übung wurde im allgemeinen dann abgeschlossen, wenn der Proband freudiges Erleben mitteilte. Der

Übungsleiter verließ dann den Raum und es erfolgte eine etwa dreiminütige abschließende EEG-Registrierung. Zur Katamnese betrat der Übungsleiter wieder den Raum und befragte den Probanden zu seinem emotionellen Erleben in den vier Abschnitten der Untersuchung. Der Übungsleiter stellte offene Fragen zur emotionellen Befindlichkeit. Die Probanden erinnerten sich im einzelnen sehr genau und es gelang ihnen gut, ihr Gefühlserleben den vom Übungsleiter gegebenen Stichworten zuzuordnen und damit eine zeitliche Lokalisierung zu ermöglichen. Das katamnestische Gespräch wurde auf Tonband aufgenommen. Bei der zweiten Übung bzw. dritten Übung wurden dieselben oder auf Wunsch der Probanden andere Beispiele gewählt.

*Psychologische Testung*

Jeweils vor der ersten bzw. zweiten Übung wurden ein Konzentrationsverlaufstest (d2), die Kurzversion des Freiburger Persönlichkeitsinventars (FPI-B) und der Gießen-Test (GT-S) durchgeführt.

*Rating*

Die Gefühlsqualitäten Intention, Angst, Aggression, Trauer und Freude wurden aufgrund der Protokolle zur Katamnese der Videobänder und der imaginierten Erlebnisse auf 'vorhanden' bzw. 'nicht vorhanden' von zwei unabhängigen Ratern beurteilt. Nach der "forced choice"-Methode wurde jeweils der dominierende emotionelle Erlebnisanteil einzeln für die vier Übungsabschnitte festgelegt. Ging ein Gefühl während desselben Übungsabschnittes in ein anderes über, z. B. Angst in Aggression, so wurde der Zeitpunkt mit erfaßt. Waren emotionelle Komponenten etwa gleich stark ausgeprägt, konnten zwei und gegebenenfalls auch mehr Emotionen dokumentiert werden. Die Ergebnisse der Ratings wurden den EEG-Daten zugeordnet. Die Übereinstimmung der Rater betrug 0.82.

*Zustände*

Die Übungsabschnitte wurden unabhängig von den Zuordnungen zu den Emotionen für statistische Auswertungen in vier Zustände, 1. intentionale Phase, 2. negatives Erlebnis, 3. positives Erlebnis und 4. Ausklang eingeteilt.

*Registriertechnik*

Zur Ableitung nahm der Proband in einem bequemen Sessel mit Arm- und Kopfstütze in einem schallgedämpften Raum Platz. Die EEG-Registrierung erfolgte mit Silber-Silberchlorid-Klebeelektroden, die mit Kollodium an der Kopfhaut befestigt wurden. Der Übergangswiderstand lag stets unter 5 Kiloohm. Die Topographien der Ableitepunkte lagen in Anlehnung an das internationale Ten-Twenty-System (JASPER 1958, 1980) fronto-präzentro-okzipital und sagittal nach temporobasal beiderseits. Darüber hinaus wurden zwei Kinnelektroden zur Registrierung der Sprechbewegungen angebracht. Das EKG wurde fortlaufend mitregistriert. Die Signale wurden 8-kanälig von einem Schwarzer-Elektroenzephalographen aufgezeichnet. Zugleich wurden alle Signale auf Analogband mitregistriert.

Die Videokamera lief simultan mit dem EEG. Optisches und akustisches Signal im 10-Sekunden-Takt wurden auf dem Videoband mitregistriert. Dieser Zeittakt war mit dem Timecode des EEG, der im Videobild sichtbar war, synchronisiert.

## 4.2 Datenaufbereitung und Analyse

*Meßgrößen*

Spektrale EEG-Größen: Das EEG wurde in 6 Kanälen fronto-präzentral (Fp1-C3, Fp2-C4), präzentro-okzipital (C3-O1, C4-O2) und vom Mastoid nach zentral (A1-, A2-Cz), beiderseits, analog registriert und in 3 1/3 Sekunden-Segmenten spektralanalysiert. Die Eckfrequenz betrug 76 Hz entsprechend einer Nyqvistfrequenz von 38 Hz. Drei der 3 1/3 Sekunden-Segmente wurden gemittelt und daraus die folgenden spektralen Schätzer gewonnen und verwendet: Für das gesamte Band wurde die Gesamtleistung, der Modus, die äquivalente Bandbreite, die 10 %- und die 90 %-Grenze der Leistung bestimmt. Aus der Differenz der 10 und 90 %-Bandgrenze wurde die Bandweite für 80 % der Leistung bestimmt. Darüber hinaus wurden die Hjorth-Parameter "activity", "mobility" und "complexity" berechnet. Für die einzelnen Bandbereiche, nämlich für das Delta-, das Theta-, das Alpha- und das Beta-Band und das Gesamt-Band wurden die absolute Leistung, der Modus und die 10 - 90 % Bandweite zur Verrechnung herangezogen. Drei Meßgrößen pro Band ergeben bei sechs Kanälen insgesamt 93 Parameter, wenn man von den nicht näher untersuchten relativen Leistungen und von den 10 %- und 90 %-Bandgrenzen als Einzelparameter absieht. Zur genauen statistischen Auswertung kamen 18 Alpha- und 18 Theta-Größen sowie die Komplexität und, in Einzelfällen, die Beta-Leistung, insgesamt 39 Parameter (KÜNKEL et al. 1975).
Zur Beschreibung topographischer Unterschiede wurden Variable aus den Ursprungsgrößen für das Alpha- und für das Theta-Band gebildet. Leistungen, modale Frequenzen und 10 - 90 % Bandweiten wurden über 6 Kanäle gemittelt:

| | |
|---|---|
| Mittel | 1/6 (li front + re front + li occ + re occ + li temp + re temp) |
| Frontal | 1/2 (li front + re front) - 1/4 (li occ + re occ + li temp + re temp) |
| Seite | 1/2 (li front + li occ + li temp) - 1/2 (re front + re occ + re temp) |

Schwerpunktfrequenzen wurden nach der zweiten Formel und Seitendifferenzen nach der dritten Formel gebildet. Die Vorschläge dafür stammten von G. FERBER 1986). Die Verteilungseigenschaften für Leistungen und Bandweiten entsprachen denen der Einzelgrößen. Die Verteilungseigenschaften der gemittelten modalen Frequenzen waren weniger gut normal verteilt als die nicht gemittelten modalen Frequenzen. Hatte eine der Ursprungsvariablen einen fehlenden Meßwert, so fehlte auch der Meßwert der abgeleiteten Größe. Die temporalen Größen hatten mehr Fehlwerte als die der Konvexität. Deshalb wurde ein zweiter Satz gemittelter Größen gebildet, die von frontalen oder okzipitalen Variablen stammten.

Mit den zusammengefaßten Variablen wurde geprüft, ob bestimmte Emotionen überzufällig Veränderungsschwerpunkte bewirken oder mit Seitendifferenzen einhergehen oder insgesamt Änderungen der Alpha- oder Theta-Leistung, des Modus oder der Bandweite verursachen.

*Datenaufbereitung*

Die EEG-Daten wurden auf einer DEC-Anlage spektralanalytisch aufbereitet und so umformatiert, daß sie auf einer IBM 370 gelesen werden konnten. Klinische Angaben, Artefakte, die Zustände und die Emotionen wurden in einem eigenen Datensatz erfaßt. In beiden Datensätzen betrugen die Einheiten ein 10-Sek.-Segment. Dazu wurden die spektralen EEG-Größen über drei 3 1/3 Sek.-Segmente gemittelt. Die Datensätze wurden mit SPSS-Programmen (MORUSIS 1985) zusammengelesen und nach Prüfung der richtigen Zuordnung über die Identifikationsnummer, die EEG-Aufzeichnungsnummer, die laufende Untersuchungsnummer pro Proband sowie die Segmentnummer und die Segmentanzahl weiterverarbeitet. Der Datensatz erhielt eine "Subfile Struktur". Ein "Subfile" war eine EEG-Aufzeichnung eines Probanden.

*Selektion*

Artefakte wurden anhand der üblichen EEG-Registrierung auf Papier pro Kanal und pro Frequenzbereich für Abschnitte von 10 Sek. von drei EEG-Experten bestimmt. Augenartefakte und Sprechen wurden anhand von Videoaufzeichnungen der Patienten erkannt und zeitgenau zugeordnet. Die artefakthaltigen Segmente wurden gekennzeichnet.

Die spektralen EEG-Größen der artefaktfreien Segmente wurden auf ihre Verteilung hin untersucht. In einem zweiten Schritt wurden Extremwerte anhand der standardisierten Extremwertabweichung für 2 Alpha = 0,05 entfernt. Der Testquotient lautet nach PEARSON und HARTLEY (1970):

$$\frac{x_N - \mu}{\tau} \quad \text{bzw.} \quad \frac{\mu - x_1}{\tau}$$

Statt $\mu$ und $\tau$ wurde x und SD verwendet. Im wesentlichen wurden durch diese Maßnahme Meßwerte entfernt, die etwa das 3,5fache der Standardabweichung vom Mittelwert über- oder unterschritten. Der Anteil dieser Extremwerte war sehr gering. Er betrug weniger als 1 % und beruhte auf technischen Unzulänglichkeiten.

Insgesamt wurden 64 EEG, durchschnittlich 2 pro Proband, von 32 Probanden mit einer Gesamtregistrierzeit von 18 Stunden aufgenommen. Wurden die Registrierungen in den artefaktfreien Kanälen herangezogen, so zeigte sich, daß im Delta-Band 56 EEG-Aufzeichnungen, im Theta-Band 58 EEG-Aufzeichnungen, im Alpha-Band 62 EEG-Aufzeichnungen und im Beta-Band 41 EEG-Aufzeichnungen auswertbar waren. Eine Gesamtschätzung der Qualität der EEG bezüglich der Artefakte zeigte folgendes: 10 EEG-Aufzeichnungen wurden als ausgezeichnet qualifiziert, 22 EEG-Aufzeichnungen als insgesamt gut, 18 EEG-Aufzeichnungen als mäßig, 9 als schlecht und 2 EEG-Aufzeichnungen konnten nicht ausgewertet werden. Aus technischen Gründen waren 3 EEG-Aufzeichnungen nur teilweise auswertbar.

Aus dieser subjektiven Einschätzung der Qualität der EEG-Aufzeichnungen von insgesamt 64 Registrierungen durch drei erfahrene EEG-Experten ging also hervor, daß drei Viertel der Registrierungen im Alpha- und Theta-Band sehr gut, gut oder mäßig gut waren und Aussagen über Ableitungen in mehreren Kanälen zuließen. Im Beta-Band war in knapp zwei Drittel der Untersuchungen eine Auswertung möglich, in einigen Fällen allerdings nur in einem Kanal (s. Abschnitt Artefaktanalyse).

### *Über die Verteilung von EEG-Größen*

Die EEG-Meßgrößen wiesen insgesamt geringe Abweichungen von der Normalverteilung auf. Die Varianzanalyse ist gegen Abweichungen von der Normalverteilung robust (BOX1953, 1954a, b; SCHEFFE 1967). Der Grund dafür ist in der Prüfung von Summeneffekten zu suchen, die nach dem zentralen Grenzwertsatz mit zunehmender Fallanzahl rasch in Normalverteilungen übergehen. Eine größere Rolle als Abweichungen von der Normalverteilung spielt die Varianz-Inhomogenität der in der Varianzanalyse untersuchten Gruppen (HECKER 1987; SCHUCHARD-FISCHER 1982). Sie ist für die Personenunterschiede in den eigenen Untersuchungen unvermeidlich, spielt aber für die Untersuchung der Emotionen dann eine untergeordnete Rolle, wenn Personen untersucht werden, die alle untersuchten emotionalen Qualitäten mit genügender EEG-Segmentanzahl aufweisen.

In Anlehnung an LIENERT (1973) wird eine Erhöhung des Signifikanzniveaus auf $p \leq 0.01$, also auf das fünffache des üblichen Prüfniveaus angewendet, wenn Ergebnisse mitgeteilt werden (DOKUMENTA GEIGY 1981).

Auf Transformationen der Alpha- und Theta-Leistungen wurde verzichtet, weil allgememeine Erfahrungen dazu fehlen und die eigenen Überlegungen dafür sprechen, daß die Ergebnisse trotz besserer Anpassung vergröbert werden könnten.

*Statistische Analysen*

Die statistischen Analysen erfolgten fall- und gruppenbezogen. Für fallbezogene Analysen wurden Skattergramme und Regressionsanalysen zur Darstellung der Verlaufsdynamik der EEG-Parameter bei unterschiedlichen Gefühlen, Diskriminanzanalysen für verschiedene Zustände und multivariate Varianzanalysen mit Kontrasten zur genauen Beschreibung der Unterschiede zwischen den Zuständen bzw. den Emotionen berechnet. Die gruppenbezogenen Analysen erfolgten mit Daten mehrerer Probanden, die die gleichen Emotionen erlebten. Die Wirkung von zwei oder drei Emotionen wurde immer gruppenweise untersucht. Für den Vergleich zwischen den Emotionen standen unterschiedlich viele Probanden zur Verfügung. Wurde Intention mit Trauer verglichen, so mußten alle Probanden ausreichend viele Segmente mit Intention und Trauer haben. Für diese Untersuchung standen 11 Probanden mit 6 Wiederholungsuntersuchungen zur Verfügung.

Für andere Vergleiche standen mehr als 20 Probanden zur Verfügung, z. B. für den Vergleich zwischen Intention und Freude, für andere Vergleiche wieder nur wenige Probanden, z. B. fanden sich nur zwei Probanden, die Trauer und Freude in einer Untersuchung aufwiesen. Auf derartige paarige Vergleiche wurden die Gruppenuntersuchungen aus oben dargestellten Gründen der Varianzinhomogenität zwischen den Personen eingeschränkt.

*Zielsetzungen beim Einsatz statistischer Verfahren*

Die Einzelfallanalysen dienten der Datensichtung, auch dem Erkennen von Ausreißerdaten, dem Feststellen von Unterschieden zwischen den Zuständen 1 bis 4, der Schätzung von emotionellen Größen durch Varianz- und Regressionsanalyse. Die Analysen mit mehreren Personen sollten die Hypothese bestätigen oder falsifizieren, daß Emotionen mit EEG-Veränderungen einhergehen. Im weiteren sollte die Spezifität von EEG-Zeichen für unterschiedliche Emotionen aufgezeigt werden.

Weitere Ziele betrafen Ausmaß und Bedeutung der Artefakte für die Auswertung von EEG-Größen in einer psychodynamischen Studie. Untersucht wurde auch die Veränderung der EEG-Parameter bei Trauer mit geöffneten und geschlossenen Augen und die Veränderungen der EEG-Parameter durch Augenöffnen generell.

*Artefaktanalysen*

Es wurden die Häufigkeiten von verschiedenen Artefakten in Abhängigkeit von den Emotionen bestimmt. Eine spezielle Analyse betraf die Selektion von Artefaktsegmenten in Abhängigkeit von den Emotionen: Wurden mehr oder weniger Artefaktsegmente bei bestimmten Emotionen selektiert? Dieser Frage wurde mit Logit-transformierten Daten und loglinearen Untersuchungen sowie mit Diskriminanzanalysen und Varianzanalysen nachgegangen.

Die Ergebnisse der beiden letztgenannten Untersuchungsmethoden wurden nur in Zusammenhang mit den Ergebnissen aus den loglinearen Analysen interpretiert. Artefakte und Emotionen wiesen zweistufige Skalen auf, waren also keine kontinuierlichen Variablen. Die wesentliche Einschränkung für die Anwendung parametrischer Verfahren liegt in der niedrigen Zellbesetzung für Alpha- und zum Teil Theta-Artefakte mit relativen Zellbesetzungen unter 10 % (s. Abschnitt Artefaktanalyse).

Skattergramme dienten der Artefakterkennung, wie oben beschrieben, zur Entfernung einzelner Extremwerte und, nachdem dies geschehen war, der Hypothesengenerierung. Beide Vorgänge konnten miteinander zu tun haben: So konnte z. B. bei einzelnen Probanden eine geradezu wie mit dem Lineal gezogene Beta-Zunahme in einzelnen oder benachbarten Kanälen über längere Zeit festgestellt werden, die sich aber als eine gleichmäßig zunehmende Muskelanspannung entpuppte. Bestechend waren andererseits parametrische Verläufe artefaktfrei registrierter EEG bei starken Emotionen, deren Charakteristika sich in allen Kanälen stets gleichartig zeigten und die Wirkungen von Gefühlen offenkundig werden ließen.

*Auswertungen der Einzelfälle*

Das Untersuchungsdesign erlaubte auch eine von dem Emotionsrating unabhängige Auswertung: Die Untersuchungen waren durch vier Zustände bei jedem Probanden klar unterschieden. Bei allen Probanden mit auswertbarem EEG fanden sich signifikante oder hochsignifikante Unterschiede zwischen den Zuständen 1-4. Diese Unterschiede wurden mittels Diskriminanzanalyse oder varianzanalytisch mit Kontrasten nachgewiesen. Die Kontraste innerhalb der Varianzanalyse wurden spezifiziert. Auf Orthogonalität der Kontraste wurde geachtet. Wegen der beschränkten Freiheitsgrade orthogonalisierter Kontraste wurden die Kontrastanalysen meist zweimal durchgeführt.

Regressionsanalysen wurden für jede emotionale Qualität während ihres Vorliegens für jeden Probanden getrennt und für jeden Parameter einzeln durchgeführt. Für diese Sichtung der Daten wurden weit mehr als 10.000 (!) Skattergramme oder Plots in den Regressionsanalysen betrachtet.

Für alle Einzelfallanalysen galt ohne Ausnahme, daß sorgfältig nach Unterschieden der EEG-Größen bei verschiedenen Emotionen gesucht wurde. Die Einzelfallanalysen bildeten den Ausgangspunkt für eine systematisierende Interpretation.

*Analysen mit mehreren Personen: Verallgemeinerungsfähige Aussagen*

Die Gruppenuntersuchungen konnten eine verallgemeinerungsfähige Aussage ermöglichen und die Hypothese empirisch weiterbelegen, daß EEG-Unterschiede zwischen verschiedenen Emotionen bestehen. Die verallgemeinerungsfähigen Aussagen stützen sich im wesentlichen auf Ergebnisse der multivariaten Varianzanalysen für Alpha- und Theta-Größen. Die Berechnungen erfolgten für je 18 Alpha- und Theta-Größen, entsprechend drei Größen pro Frequenzband und 6 Kanälen pro Varianzanalyse. In der Varianzanalyse wurden stets zwei emotionale Qualitäten gegenübergestellt, die bei allen für diese Analyse ausgesuchten Probanden vorlagen. Bei einigen Untersuchungen wurden nur diejenigen Probanden ausgewählt, die Wiederholungsuntersuchungen aufwiesen mit gleichen Gesprächsinhalten während der ersten und zweiten Untersuchung. So konnten die sich einstellenden oder ausbleibenden Effekte bei der Wiederholung deutlich gemacht werden. Probanden, laufende Nummer und Emotion waren die Faktoren der unabhängigen Größen. Als kovariierende Größe wurde die Zeit hinzugenommen während des Vorliegens der Emotion. Es wurde ein hierarchisches Modell angewendet mit Ausschaltung der Personenwirkungen und der Wirkungen der Wiederholungsuntersuchungen. Dann erst erfolgte die Untersuchung der Emotionseinflüsse. Danach erfolgte die Untersuchung der Wechselwirkungen. Zuletzt, also nach Ausgleich aller übrigen Größen, wurde die Zeitvariable - während des Vorliegens der Emotion über alle Probanden - als empfindlichste Größe untersucht. Die MANOVA des SPSS-Systems erlaubt die Berechnung nach diesem Design.

Über Einschränkungen der Aussagen bezüglich der Personenwirkungen wurde oben die Varianzinhomogenität zwischen den Personen erwähnt, zugleich aber betont, daß auf Varianzhomogenität zwischen den emotionellen Gruppen geachtet wurde. Eine weitere Anmerkung ist bezüglich der gewählten Untersuchungseinheit notwendig. Statt des 10-Sekunden-Segmentes hätte man auch die Personen als Untersuchungseinheit verwenden können mit einer jeweils verschiedenen Anzahl von Wiederholungsuntersuchungen entsprechend der jeweiligen Anzahl von 10-Sekunden-Segmenten. Ein derartiges Design war aber auf direktem Weg nicht möglich (Within-Design mit unterschiedlicher Wiederholungsrate und zudem recht hohe Anzahl von Untersuchungen). Eine realisierbare Anwendung eines solchen Designs wäre: Auswahl einer gleichen Anzahl von Segmenten je Proband für die unterschiedlichen emotionalen Qualitäten. Die Auswahl hätte zufällig sein müssen. Die Resultate einer solchen Stichprobe entsprechen aber den Ergebnissen des hierarchischen Modells mit den Personen als erster auszuschließender Faktor. Nach Absprache mit dem biometrischen Institut der MHH (HECKER 1983, 1987; SCHIEMANN 1983) wurde das erste angeführte Verfahren zur Gruppenanalyse der Emotionen verwendet.

In einem weiteren multivariaten Modell interessierten wir uns für topographische Unterschiede. Zwei Modelle kamen zur Anwendung. Einmal wurden die EEG-Größen Leistung, Modus und Bandgrenze über sechs Kanäle berechnet und daraus eine gemeinsame gemittelte Leistung gewonnen sowie eine Größe, die Seitendifferenzen angab und zwei Größen für Schwerpunktbildungen. Im zweiten Verfahren wurden nur frontale oder okzipitale Größen berücksichtigt und daraus drei Parametergruppen extrahiert.

Mittels Diskriminanzanalyse wurden zwei oder mehrere emotionale Qualitäten bei Probanden untersucht, die alle diese emotionalen Qualitäten aufwiesen. Die Berechnungen erfolgten zweimal, nämlich mit und ohne Residualwerte, die Ergebnisse stimmten gut überein. Als Selektionskriterium für die

Reklassifikation bot sich eine Zufallsauswahl oder eine Unterteilung nach Erst- und Zweit-Untersuchung an.

## 4.3 Kohärenzen

*Theoretische Grundlagen*

Die Autospektren samt den aus ihnen abgeleiteten Parametern gestatten die Untersuchung der einzelnen EEG-Signale separat, das heißt unabhängig von den übrigen, simultan abgeleiteten EEG-Signalen. Es bleibt dabei offen, ob zwischen gleich oder ähnlich laufenden Effekten in verschiedenen Kanälen eine feste Beziehung, etwa im Sinne einer Phasensynchronisation, besteht. Zur Überprüfung derartiger Koppelungen zwischen Signalpaaren bieten sich die Kohärenzspektren an, die aus dem Kreuzspektrum Cxy (f) zwischen zwei Signalen x und y sowie den zugehörigen Autospektren Cxx (f) und Cyy (f) entsprechend der nachfolgenden Formel

(1)
$$K^2(f) = \frac{(C_{xy}(f))^2}{C_{xx}(f) \cdot C_{yy}(f)}$$

hervorgeht. Die quadrierte Kohärenz $K^2$ (f) bewegt sich betragsmäßig zwischen 0 und 1 und ist ein spektral aufgelöstes Maß für die wechselweise lineare Abhängigkeit der Signale x und y oder anschaulich ein Maß für die Synchronisation der Signale x und y bei der Frequenz f. Ein Kohärenzwert 0 bei der Frequenz f bedeutet, daß sich die beteiligten beiden Signale hinsichtlich ihrer Anteile bei der Frequenz f linear unabhängig voneinander verhalten. Nicht lineare Abhängigkeiten sind dabei indessen nicht ausgeschlossen. Der umgekehrte Extremfall eines Kohärenzwertes 1 entspricht einer vollständigen linearen Abhängigkeit der beiden Signale bei der Frequenz f, das heißt die entsprechenden Signalanteile können wechselweise vollständig aus dem jeweils anderen Signal vorhergesagt werden; dies ist z. B. bei Amplituden und phasengekoppelten Sinussignalen gegeben.

*Schätzung von Kohärenzspektren*

Im Falle stochastischer Signale, wie sie beim EEG gegeben sind, muß die Kohärenz geschätzt werden. Analog zu den Autospektren sind wir auch bei der Schätzung der Kohärenzspektren von aufeinanderfolgenden Periodogrammen ausgegangen, wie es etwa bei DUMERMUTH und MOLINARI (1987a, b) beschrieben wird. Aus methodischen Gründen ist es hier zwingend erforderlich, eine Mittelung über m e h r e r e aufeinanderfolgende Periodogramme vorzunehmen, um sinnvolle Kohärenzwerte zu erhalten (die sinngemäße Anwendung der obigen Formel auf einzelne Periodogramme liefert ausschließlich Kohä–

renzen vom Wert 1). Zur Schätzung verwendet man die Formel (1), indem man die exakten Spektren durch die entsprechend geschätzten Spektren ersetzt, das heißt

$$K^2(f) = \frac{(C_{xy}(f))^2}{C_{xx}(f) \cdot C_{yy}(f)} \tag{2}$$

Um sowohl die zeitliche Dynamik der Kohärenzspektren hinreichend genau zu erfassen, als auch eine Schätzung der Spektren mit hinreichender Güte zu gewährleisten, ist ein Kompromiß zu schließen zwischen der für die Schätzung notwendigen Mindestsignallänge einerseits und der wünschenswerten zeitlichen Auflösung andererseits. Grundsätzlich wäre es auch möglich, die Basissegmentlänge (aus der die einzelnen Periodogramme ermittelt werden) zugunsten einer geringeren, für die Schätzung erforderlichen Signallänge zu verkürzen. Die damit aber zwangsweise verbundene Verringerung der spektralen Auflösung ist angesichts der hier zu erwartenden Phänomene (z. B. Frequenzanstieg bei Angst) und nicht zuletzt auch aus Gründen der Vergleichbarkeit mit den Autospektren nicht zu vertreten.

Die ersten, anhand der Autospektren gewonnenen Ergebnisse zeigten, daß eine zeitliche Auflösung von mindestens 30 Sekunden zu fordern ist, was bei einer Basissegmentlänge von 3 1/3 Sekunden eine Mittelung über neun aufeinderfolgende Segmente gestattet. Die daraus resultierenden Größenordnungen für Varianz und Bias des Kohärenz-Schätzers ist z. B. bei KOOPMANS (1974) ausführlich diskutiert.

Durch eine Überlappung aufeinanderfolgender 30 Sekunden-Abschnitte läßt sich die zeitliche Stützstellendichte erhöhen, wodurch bei zeitlich schwankenden Kohärenzen die Extremwerte genauer getroffen werden. Überdies gibt die graphische Darstellung das Geschehen detaillierter wieder. Dies darf indessen nicht zur Annahme verleiten, dadurch sei die Anzahl der - etwa für eine statistische Auswertung - verfügbaren Meßwerte erhöht. Dem steht die statistische Abhängigkeit der solchermaßen gewonnenen Parameter entgegen. Ein Teil der in dieser Arbeit abgebildeten Spektren überlappen sich um jeweils 6 Segmente à 3 1/3 Sekunden, das heißt die Kohärenzspektren wurden mit 10 Sekunden Schrittweite aus jeweils 30 Sekunden langen Intervallen geschätzt.

Während prinzipiell Kohärenzen für beliebige Kanalpaare geschätzt werden können, haben wir uns aus technischen Gründen auf interhemisphärische Kohärenzen beschränkt.

Um näherungsweise normal verteilte Schätzer und damit betragsunabhängige Varianzen und Konfidenzintervalle zu erhalten, wurden die Kohärenzen der Fisher-z-Transformation unterworfen, wie sie etwa bei KOOPMANS (1974) beschrieben ist. In den nachfolgenden Abbildungen sind die jeweiligen oberen Grenzen der zugehörigen 95%-Konfidenzintervalle der Kohärenzspektren dargestellt, sie werden als K (F) bezeichnet. Nach dieser Prozedur also sind alle über 0 hinausgehenden Werte auf dem 5 %-Niveau signifikant von 0 verschieden.

*Zur Parametrisierung von Kohärenzspektren*

Formal lassen sich die Kohärenzspektren auf gleiche Weise wie die Autospektren parametrisieren, indem man z. B. Kohärenzwerte über Frequenzbänder kumuliert und so zu Bandkohärenzen kommt. Diese lassen sich natürlich nicht wie bei den Autospektren als die auf das entsprechende Frequenzintervall entfallende Leistung interpretieren, sondern repräsentieren nichts anderes als die mittlere Kohärenz in eben diesem Bereich. Bei der Mittelung bieten sich zwei Methoden an: entweder mittelt man zunächst separat die Auto- und Kreuzspektren über das betreffende Frequenzband und führt dann die Quotientenbildung (vgl. Formel (2)) zur Ermittlung der Kohärenzen durch, oder bildet erst die Quotienten und mittelt diese dann über das Frequenzband. Es hat sich bei unserem Datenmaterial gezeigt, daß beide Wege zu qualitativ identischen Ergebnissen führen.

*Motivation für Kohärenzanalyse psychodynamischer Prozesse*

Ein erster Hinweis auf Abhängigkeiten zwischen der emotionalen Befindlichkeit und der Synchronisation zwischen EEG-Signalen findet sich in einer Arbeit von ADEY et al. (1967), in der er von der Auswertung von EEG-Signalen berichtet, die während und nach der Startphase des Gemini-7-Weltraumfluges registriert wurden. Dabei zeigten sich massive Schwankungen der Alpha- und Theta-Kohärenz unmittelbar vor dem Start, insbesondere aber auch im Verlauf des ersten Umlaufes. Während ADEY diese Phänomene primär als Korrelat kognitiver Prozesse deutet, stellt sich angesichts unserer Befunde bei den Autospektren allerdings die Frage, ob dabei nicht auch emotionale Prozesse interferierten.

In einem Übersichtsartikel von FRENCH und BEAUMONT (1984) wird ausführlich über das Verhalten der Kohärenzspektren bei unterschiedlichsten Probanden- bzw. Patientenkollektiven berichtet. Indessen ist festzuhalten, daß über Kohärenzanalysen bei psychodynamischen Prozessen keine weiteren Veröffentlichungen vorliegen, wenn man von Berichten über Experimente mit transzendentaler Meditation absieht. Auch aus neuester Zeit liegen uns keine weiteren Literaturstellen vor.

*Zur Auswertung der Kohärenzspektren*

Wie sich zeigte, sind im Beta-Bereich die Kohärenzen überwiegend nicht signifikant von 0 verschieden. Darüber hinaus sind keine systematischen Effekte sicher auszumachen, wobei zu berücksichtigen ist, daß bereits ein 3 1/3 Sekunden Basissegment mit kanalpaarweise auftretenden EMG-Artefakten die Interpretation von Beta-Kohärenzen eines 30 Sekunden Abschnittes spekulativ werden läßt. Hinsichtlich der Artefaktanfälligkeit läßt sich die gleiche Aussage auch für den Theta-Bereich und insbesondere den Delta-Bereich treffen (hier kommen Augen-, Schwitz- und Elektrodenartefakte in Frage).

Aus diesen Gründen wurde von einer Beschreibung der Beta- und Delta-Kohärenzen gänzlich abgesehen, die Theta-Kohärenzen werden nur in Sonderfällen völliger Artefaktfreiheit berücksichtigt, wobei hinzukommt, daß der Theta-Bereich anhand der 3-D-Spektren nicht immer beurteilbar ist.

Das Spektrum wurde für die 3-D-Spektren auf den Bereich 0...14 Hz begrenzt. In Fällen, wo der Delta/Theta-Bereich die Interpretation des Alpha-Bereiches optisch erschwert, wurden die entsprechenden Kohärenzspektralkoeffizienten auf Null gesetzt.

In den nachfolgenden Abbildungen sind für die verschiedenen Fallbeispiele diejenigen Kanalpaare ausgewählt, in denen die typischen Effekte am deutlichsten hervortreten. Es ist indessen festzuhalten, daß die typischen Effekte in allen drei berücksichtigten Kanalpaaren tendenziell auf gleiche Weise, wenn auch unterschiedlich prononciert auftreten. Generell läßt sich sagen, daß in der Regel die Effekte temporal und frontal etwas deutlicher als okzipital hervortreten.

*Dreidimensionale Darstellung von EEG-Auto- und Kreuzspektren*

Zur Darstellung zeitabhängiger EEG-Spektren hat sich die pseudo-dreidimensionale (3-D) Darstellung bewährt (DRESCHER et al. 1973). Als eine Variante der auch als Compressed Spectral Array (CSA) bekannten Methoden werden die Spektren unter Berücksichtigung perspektivischer Verzerrungen in der Weise versetzt hintereinander geplottet, als wenn man ein entsprechendes Gebirge seitlich von oben betrachten würde. Die einzelnen Stützstellen werden in Zeit- und Frequenzrichtung durch ein Gitternetz untereinander verbunden, vgl. z. B. Abbildung 3. Die geschätzten Spektren sind mit einer Varianz behaftet, die diese schematischen, allein interessierenden Effekte in der 3-D-Darstellung überdecken. Aus diesem Grunde ist eine zweidimensionale Filterung der Daten (die so gestaltet sein muß, das keine Zeit- bzw. Frequenzshifts auftreten) zwingend erforderlich (vgl. auch DRESCHER und FERBER 1976).

## 4.4 Artefaktanalyse

Das emotionelle Erleben der Probanden wurde in einer Vielzahl von körperlichen Reaktionen begleitet wie Muskelanspannungen beim Lachen, Weinen, Zähneknirschen usw. Alle körperlichen Bewegungen führten in den EEG-Ableitungen zu verschiedenen Artefakten: Lid- und Augenbulbusbewegungen zu Artefakten im Theta- und Delta-Frequenzbereich, Kopfbewegungen zu Artefakten überwiegend im Delta-Frequenzbereich, Muskelanspannungen zu Artefakten überwiegend im Beta-Frequenzbereich, und Sprechen zu Artefakten im Theta-, Delta- und Beta-Bereich.

Die durch Artefakte gestörten EEG-Abschnitte wurden markiert. Dazu sichteten 3 Rater visuell die EEG-Originalregistrierungen segmentweise (1 Segm. entspricht 10 Sek.) und ordneten die Artefakte den verschiedenen Frequenzbereichen und den jeweiligen Ableitungen zu. Segmentnummer, betroffener Frequenzbereich (Alpha-, Theta-, Beta-, Delta-Band) und betroffene Ableitung (frontal, okzipital, temporobasal jeweils rechte und linke Hemisphäre) wurden erfaßt und von der weiteren Analyse hinsichtlich des emotionellen Erlebens im EEG ausgeschlossen. Ferner ausgeschlossen wurden Segmente, in denen die Probanden die Augen offenhielten (n = 640). Die Erkennung dieser Segmente erfolgte durch die Videoregistrierung.

Insgesamt wurden 6138 Segmente von 32 Probanden auf Artefakte untersucht. Nahezu ein Drittel der EEG-Segmente waren artefaktfrei, ein weiteres Drittel der EEG-Segmente war "mäßig" gestört, überwiegend im Beta-Frequenzband durch vereinzelte Muskelpotentiale. In einem weiteren Drittel war das EEG "vielfältig" gestört durch Artefakte in allen Frequenzbereichen. Das Auftreten von Artefakten war personengebunden, die "vielfältig" gestörten EEG-Segmente traten nahezu vollständig bei nur 12 der 32 Probanden auf.

Die einzelnen EEG-Ableitungen waren unterschiedlich häufig von Artefakten gestört. Die Abbildung 1 faßt das Vorkommen von Artefakten über alle Probanden gemittelt zusammen, aufgeschlüsselt dargestellt nach Emotionen, Ableitung und gestörtem Frequenzband. In allen Ableitungen sind Artefakte - unabhängig von der Emotion - am häufigsten im Delta- und Beta-Frequenzbereich. Artefakte im Alpha- und Theta-Band kommen nur bei weniger als 10 % der Segmente vor. Das relativ häufige Auftreten von Artefakten im Delta- und Beta-Frequenzbereich führte dazu, daß in der Analyse des Einflusses von Emotionen auf EEG-Parameter der Delta- Frequenzbereich gänzlich ausgeschlossen wurde und der Beta-Frequenzbereich nur bei Probanden mit einer artefaktfreien EEG-Registrierung untersucht wurde.

Im Vergleich zu den Ableitungen über der Konvexität (frontal, okzipital) waren die temporobasalen Ableitungen häufiger durch Artefakte im Delta- und Beta-Bereich gestört. Ein offensichtlicher Unterschied in dem Artefaktvorkommen zwischen der rechten und linken Hemisphäre bestand nicht. Wurde nur der Alpha- und Theta- Frequenzbereich berücksichtigt, so fanden sich über der Konvexität und temporobasal nur geringfügige Unterschiede. Dies zeigte, daß es für die Emotionsanalysen mit Alpha- und Theta-Größen keine wesentlichen topographiebedingten Selektionseinflüsse gab. In den Endauswertungen wurden deshalb die Alpha- und Theta-Größen der Konvexität und des Temporalbereiches zugleich berechnet.

Die weitergehende Frage war, ob sich für die Grundgefühle typische Artefaktmuster finden lassen. Dies wäre wenig verwunderlich, da bestimmte emotionelle Abläufe wie Trauer oder Freude mit Tränen oder Lachen/Schmunzeln einhergehen und Artefakte verursachen. Um diese Zusammenhänge differenziert zu untersuchen, schlugen wir verschiedene statistische Analysewege ein. Artefakte stellen in dieser Auswertung zweistufige Größen (0/1) dar und sind deshalb bei niedrigen Zellbesetzungen für eine Varianzanalyse wenig geeignet. Als Alternative bietet sich die Verwendung von log-transformierten Zellfrequenzen an. Dies Verfahren macht die Anwendung von verteilungsfreien Analysemethoden zur Erkennung der Selektionsspezifität basaler Emotionen möglich. Die Emotionen sind in diesem Modell unabhängige Einflußgrößen mit jeweils zwei Faktorstufen (0/1). Personeneinflüsse können nicht berücksichtigt werden. Die Ergebnisse des vollsaturierten Modells zeigten bei guter Anpassung an die Prüfstatistiken (loglinear Modell SPSS X) deutlich vermindert Artefakte bei Intention, deutlich vermehrt bei Trauer und nur geringe Unterschiede bei Angst, Aggression und Freude (Tab. 1).

**Tab. 1:** Wenn der angegebene Z-Wert größer ist als 1 oder kleiner als -1 ist, so liegt ein signifikanter Zusammenhang vor. Bei Intention finden sich in absteigender Reihenfolge besonders wenig Delta-, Theta-, Alpha- und Beta-Artefakte. Bei Angst fällt vor allem die Vermehrung von Beta-Artefakten auf. Ver–gleichsweise wenig Artefakte fanden sich bei Aggression, während die weitaus meisten Artefakte bei Trauer gefunden wurden - jedoch ganz überwiegend auf den Temporalbereich beschränkt. Bei Freude sind praktisch nur Beta-Artefakte zu finden (Lachen).

*Z-Werte der Logitanalyse zwischen Gefühlen und Artefakten*

| | I | A | AGG | T | F |
|---|---|---|---|---|---|
| ART Delta | -7.7 | 2.8 | 2.4 | 9.1 | 0.6 |
| ART Theta | -4.6 | 1.3 | -1 | 8.9 | -0.3 |
| ART Alpha | -4.8 | 3.3 | 2.6 | 5.3 | 2.9 |
| ART Beta | -2.8 | 5.9 | 3.8 | 11.4 | 11.0 |

ART = Artefakte, I = Intention, A = Angst, Agg = Aggression, T = Trauer, F = Freude

Zu anschaulichen Ergebnissen kamen wir, wenn wir eine parametrische Untersuchung mit der Diskriminanzanalyse durchführten. Für die Diskriminanzanalyse wurden die Artefakte in allen Frequenzbereichen für die Konvexität und den Temporalbereich getrennt definiert und einschließlich der Augen- und Sprech-Artefakte zur Erkennung der fünf basalen Emotionen geprüft. So konnten alle Emotionen voneinander unterschieden werden mit F-Werten, die zwischen 9 und 70 lagen. Der kanonische Korrelationskoeffizient der ersten Diskriminanzfunktion betrug .46 und Wilk's-Lambda bei Verwendung von acht Größcn .65. Dic höchstwirksamen Einzelgrößen waren Sprechen, gefolgt von Beta-Artefakten (Muskelanspannung) über der Konvexität. Die Alpha-Artefakte über der Konvexität hatten den niedrigsten F-Wert von 9, Sprechen 111. Die Klassifikationsrate (Reklassifikationsrate) für die 2. Übung betrug 45 % (40 %). Vergegenwärtigt man sich, daß in dieser Diskriminanzanalyse fünf Emotionen voneinander unterschieden wurden, so ist dies ein erstaunlich gutes Ergebnis und spricht für eine deutliche Emotionsspezifität der Artenakte. Die Artefaktmuster sahen wie folgt aus: Intention differenzierte durch Fehlen von Sprech- und Theta-Artefakten plausiblcrweisc, dcnn die Probanden erwarteten ja bei geschlossenen Augen den Übungsleiter. Umgekehrt waren bei Freude (40 %) gerade diese beiden Größen die wichtigsten Unterscheidungsmerkmale, bedingt durch Lachen, spontane Äußerungen und Augenbewegungen. Von den übrigen Emotionen zeigte nur Trauer (47 %) eine hohe kanonische Korrelation (.97) mit temporalen Beta- und Delta-Artefakten und

Theta- und Delta-Artefakten über der Konvexität (Weinen: Lidschlag und Augenbewegungen). Bei Angst und Aggression lagen keine charakteristischen Muster bei ohnehin sehr geringer Artefaktfrequenz temporobasal wie auch über der Konvexität vor. Es finden sich deutliche Übereinstimmungen zu den Ergebnissen der Logitanalyse, bei der auf eine topographische Unterteilung der Artefakte (Konvexität, Temporalbereich) verzichtet wurde.

Diese Ergebnisse galten für die uneingeschränkte Untersuchung aller Segmente. Es gibt also emotionsspezifische Artefaktmuster. Diese Frage ist neu zu stellen, wenn man die Artefaktanalyse auf die am wenigsten gestörten Frequenzbereiche einschränkt. Die interindividuellen Auswertungen der Grundgefühle bezogen sich auf die Alpha- und Theta-Größen bei Ableitung mit geschlossenen Augen. Wie weit also können die Ergebnisse der Emotionsanalyse durch die Artefaktselektion verzerrt sein? Bei einer Klassierung der Emotionen alleine durch Alpha- und Theta-Artefakte war das einzige charakteristische Muster bei Trauer zu finden. Und dies war eine temporale Theta-Wellenvermehrung, die von den Augenbewegungen bei Tränenfluß herrührte.

In einer Multivarianzanalyse mit den verschiedenen Emotionen im Vergleich zu Intention und Artefakten, getrennt nach Konvexität und Temporalbereich, wurden zwar signifikante Zusammenhänge gefunden, allerdings mit niedrigen Werten für den kanonischen Korrelationskoeffizienten. Die univariaten Analysen ließen gewisse emotions- und topographieabhängige Artefaktselektionen erkennen. Kein wesentlicher Selektionseinfluß besteht für die Alpha- und Theta-Größen über der Konvexität bei Trauer und Aggression verglichen mit Intention. Dies Ergebnis ist dem aus der Logit-Analyse ganz ähnlich. Die Artefaktselektion vermag also die Validität der diesbezüglichen Ergebnisse der Emotionsanalyse in ihrer Substanz und Bedeutung nicht zu beeinflussen. Für die anderen Messungen gilt, daß eine Verzerrung der Ergebnisse nicht ausgeschlossen werden kann. Allerdings zeigte der Vergleich der kanonischen Korrelationen zwischen Emotionen und EEG-Größen einerseits und Emotionen und Artefakten andererseits, daß die Einflüsse der Emotionen auf die EEG-Größen die der Artefaktselektion bei weitem übertreffen. Insofern kann von der prinzipiellen Richtigkeit der Ergebnisse auch dieser Emotionsanalysen ausgegangen werden.

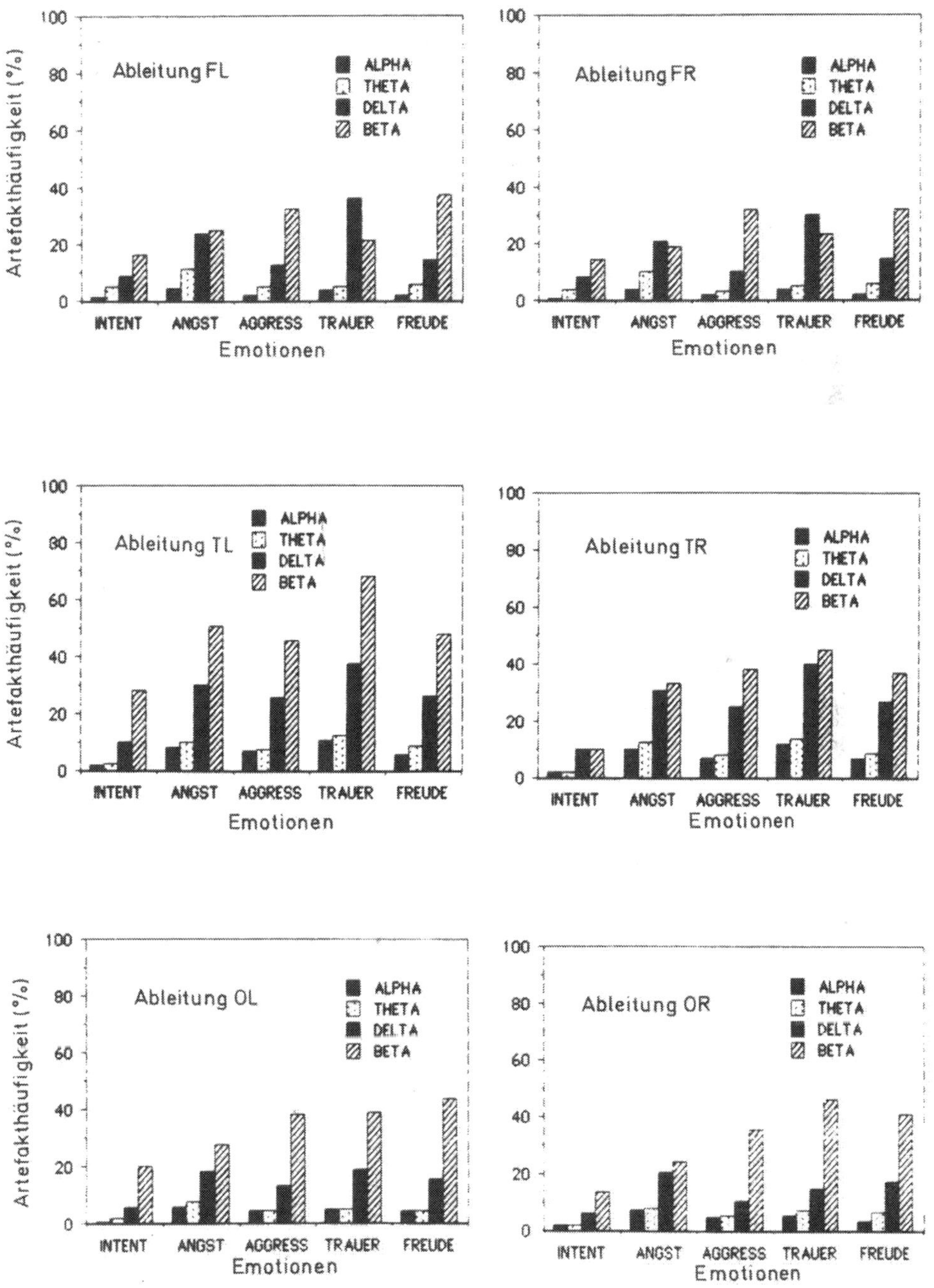


**Abb. 1:** Artefakthäufigkeiten, gemittelt über alle Probanden, aufgeschlüsselt nach Topographie, gestörtem Frequenzband und Emotion. Artefakte im Beta- und Delta-Frequenzband sind meistens am häufigsten mit gewissen Unterschieden in Abhängigkeit von Topographie und Emotion. Im Temporalbereich und bei Trauer sind diese Artefakte am häufigsten. Im Alpha- und Theta-Frequenzband liegt die Artefakthäufigkeit unter 10 %.

# 5. GRUNDGEFÜHLE UND EEG-AKTIVITÄT

## 5.1 Intention

### Die intentionalen Gefühle

Intentionale Gefühle können als Hungergefühle im weitesten Sinne verstanden werden, die als Initialgefühle am Anfang aller kognitiven und motorischen Abläufe stehen. Hungergefühle werden bewußt wahrgenommen als eine überwiegend angenehme Empfindungsqualität empfunden. Meist, so ist anzunehmen, treten sie jedoch unbewußt auf. Intention liefert den Ausgangspunkt für Lernen, für die Entwicklung von Fähigkeiten und Fertigkeiten und Kreativität u.v.a.m. Sie ist die bedeutendste motivierende Struktur für die Entwicklung des Menschen in Beruf und Liebe und für die alltägliche Bewältigung seiner Aufgaben. Ohne intentionale, Hunger- oder Interessegefühle gibt es keinen Anfang. Die verschiedenen Begriffe bzw. Synonyma, mit denen dieses Gefühl beschrieben wird, sind sprachliche Abbilder der Variationen, in denen es im Erleben auftreten kann. Der emotionelle Anteil am jeweiligen Erleben spiegelt sich in dem gewählten Begriff wieder. Ausdrücke wie zum Beispiel Wunsch, Sehnsucht, Begehren, Begierde oder Neugier, Drang, (An)Trieb, Motiv, Erwartungsspannung bezeichnen den Gefühlsanteil am intentionalen Erleben, während zum Beispiel Wörter wie Wille oder Interesse (Strebung) den kognitiven Anteil, d. h. die gedanklichen Assoziationsmuster und die Gegenstände des Interesses, also die sensorisch wahrgenommenen Objekte hervorhebt. Intentionale Gefühle sind objektgerichtet. Ein Individuum, das intentionale Gefühle erlebt, fühlt sich von dem Gegenstand des Interesses gefesselt, angezogen, fasziniert oder verlangt danach, möchte sich engagieren, Dinge näher kennenlernen und erforschen. Es hat den Wunsch nach Öffnung, Erweiterung und Ausdehnung des Erfahrungsbereiches. Begriffe wie Erlebnishunger, Wissensdurst oder Abenteuer"lust" im Sinne von Lust a u f etwas (nicht zu verwechseln mit der L u s t b e i oder n a c h einem Erlebnis als Erfüllungsgefühl) charakterisieren hungrige Erwartungen unterschiedlicher Zielgerichtetheit. In dem gleichen universellen Sinne intentional, nur spezifisch in ihrer Objektgerichtetheit, sind die mit vitalen Bedürfnissen verknüpften Hungergefühle Nahrungshunger, Durst, Lufthunger, Bewegungsdrang ("Wandertrieb"), Liebeshunger und in einem weiteren Sinne Heilungsverlangen, Genesungswunsch usw.

Die Heftigkeit oder Unmäßigkeit des Verlangens geht häufig in die gewählte Begrifflichkeit ein ("Bärenhunger", "Riesenerwartung"). So wird die Unersättlichkeit affektiv mit dem Begriff Gier und stärker objektgerichtet (Alkohol, Tabletten) mit dem Begriff Sucht belegt. Der Grenzbereich zum Pathologischen wird damit schon überschritten, auch in bezug auf die intensiven, quälenden Leeregefühle Psychosekranker.

Im Normalerleben verstehen wir Intention als das Gefühl der erwartungsvollen Leere, das auf Erfüllung abzielt. Wenn Goethe im Faust sagt: "So taumel ich von Begierde zum Genuß und im Genuß verschmacht' ich nach Begierde", so sind damit die rein affektiven Komponenten eines Erlebnisablaufes zwischen dem Initialgefühl der Begierde und dem Erfüllungsgefühl des Genusses beschrieben. Zwischen Ausgangspunkt und Endpunkt vollzieht sich ein Handlungsablauf, in dem andere Gefühle wie zum Beispiel Angst oder Trauer praktisch unaktuell sind. Vielleicht läßt die Paradigmatik des Außergewöhnlichen aber einen Schluß auf alltägliches emotionelles Erleben zu. Die Initial- und Erfüllungsgefühle erleben wir in unseren Handlungsabläufen häufiger bewußt als interkurrente Angst- oder Trauergefühle, auch wenn wir diese, weil unangenehm, stärker registrieren.

Für die Charakterisierung intentionaler Gefühle wurde auf die folgende Literatur Bezug genommen: BATTEGAY 1989, EKMAN et al. 1972, EULER und MANDL 1983, EWERT 1983, JANZARIK 1988, JASPERS 1965, S. 51 f, 90 ff; IZARD 1977, KLAGES 1950, S. 190 f; K. LEONHARD 1972, S. 31 ff; LUNGWITZ 1925, S. 81 ff; 1933, S. 530 ff; MUNDT 1985, K. SCHNEIDER 1935, 1987, H. SCHULTZ-HENCKE 1965, S. 24 f; u.a.m.

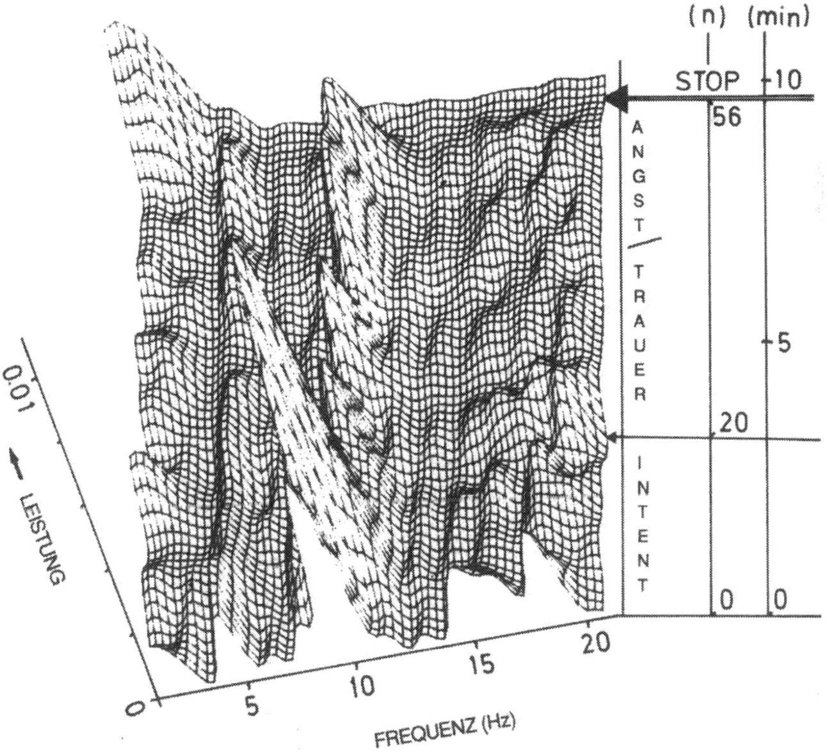


**Abb. 2**: Dreidimensionale Darstellung der spektralen Leistung bei INTENTION. 1 Segm. = 10 Sek., Fall 2, 1. Übung, OR. Höchste intentionale Alpha-Leistung charakterisiert die Erwartungsphase.

## Intention in der Spektraldarstellung

Der Versuchsaufbau war so strukturiert, daß zu Beginn der Imaginations–übungen Erwartungsgefühle ihren Ausdruck finden konnten. Diese richteten sich auf einen besseren Umgang mit den in die Übungen eingebrachten konflikt–haften Erlebnissen, also auf einen therapeutischen Erfolg. Sie wurden auch als Interesse, Neugier, positive Erwartungsspannung, Wünsche nach Besserung u. ä. beschrieben. Die Erwartungsgefühle hatten somit eine positive Tönung und waren Ausdruck der Motivation der freiwilligen Probanden zur Teilnahme an den Übungen.

Ausdruck dieser Erwartungen war im EEG eine spezifische Dynamik, die mit einem ausgeprägten Anstieg der Alpha-Leistung und -Gipfelfrequenz und einer Verschmälerung der Bandweite einherging (Abb. 2, 3, 7). Damit konnte in ausgeprägten Verläufen eine Abnahme der Komplexität bei im wesentlichen unveränderter Beta- und Theta-Leistung einhergehen. Eine "reine" intentionale Dynamik fanden wir bei der Hälfte aller Probanden (siehe Fallbeispiele: 1, 2, 4, 8, 10, 11, 12, 17, 19, 25, 28, 29, 27, 30 und 32) in 30 Übungen mehr oder minder stark interindividuell ausgeprägt. Die Verlaufsdynamik der Parameter war über allen Topographien ähnlich ausgeprägt.

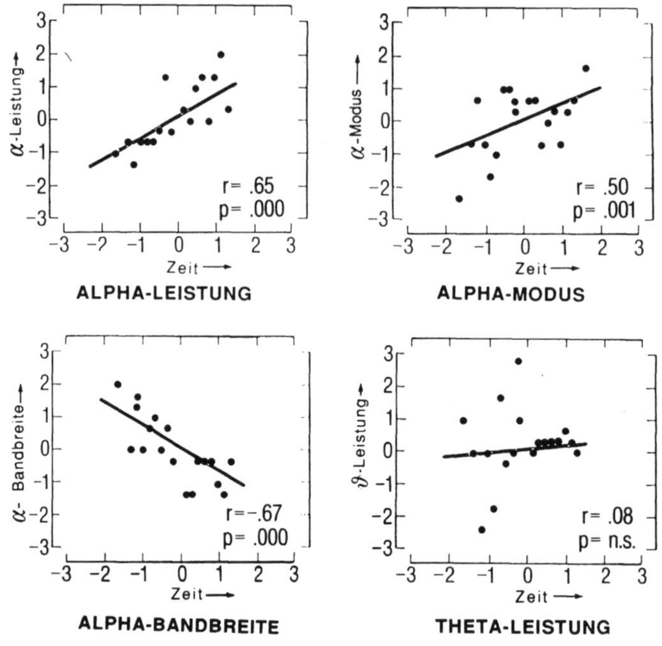


**Abb. 3:** Typische Verlaufsdynamik der Alpha-Parameter bei zunehmenden Erwartungsgefühlen (INTENTION) dargestellt in standardisierten Scattergrammen (Regressionen). Fall 2, 1. Übung, FR, Dauer 3.2 min. Ein steiler Anstieg von Alpha-Leistung und -Gipfelfrequenz geht einher mit einem Abfall der Bandweite, d. h. einer Abnahme der Variabilität, bei uncharakteristischen Veränderungen der Theta-Leistung.

Bei einem Teil der Probanden zeigte sich, daß das nachfolgende Gefühl die intentionale Phase unterlagern bzw. mit dieser interferieren konnte. Dadurch konstellierten sich unterschiedliche Interferenz-Verläufe (s. Abschnitt Interferenzgefühle).

Ein experimenteller Glücksfall war ein Proband (Fall 31), der in der Erwartungsphase dem Beginn der Übung entgegenfieberte. Er beschrieb seine heftige Erwartungsspannung als Lampenfieber, das sich darauf richtete, eine

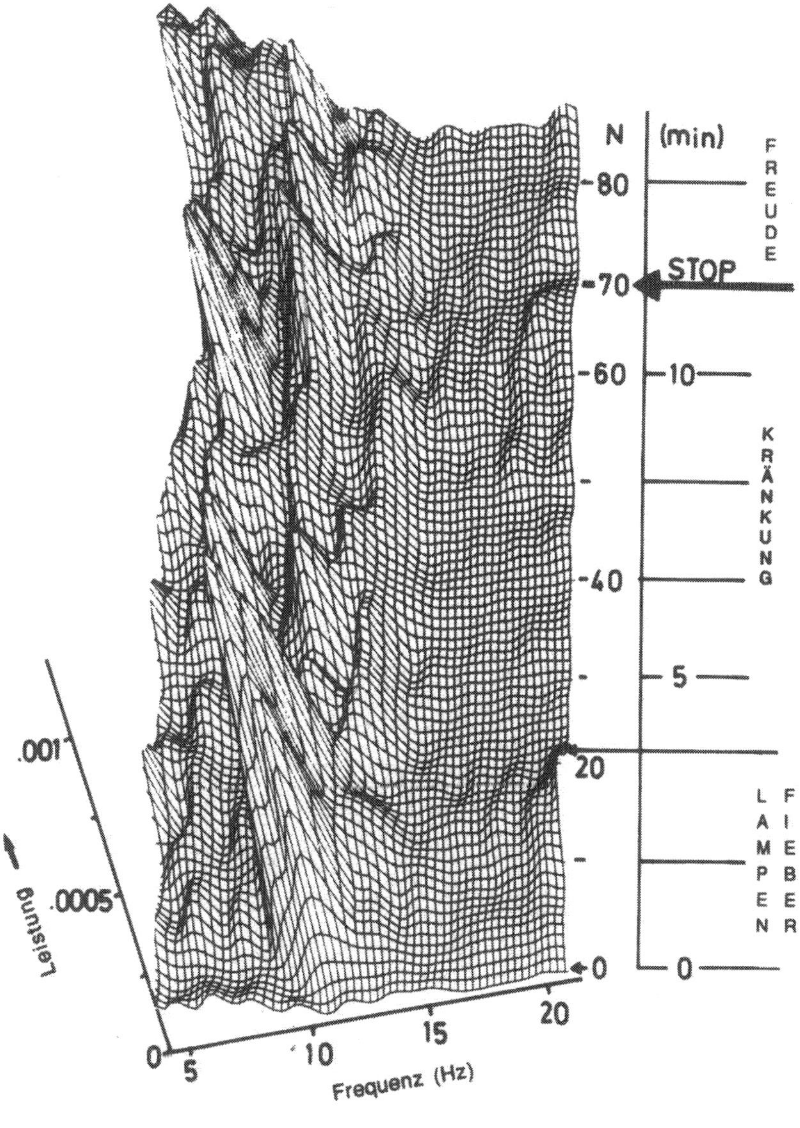


**Abb. 4**: Dreidimensionale Darstellung der spektralen Leistung bei "Lampenfieber" (INTENTION und ANGST). 1 Segm. = 10 Sek., Fall 31, 1. Übung, FR. Ein enormer Anstieg der Leistung im Alpha-Frequenzband und weniger ausgeprägt in den angrenzenden Bändern Theta und Beta korreliert mit heftigem Lampenfieber.

Kränkung zu überwinden (intentionaler Erlebnisanteil), die die Distanzierung seiner Frau bei ihm ausgelöst hatte. Darüber hinaus fühlte er sich "nervös" und fragte sich "schaffst du das?". Er hatte "Angst" vor der Imaginationsübung. Aus der Erlebnisschilderung wurde sowohl ein starker intentionaler wie auch ängstlicher Impuls sichtbar.

Spektralanalytisch war ein für das ganze Kollektiv mit 62 intentionalen Phasen einmaliger, steiler, hoher intentionaler Gipfel erkennbar. Dieser hatte über die typischen Charakteristika intentionaler Verläufe hinausgehend Anstiege der flankierenden Theta- und Beta-Leistung erkennen lassen. Sowohl aus der Phänomenologie des emotionellen Erlebens wie aus der EEG-Dynamik wurde plausibel, daß "Lampenfieber" eine Interferenz zwischen intensiven intentionalen und ängstlichen Emotionen ist (Abb. 4, 5, 6).

Wer keine Erwartungen an die Übungen hatte, wie der Proband 5 z. B., bei dem war auch kein Anstieg der Alpha-Leistung nachweisbar. Vorfreude, wie beim Probanden 6,1, ging nur mit einer Erhöhung der Alpha-Leistung einher.

Bei einigen Verläufen ging die ansteigende Alpha-Leistung kurz vor Ende der Erwartungsphase in einen abfallenden Verlauf über (Umkipp-Phänomen) bei weiter ansteigendem Modus. Damit markierte sich der Punkt, bei dem ein intentionales Erwartungsgefühl in eine Erwartungsangst umschlug (Fall 27, 12, 9,1) (Abb. 38).

Beim Vergleich der Alpha-Leistung bei Intention zwischen der ersten und der zweiten Übung bei inhaltsgleichen Beispielen zeigte sich, daß die intentionale Alpha-Leistung bei der zweiten Übung um etwa ein Drittel bis die Hälfte geringer war. Das hieß, daß die Erwartungsspannung plausiblerweise gegenüber einer schon bekannten Prozedur abnahm (Abb. 17).

Diskriminanzanalytisch ließ sich Intention sehr gut von den anderen Emotionen abgrenzen. Dabei wurden richtige Zuordnungen bis zu 100 %, häufig zwischen 80 und 90 % erreicht.

Während der Erwartung sahen wir keine wesentlichen Pulsfrequenzveränderungen.

Kohärenzanalytisch führte eine ausgeprägte Erwartungsspannung in aller Regel zu einer hohen bzw. ansteigenden Alpha-Peak-Kohärenz, die danach, zu Beginn der negativen Phase, zunächst einmal stark absank, (Fallbeispiele 31,1 (Lampenfieber); 2,1; 26,1; 32,2; 23,1; 17,2; 15,1; 27,1; 2,2; 11,1 und 29,3). Im Fallbeispiel Lampenfieber fiel ein sehr breitbandiger Anstieg der Alpha-Kohärenz auf (Abb. 5). Der Alpha-Peak war zu den unteren Frequenzen hin um etwa 1 Hz verbreitert. Als weitere Variante war im Fallbeispiel 2,1 der Alpha-Modus des Kohärensspektrums um 1 Hz niedriger als im korrespondierenden Autospektrum (Abb. 2). Die Betonung niedriger Komponenten im Kohärenzspektrum spricht für eine größere interhemisphärische Synchronizität von Frequenzen im langsamen Alpha-Bereich bei heftigen intentionalen Gefühlen.

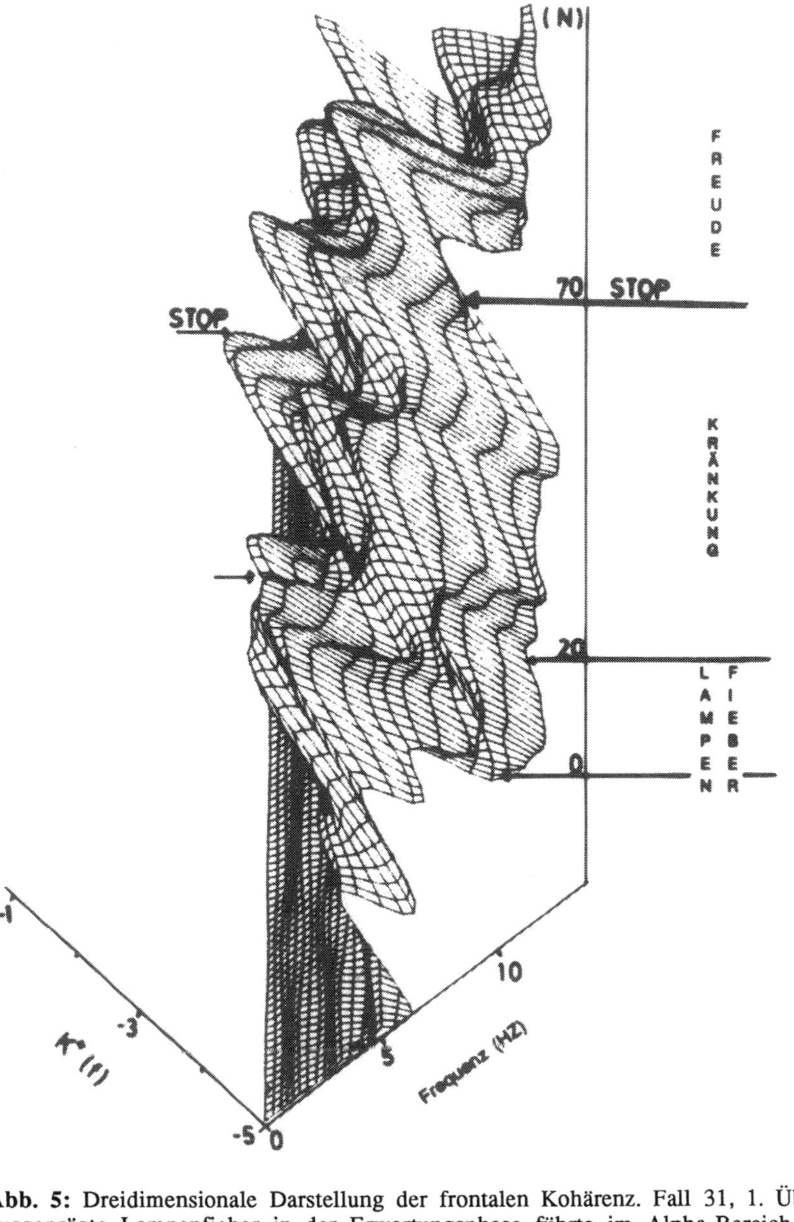


**Abb. 5:** Dreidimensionale Darstellung der frontalen Kohärenz. Fall 31, 1. Übung. Das ausgeprägte Lampenfieber in der Erwartungsphase führte im Alpha-Bereich zu einem breitbandigen massiven Anstieg der Kohärenz bis unmittelbar vor Beginn der negativen Phase. Nach einem Abfall stieg dann die Kohärenz tendenziell im gesamten Alpha-Bereich erneut bis zum Erreichen des STOP-Signals an - bei einer maximal aggressiven Gefühlslage. Mit dem zunchmenden Freudegefühl stieg die Alpha-Kohärenz - nach einem kurzen Einbruch unmittelbar nach dem STOP-Signal - erneut an.

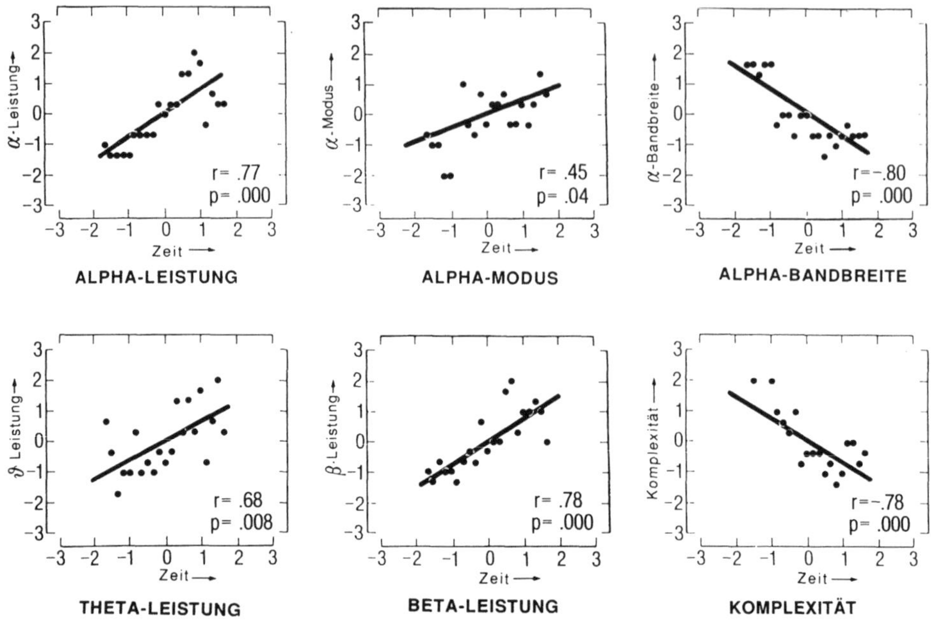


**Abb. 6**: Verlaufsdynamik der EEG-Parameter bei "Lampenfieber" (INTENTION und ANGST) Darstellung der Regressionen in standardisierten Scattergrammen. Fall 31, 1. Übung, Dauer 3,7 Min. OL. Bei zunehmend intensivem "Lampenfieber" steigen die Leistungsparameter und der Alpha-Modus steil an, während die Alpha-Bandweite und Komplexität abnehmen.

## Das Intentionskollektiv: Statistische Ergebnisse

Der Einfluß intentionaler Gefühle auf die Alpha- und Theta-Größen stellte sich nach Entfernung großer Unterschiede zwischen den Probanden und der Erst- und Wiederholungsübung als hochsignifikant dar. Im einzelnen betrugen die multivariaten Effekte auf die Alpha- und Theta-Größen beim Vergleich von Intention und Angst cc = .53 und .43, beim Vergleich von Intention mit Aggression cc = .38 und n.s., beim Vergleich von Intention mit Trauer cc = .64 und .28 und beim Vergleich mit Freude cc = .39 und .14. Bei im Zeitverlauf zunehmend intensiven intentionalen Gefühlen zeigte sich eine signifikante Veränderung der Alpha-Größen (cc = . 28), jedoch kein Einfluß auf die Theta-Größen.

Die Analyse der Wechselwirkungen zeigte individuell quantitative Unterschiede bei den Emotionen, bei den Erst- und Wiederholungsübungen mit Ausnahme beim Vergleich mit Trauer und bei den Probandeneinflüssen. Darüber hinaus erwies sich die Individualität intentionaler Prozesse als sehr groß.

Bei Intention zeigte die Alpha-Leistung Spitzenwerte. Die univariaten Effekte wiesen F-Werte bis 107 auf. Die stärkste Abnahme der intentionalen Alpha-Leistung erfolgte bei nachfolgenden Trauergefühlen über allen Topographien (F = 25 - 84). Die Alpha-Leistung sank dabei um etwa ein Drittel ab.

Bei Angst sank die Alpha-Leistung um ein Drittel bis ein Viertel ab (F = 21 - 107), weniger stark bei Freude (F = 8 - 53) und bei Aggression (F = 8 - 35). Die Effekte zeigten eine frontale und temporale Betonung und geringfügige Seitendifferenzen. Beim Vergleich von Intention mit Angst wurden rechtsseitig die niedrigeren Werte gemessen (F = 6), beim Vergleich mit Trauer wurden umgekehrt links stärkere Leistungsverminderungen registriert (F = 4) und beim Vergleich mit Freude (F = 6) waren gegensinnige Verläufe in unterschiedlichen Topographien erkennbar (Abb. 8, 42).

Obwohl der Alpha-Modus bei Intention enorm anstieg, war er im Mittel beim Vergleich mit den anderen Emotionen bei Intention dennoch erniedrigt. Die mittleren Unterschiede, die zwischen 0,1 und 0,2 Hz lagen, fielen bei Trauer besonders hoch aus (frontal 0,36 Hz). Dieser Befund bedarf der Erläuterung, denn er ist offenbar methodisch bedingt. Es erweist sich nämlich, daß der große Anstieg der Alpha-Gipfelfrequenz in der Erwartungsphase sich bei anschließender Angst noch fortsetzt. Dieser enorme Anstieg wird bei nachfolgender Trauer, bei der die Gipfelfrequenz gleichbleibend oder abfallend ist nicht wieder wettgemacht. Das heißt, der Modus kehrt nicht wieder zu seinem Ausgangswert zurück. In den multivariaten Analysen, die ja mit Mittelwerten arbeiten, liegt also der Wert für den Modus bei Trauer immer höher als bei Intention, was nicht zu dem Fehlschluß führen darf, daß die Alpha-Gipfelfrequenz bei Trauer ansteigt. Das Gegenteil ist der Fall.

Die intentionale Alpha-Bandweite war am schmalsten, gegenüber Trauer um 0,4 Hz, gegenüber Angst um etwa 0,3 Hz und gegenüber Freude und Aggression um etwa 0,1 Hz. Die Einflüsse der nachfolgenden Emotionen machten sich ebenfalls auf die intentionale Alpha-Bandweite bemerkbar. Bei nachfolgender Trauer war sie relativ breiter als bei nachfolgender Angst, Aggression oder Freude in abnehmender Reihenfolge.

Allein anhand der Alpha-Parameter läßt sich Intention gegen alle anderen Emotionen differenzieren.

Die Theta-Parameter zeigten einige typische Unterschiede. So war z. B. die Theta-Leistung bei Aggression frontal höher als bei Intention (F = 11) und bei Angst okzipital niedriger (F = 17 OL, 30 OR). Der Theta-Modus war gegenüber Angst und Freude in den frontalen Ableitungen erhöht (F = 6 FL, 11 FR) gegenüber Trauer - wie im Alpha-Band - erniedrigt (F = 6 FR, 5 TR). Die Theta-Bandweite war gegenüber Freude (F = 6 FR) und Angst (F = 8 TL, 14 TR) erhöht und gegenüber Trauer geringfügig erniedrigt (F = 4 TL, TR). Die Dynamik der Theta-Bandweite bei den verschiedenen Gefühlen zeigte zunächst eine weitere Verschmälerung bei nachfolgenden Angstgefühlen, dann eine zunehmende Verbreiterung bei Aggression mit maximalen Werten bei Trauer und gegen Freude wieder eine Verschmälerung. Die Verlaufsdynamik der Alpha-Bandweite war ganz ähnlich, abgesehen von einer Verschmälerung bei Angst.

Wurden wie schon angedeutet die Ausgangswerte der Alpha-Leistung bei Intention in Abhängigkeit von den nachfolgenden Gefühlen Trauer, Aggression und Angst untereinander verglichen, so zeigte sich folgendes. Probanden, die nach der intentionalen Phase Trauergefühle erlebten, wiesen frontal zu 60 % und temporal zu 68 % niedrigere Alpha-Leistungen auf als Probanden, die da-

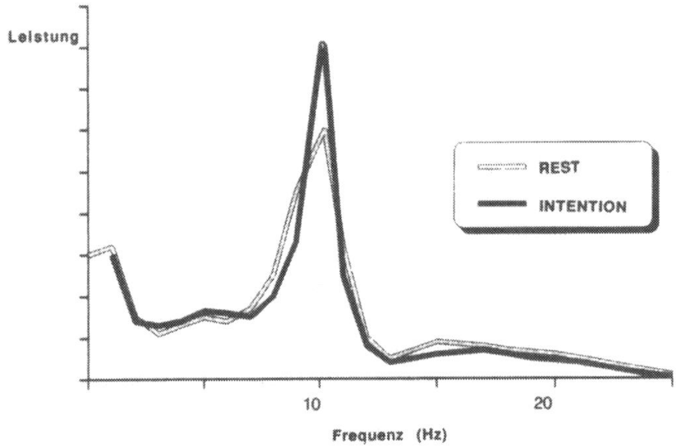


**Abb. 7**: Schemaskizze der intentionsspezifischen Spektralveränderungen: Anstieg von Alpha-Leistung und -Gipfelfrequenz bei abnehmender Variabilität. Keine Änderungen in den flankierenden Frequenzbändern Beta und Theta.

nach aggressive Gefühle erlebten. Topographische Unterschiede fielen auch da erheblich ins Gewicht, denn in den okzipitalen Ableitungen war dieser Effekt bei denselben Probanden weit weniger ausgeprägt und betrug nur 10 %. Ähnlich waren die Verhältnisse, wenn auf das Erwartungsgefühl Angstgefühle folgten. Beim Alpha-Modus einer vergleichsweise stabilen Größe fielen diese Unterschiede geringer aus. Allgemein fiel auf, daß der intentionale Alpha-Modus frontal beiderseits immer den höchsten Wert aufwies, der bei nachfolgender Angst um 0,1 bis 0,3 Hz höher lag als bei anderen Folgeemotionen.

Wie schon angedeutet, verwunderte nicht, daß sich bei der Alpha-Bandweite dasselbe Phänomen zeigte und diese bei nachfolgender Angst am schmalsten war, bei nachfolgender Trauer am weitesten und bei nachfolgender Aggression im Bereich dazwischen lag.

Als Ursache für diese besonders im Alpha-Band nachweisbaren Phänomene kann angeführt werden, daß die Erwartungsphase durch das nachfolgende Gefühl bereits emotionell getönt wird.

Die Frage, ob die kognitiven Inhalte selbst oder vielmehr die emotionelle Tönung des kognitiv assoziierten die EEG-Dynamik modulieren, versuchten wir wie folgt zu beantworten. Wir verglichen dazu ein Kollektiv von Probanden, die für die Erst- und Wiederholungsübung dasselbe Erlebnis gewählt hatten mit einem Probandenkollektiv, das verschiedene Beispiele in Erst- und Wiederholungsübung gewählt hatte. Wir verglichen also ein inhaltsgleiches mit einem inhaltsverschiedenen Kollektiv. Statistisch zeigte sich, daß bei den inhaltsgleichen Übungen keine geringeren Wechselwirkungen zwischen Proband und Erst- und Wiederholungsübung gefunden wurden als bei den inhaltsverschiedenen. Diese Ergebnisse sagen etwas über die großen intraindividuellen Unterschiede der EEG-Modulation bei Wiederholungsübungen im Wochenabstand unab-

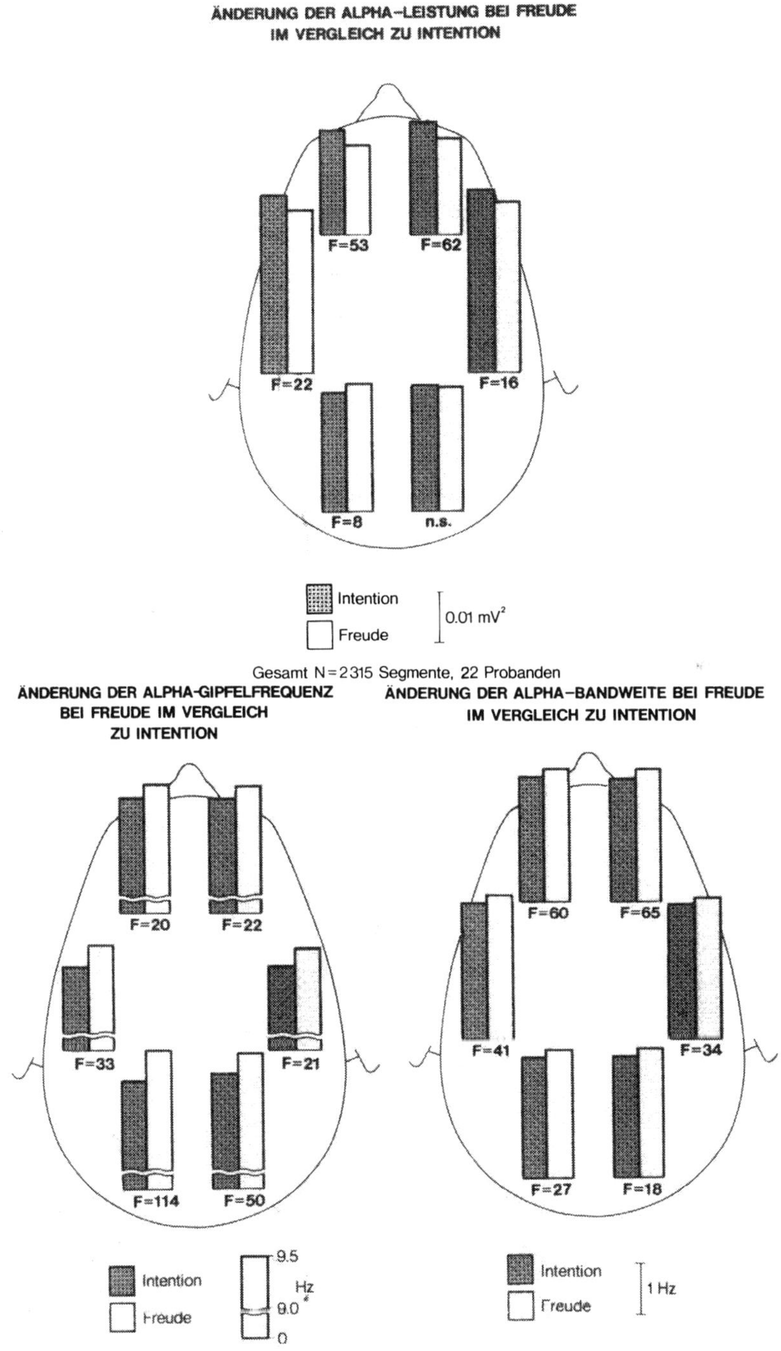


**Abb. 8**: Beim Vergleich von INTENTION und FREUDE (MANOVA) im Alpha-Band ist eine höhere intentionale Leistung (temporal und frontal) und eine niedrigere Gipfelfrequenz und Bandweite erkennbar. Die Effekte auf die Gipfelfrequenz haben eine okzipitale Betonung, während die der übrigen Parameter, wie auch bei Vergleichen anderer Emotionen, deutlich frontal und temporal liegt.

hängig von den kognitiven Inhalten. Sie sind von diesen nicht abhängig, um so mehr aber von der emotionellen Tönung als Ausdruck der aktuellen affektiven Befindlichkeit des Probanden.

Bei einer Diskriminanzanalyse über die fünf Grundgefühle Intention, Angst, Aggression, Trauer und Freude war es möglich, jede Emotion im paarigen Vergleich mit hoher Signifikanz von der anderen zu unterscheiden (Tab. 2). Wilk's Lambda von .79 zeigte allerdings, daß ein Klassifikationsverfahren, das nicht zur Voraussetzung macht, daß jeder Proband, der in die Vergleichsgruppe mit einbezogen wird, während der Imagination auch jedes der fünf Gefühle erlebt hat, nicht zu empfehlen ist. Die Ergebnisse werden wesentlich besser, wenn die untersuchten Gefühle bei jedem einzelnen Probanden während der Übungen tatsächlich auftraten, also nur die Probanden zu Gruppen zusammengefaßt wurden, die die gleichen Gefühle erlebt hatten.

**Tab. 2:** Die Klassifikation basiert auf 2115 Segmenten von 32 Probanden von der jeweils 1. Übung. Die Emotionen unterscheiden sich im paarigen Vergleich hochsignifikant (p=0.000) voneinander.

*Diskriminanzanlyse über fünf Emotionen*
F- und P-Werte zwischen Gruppenpaaren bei Verwendung von 6 EEG-Größen

| | Intention | Angst | Aggression | Trauer |
|---|---|---|---|---|
| Angst | 19.6<br>0.000 | | | |
| Aggression | 7.8<br>0.000 | 5.6<br>0.000 | | |
| Trauer | 29.3<br>0.000 | 18.2<br>0.000 | 13.0<br>0.000 | |
| Freude | 4.5<br>0.000 | 23.2<br>0.000 | 9.3<br>0.000 | 30.4<br>0.000 |

6 EEG-Größen:

| | |
|---|---|
| Alpha-Leistung | fronto-präzentral links und präzentro-okzipital rechts |
| Alpha-Modus | fronto-präzentral links und präzentro-okzipital links |
| Alpha-Bandweite | präzentro-okzipital rechts |
| Theta-Leistung | präzentro-okzipital links |
| Wilk´s-Lambda | 0.79 |

Bei der Unterscheidung von Intention und Trauer gelang es schon unter Verwendung von nur sechs diskriminierenden EEG-Größen eine Klassifikationsrate von 80 % (Reklassifikationsrate 66 %) und ein Wilk's Lambda von .58 zu erreichen. Als Variablen gingen in die Analyse ein die Alpha-Leistung FL, FR, der Alpha-Modus FR, OR , die Alpha-Bandweite FR und die Theta-Leistung FL. Zur Erklärung für die niedrigere Reklassifikationsrate anhand der Wiederholungsübungen des gleichen Probandenkollektivs läßt sich die veränderte emotionelle Befindlichkeit anführen. Diese Annahme ließ sich belegen. Wurde eine Zufallsverteilung für die Lernstichprobe durchgeführt, wurde also eine Zufallsauswahl aus den Segmenten der ersten und zweiten Übung vom Rechner selbst getroffen, so lagen die Klassifikationsraten in der Höhe der Reklassifikationsraten. Bei der Unterscheidung von Intention und Trauer gelang es mit nur drei Alpha-Größen (Alpha-Leistung FL, Alpha Modus FL, OR) Klassifikations- und Reklassifikationsraten von 76 % und 75 % zu erreichen (Wilk's Lambda .69). Wurden drei Emotionen nach demselben Verfahren voneinander unterschieden, so hatten die Gesamtklassifikationsergebnisse dieselbe Güte (75 % und 74 %). Intention ließ sich zu 70 % richtig klassifizieren (Angst 68 % und Trauer 82 %) bei Verwendung von sechs Variablen. Eine Gesamtklassifikationsrate gleicher Güte ließ sich bei der Diskriminierung von Intention, Angst und Freude in nur vier Schritten bei einem Wilk's Lambda von 0.3 erreichen. Die wichtigsten diskriminierenden Größen waren dabei die frontale Alpha-Leistung und der okzipitale Alpha-Modus (14 Variable).

Diese Ergebnisse zeigen, daß die Diskriminierungsfähigkeit von drei Emotionen nicht ungünstiger sein muß als bei paarigen Vergleichen. So gelang zum Beispiel die Klassifikation von Intention und Angst zu 75 % (5 Variable), von Intention und Aggression zu 71 % (12 Variable) und die Klassifikation von Intention und Freude zu 63 % (8 Variable). Klassifizierungsversuche von vier oder allen fünf Emotionen erbrachten Raten, die unter 50 % lagen (Tab. 3, Anhang).

Die durch Anwendung eines statistischen Mehrebenenansatzes gewonnenen Ergebnisse zum Erwartungsgefühl lassen eine gebündelte Aussage zu. Der psychologische Aufbau der Imaginationsübungen förderte die Entstehung starker Erwartungsgefühle in der initialen "Ruhephase". Die intentionale Dynamik bildete sich im EEG in charakteristischer Weise ab. Sie war gekennzeichnet durch einen enormen Leistungs- und Frequenzanstieg im Alpha-Band bei geringfügiger abnehmender Alpha-Bandweite und Komplexität. Diese Dynamik erwies sich als spezifisch für Intention und erlaubte deren Differenzierung von allen anderen Grundgefühlen. In der psychophysiologischen EEG-Literatur fanden wir bisher keine Arbeiten über Spektralanalysen bei intentionalen Gefühlen, außer eine Beobachtung von WILLIAMS (1939), daß bei positiven Erwartungsgefühlen die Alpha-Aktivität hochamplitudig wurde.

## 5.2 Angst

### Die Angstgefühle

Angst kann sich als Aufgeregtheit, Besorgnis oder Beengungsgefühl äußern und sich bis zu Schreck, Entsetzen und Panik steigern. Angst kann wie gebannt erstarren lassen oder zu extremer Beschleunigung körperlicher oder gedanklicher Abläufe führen. Bei Angst empfinden Menschen Ungewißheit, Unsicherheit und Bedrohung. Dabei wird ein hoher Grad von innerer Spannung erlebt, der zunehmend handlungsunfähig machen kann als Ausdruck einer Angsthemmung. Spielarten von Angst sind Scham, Scheu, Verlegenheit, Zurückhaltung und Vorsicht. Diese unterscheiden sich nur dadurch von anderen Angstbegriffen, als daß ihr situativer Zusammenhang oder ihr Objektbezug ein besonderer ist. Ängste können zwanghaft auf bestimmte Objekte gerichtet sein und dann als agoraphobe, klaustrophobe oder hypochondrische Varianten auftreten. Bei "Platzangst", Flugangst, Menschenangst, Höhenangst, Hundeangst, Angst in geschlossenen Räumen, Krebsangst u.v.a.m. bekommen sie häufig existenziellen Charakter. Ängste können hysterischer, schizoider oder paranoischer Prägung sein. Angst liegt im Erlebnisablauf vor der Handlungsschwelle, also im Vorfeld des Ereignisses, auf das sie gerichtet ist. Ihr voraus geht die intentionale Phase. Im Erlebnisablauf tritt sie dynamisch zwischen dem Wunsch oder dem Interesse und dessen Verwirklichung auf.

Mit Furcht wird der kognitive Anteil der Angst als gedankliche Angst bezeichnet. Der Begriff Angst benennt das Gefühlserlebnis selbst. Der Begriff Furcht, die mit dem Gefühl assoziierten Gedanken. In dem Satz "Ich habe Befürchtungen" liegt eine größere - eben die begriffliche - Distanz des Individuums zum Befürchteten, als in dem Satz "Ich habe Angst". Öffentlich wird vorzugsweise von Befürchtungen oder von Dingen, die beunruhigen, gesprochen, weil Angst häufig Angst bewirkt und leicht "epidemisch" um sich greift.

Körperlich kann Angst u. a. mit Zittern, feuchten Händen, Herzklopfen, Muskelspannung und gastrointestinalen Symptomen einhergehen. Die Haltung kann starr, gebeugt, geduckt, die Mimik unbewegt, die Augen weit geöffnet, die Stimme leise stotternd oder hastig überstürzt sein u.v.a.m.

Die vielfältigen Gesichter der Angst mögen Ursache dafür sein, daß es heute noch nicht gelungen ist, ein einheitliches theoretisch-empirisches Angstverständnis zu entwerfen, obwohl diese Emotion die am häufigsten und besten untersuchte von allen ist. Verwendete Literatur s. a. unter "Intention" und DARWIN 1872, FREUD 1895, 1925, MEILI und ROHRACHER 1972, RIEMANN 1972, RÜGER 1983, THOMÄ 1983, STRIAN 1983.

# EEG-Dynamik bei Angst: Einzelfallanalysen

## Befürchtungen vor dem Verlust des Arbeitsplatzes

38jähriger Verwaltungsbeamter, verheiratet, drei Kinder, alkoholkrank (Fall 15).

*Testpsychologische Ergebnisse*

Durchschnittliche Konzentrations- und Leistungsfähigkeit im D2 (Stanine 5). Im FPI-B schildert sich der Proband als kontaktbedürftige, nach aggressiver Durchsetzung eigener Interessen strebende Persönlichkeit. Depressivität und Verschlossenheit zeigt die Selbstschilderung im GT-S. Seine Wirkung auf die Umgebung schätzt er geringer ein als seine sozialen Fähigkeiten.

*Erlebnisse in den Gedanken-STOP-Übungen*

| | |
|---|---|
| NEG.E. 1. u. 2. Übung: | Befürchtungen vor dem Verlust des Arbeitsplatzes. |
| POS.E. 1. u. 2. Übung: | Erlebnisse mit seinen drei Söhnen, denen der Proband ein stolzer Vater ist. |

*Emotionelles Erleben und EEG-Aktivität*

In der ersten Übung erlebt der Proband Angst und Ungewißheit bei dem Gedanken an den drohenden Verlust des Arbeitsplatzes. Er fühlt sich wie ein Faß, das zum Überlaufen voll ist. In der zweiten Übung spürt er die quälende Ungewißheit, Furcht und Ärger, aber auch das Bedrückende hinsichtlich der Zukunftserwartungen. Stolz und Freude über seine drei Jungen erlebt er im zweiten Teil beider Übungen intensiv und mit positivem Körpergefühl nach. Er fühlt sich, besonders in der zweiten Übung," wohl, frei, locker und zufrieden".

Bei dem aktuellen Angsterleben zeigte sich im Alpha-Bereich eine abnehmende Alpha-Leistung und zunehmende Gipfelfrequenz und Bandweite (Abb. 9). Daran schloß sich eine ausgeprägte Freudedynamik mit Zunahme der Alpha-Leistung an.

Klassifikationsergebnisse aus der Diskriminanzanalyse. Fall 15, 1. Übung, OR, 13 Min.

| | | Vorausgesagte Gruppenzugehörigkeit | | | |
|---|---|---|---|---|---|
| Gruppen | N Segm. | Intention | Angst | Freude | Ausklang |
| Intention | 19 | 79 % | 16 % | 0 % | 5 % |
| Angst | 13 | 8 % | 92 % | 0 % | 0 % |
| Freude | 20 | 0 % | 0 % | 85 % | 15 % |
| Ausklang | 12 | 0 % | 0 % | 17 % | 83 % |

Durchschnittlichc Klassifikationsrate: 84 %
Parameter: Alpha-Modus F = 9, Beta-Leistung F = 38, Theta-Leistung F = 3, Komplexität F = 19

Diskriminanzanalytisch waren die Ängste der ersten Übung bei einer Gesamtklassifikation von 84 % zu 92 % sehr gut abgrenzbar. Verwendung (OR) fanden dafür die Alpha-Gipfelfrequenz, die Theta-und Beta-Leistung sowie die Komplexität. In der zweiten Übung wurde die aggressiv-depressiv unterlagerte Angst zu 80 % bei einer Gesamtklassifikationsrate von 73 % mit Hilfe derselben Parameter abgegrenzt.

Beginnend von einem stark ansteigenden Alpha-Peak sinkt die Alpha-Kohärenz zu Anfang der negativen Phase stark ab, um dann massiv bis zum Ende des ängstlichen Erlebens bei Minute 6, 5 anzusteigen. Interessanterweise findet anders als in den ansonsten parallel verlaufenden Autospektren hier keine Erhöhung der Alpha-Gipfelfrequenz statt. Nach dem STOP bricht die Kohärenz

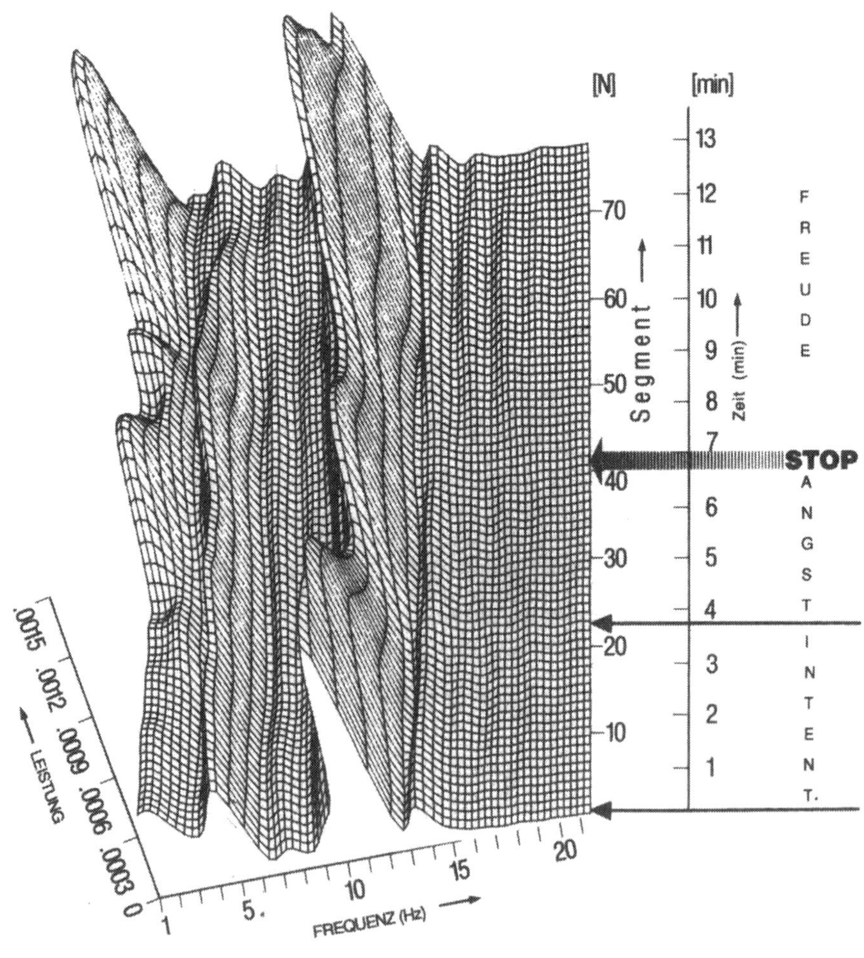


**Abb. 9**: Dreidimensionale Darstellung der spektralen Leistung. 1 Segm. = 10 Sek. Fall 15, 1. Übung, OR. Gut erkennbar ist die gegensinnige Dynamik der Alpha- und Theta-Leistung bei ANGST. Die Alpha-Leistung hat ein Minimum bei ANGST und ein Maximum bei FREUDE. Die Theta-Leistung umgekehrt ein Maximum bei ANGST und ein Minimum bei FREUDE.

kurze Zeit zusammen, um dann mit zunehmender Freudeintensität erneut stark anzusteigen (Abb. 10). In beiden Übungen zeigte sich ein nahezu paralleles emotionelles Verhalten der folgenden Art: Entsprechend der vom Probanden geäußerten hohen Erwartungsspannung steigt zunächst die Alpha-Kohärenz stark an, um dann mit Beginn der negativen Phase mit zunehmendem Angstgefühl abzusinken. Der massive Kohärenzanstieg bis STOP kann als Ausdruck einer unterlagerten aggressiven Komponente angesehen werden. Diese ist testpsychologisch evident und aus der Psychodynamik Alkoholkranker plausibel. Die Kohärenzanalyse scheint in der Lage zu sein, unterschwellige Aggression,

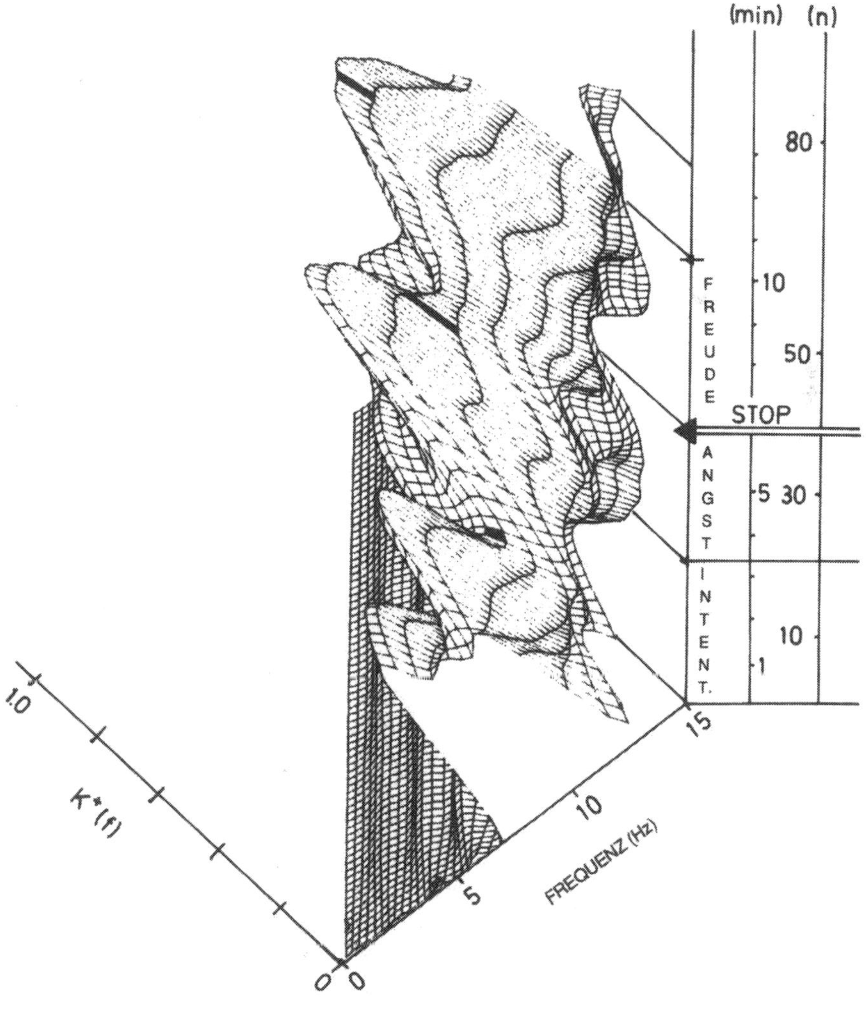


**Abb. 10**: Dreidimensionale Darstellung der okzipitalen Kohärenz. 1 Segm. = 30 Sek., Überlappung 20 Sek. Fall 15, 1. Übung. Abfall der Alpha-Kohärenz bei ANGST, Wiederanstieg bis STOP bei unterlagerter aggressiver Komponente, weitere Maxima bei INTENTION und FREUDE.

die sich im Autospektrum nur eben andeutet, aufzuspüren und massiv zur Darstellung zu bringen. Ein kontinuierlicher Anstieg während des freudigen Erlebens mit dem Maximum am Ende eben dieser Phase folgt. Danach sinkt die Alpha-Kohärenz entsprechend einem depressiven Gefühl während der anschließenden Ruhepause massiv ab. Der Alpha-Modus nimmt mit Beginn der negativen Phase bis zum STOP-Signal zu, um danach wieder in etwa auf den alten Wert abzusinken.

## Angst vor Bloßstellung: Scham

30jähriger Krankenpfleger, verheiratet, Normalproband (Fall 25).

*Testpsychologische Ergebnisse*
Höchste Konzentrations- und Leistungsfähigkeit im D 2 (Stanine 9). Im FPI-B stellt sich der Proband als psychosomatisch wenig gestörter, nachgiebiger und sehr kontaktbedürftiger Mann dar, mit einer Neigung zu depressiver Erlebnisverarbeitung. Eine depressive Komponente zeigt sich auch im GT-S in dem er sich als offen und zwanglos schildert. Er scheut sich nicht, Auseinandersetzungen zu führen. Sozial fühlt er sich beliebt und durchsetzungsfähig.

*Erlebnisse in den Gedanken-STOP-Übungen*
NEG.E. 1. u. 2. Übung: Der Proband steht vor der Entscheidung, die eigene Mutter in eine geschlossene Station einzuweisen und eine Pflegschaft für sie zu beantragen (Schamgefühle dem Übungsleiter gegenüber).
POS.E. 1. u. 2. Übung: Eine beglückende Begegnung.

*Emotionelles Erleben und EEG-Aktivität*
Der Proband steht aktuell vor der Entscheidung die eigene Mutter wegen ihres nicht mehr steuerbaren Verhaltens in eine geschlossene psychiatrische Station einzuweisen und für sie eine Pflegschaft zu beantragen. Der Proband hat Hemmungen und Skrupel, dies zu tun. Viel "fürchterlicher" ist aber für ihn, dem Übungsleiter, mit dem er gut bekannt ist, Einzelheiten über das Fehlverhalten seiner Mutter mitzuteilen. Dies besteht unter anderem darin, daß sie wahllos Geld pumpt und es nicht zurückgibt. Gerichtsvollzieher und Polizei tauchen vor der Wohnungstür auf, es kommt zu Familienstreitigkeiten wegen der desolaten Finanzsituation usw. Schon die Jugend des Probanden war von solchen Erlebnissen überschattet. In der Übungssituation befürchtet er, seinen guten Ruf beim Übungsleiter durch derart intime Mitteilungen einzubüßen. Schamgefühle kommen auf und "Peinlichkeit". Der Proband hat die Befürchtung, sich bloßzustellen. Körpersymptome wie Magendruck und Beengungsgefühl in der Brust treten auf.

In der 2. Übung, eine Woche später, ist die Entscheidung über Klinikeinweisung und Pflegschaft für die Mutter bereits gefallen. Schamgefühle werden weniger stark empfunden und klingen schneller wieder ab als in der 1. Übung.

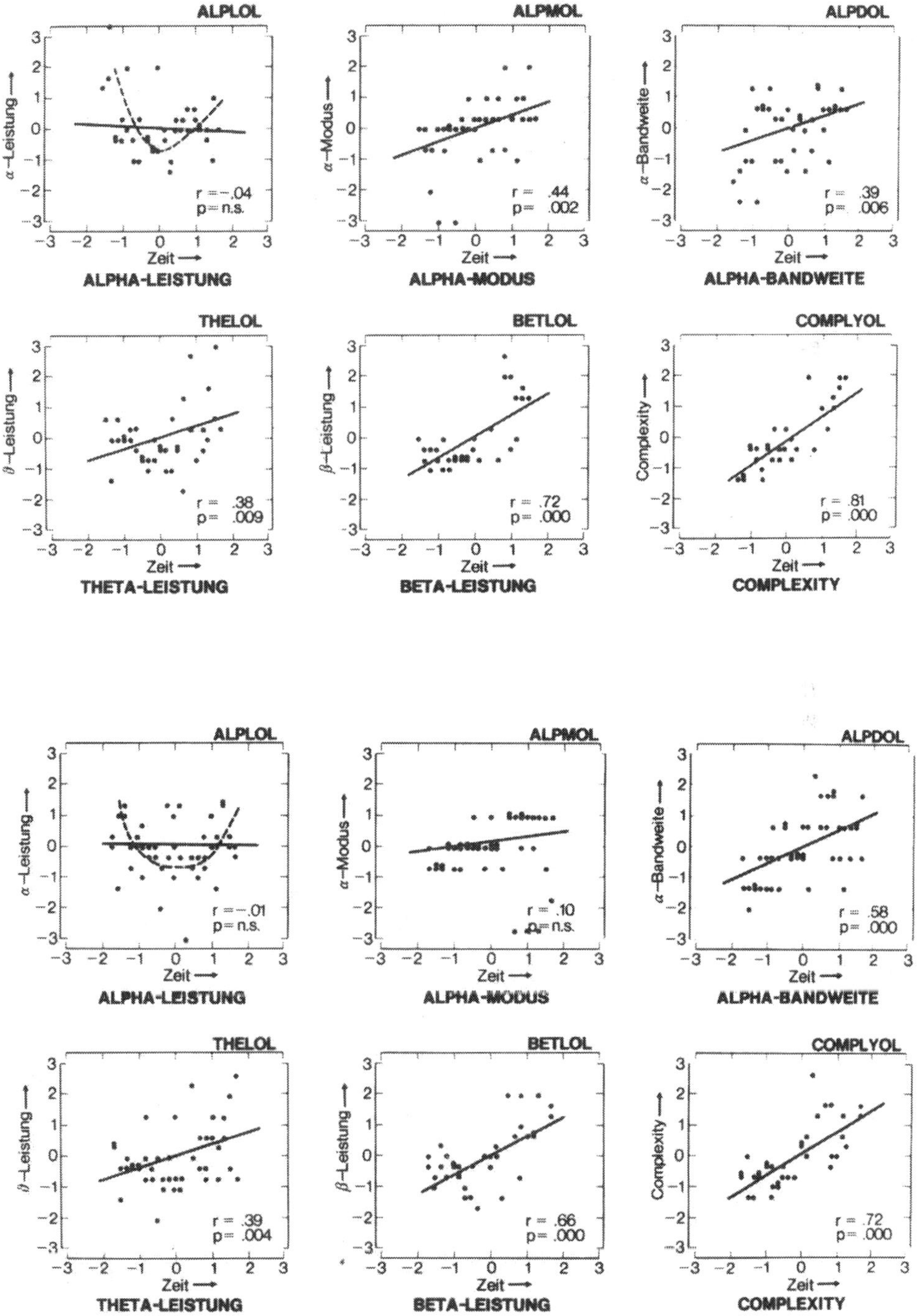


**Abb. 11**: Verlaufsdynamik einzelner EEG-Parameter bei ANGST. Fall 25, OL, Übungen 1 (obere Abb., Zeit 4.3 min) und 2 (untere Abb., Zeit 5.1 min). In beiden Übungen zeigen sich bei ANGST analoge Parameterverläufe. Die Alpha-Leistung nimmt (nichtlinear) ab, alle anderen Parameter nehmen zu.

Bei dem freudigen Erlebnis "schwelgt" der Proband in freudig-lustvollen Erinnerungen an einen Tanzabend mit einer Partnerin (1. Übung), die "schwebende Gefühle" in ihm weckt (2. Übung).

Versteht man Schamgefühle als Angst vor Entblößung, so ist eine für Angstgefühle typische EEG-Dynamik zu erwarten. Tatsächlich zeigten sich in beiden Übungen analoge und für Angst charakteristische EEG-Veränderungen, wie sie im vorangehenden Beispiel gefunden wurden. Im Alpha-Band war eine abnehmende Alpha-Leistung bei ansteigender Frequenz und Bandweite zu erkennen. Im Theta-Band eine ansteigende Leistung und Frequenz bei abnehmen-

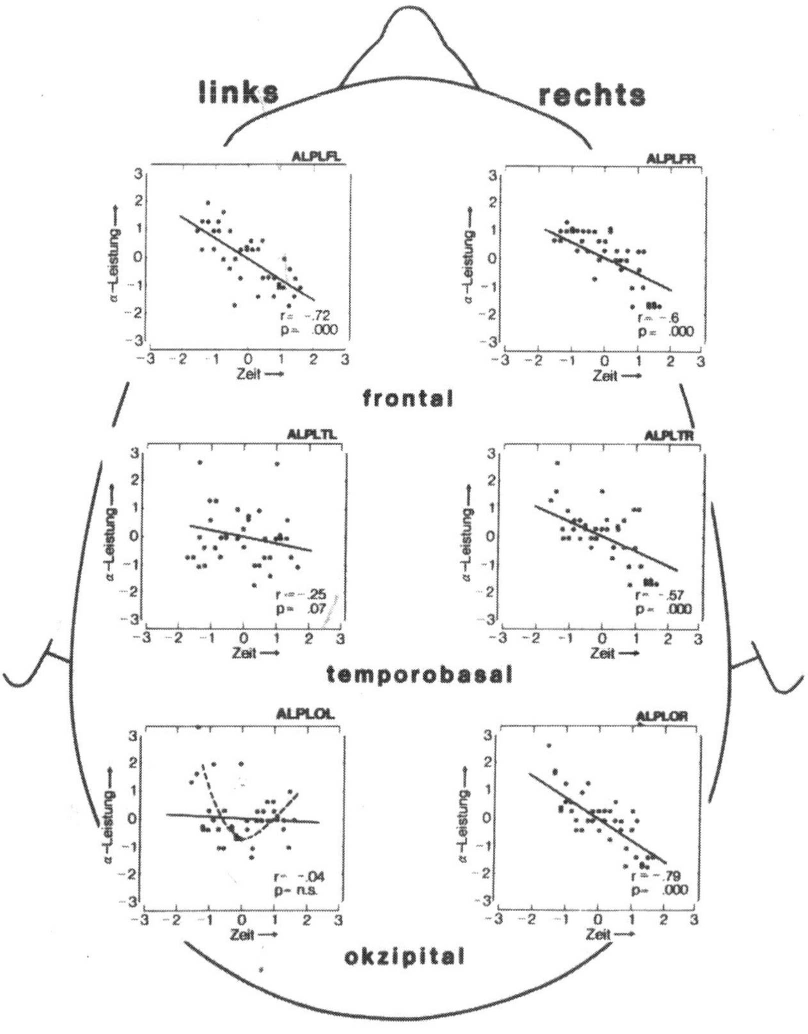


**Abb. 12**: Verlaufsdynamik der Alpha-Leistung bei ANGST in verschiedenen Topographien. Darstellung der Parameterverläufe in standardisierten Scattergrammen (Regressionen). Fall 25, 1. Übung, Zeit 4.3 min. Die Alpha-Leistung fällt bei zunehmend intensiven Angstgefühlen über allen Topographien ab.

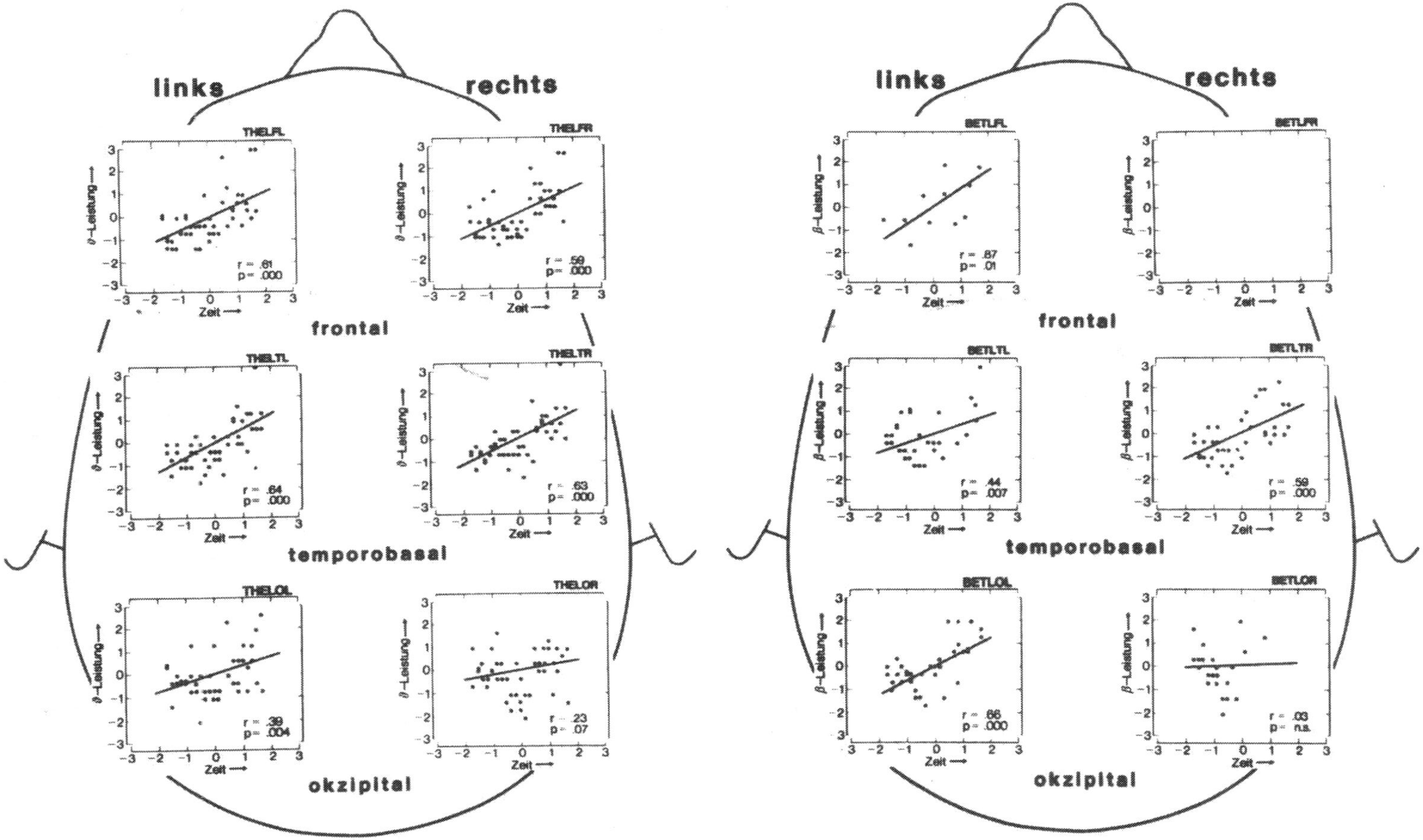


**Abb. 13:** Verlaufsdynamik der Beta-Leistung (rechts) und der Theta-Leistung (links) bei ANGST in verschiedenen Topographien. Darstellung der Parameterverläufe in standardisierten Scattergrammen (Regressionen). Fall 25, 2. Übung, Zeit 5.1 min. Die Beta- und Theta-Leistung steigt bei zunehmend intensiven Angstgefühlen über allen Topographien an.

der Bandweite. Die Beta-Leistung und die Komplexität nahmen zu. Alle Parameterverläufe waren über allen Topographien hochsignifikant (Abb. 11, 12, 13).

Das anschließende freudige Erleben war von einem Anstieg der Alpha-Leistung bei Abnahme der Leistung in den flankierenden Frequenzbändern Theta und Beta charakterisiert (s. Abschnitt Freudegefühle). Die Pulsfrequenz nahm während der Schamgefühle in der ersten Übung um 9 %, in der 2. Übung um 12 % zu und fiel während des freudigen Erlebens auf den Ausgangswert zurück.

Diskriminanzanalytisch wurde in der 1. Übung (2. Übung) eine richtige Gesamtklassifikation der Segmente von 83 % (90 %) erreicht, wobei die Angstsegmente zu 73 % (67 %) richtig zugeordnet wurden. Verwendung fanden für die 2. Übung nur drei Variablen (OR) die Beta- und Theta-Leistung und die Komplexität; für die 1. Übung die Parameter des Alpha-Bandes zusätzlich.

Die Alpha-Kohärenz sank bei zunehmend intensiven Angstgefühlen in beiden Übungen ab, während sie bei Intention und Freude maximal anstieg. Die Theta-Kohärenz blieb hoch (2. Übung) bei abfallender Alpha-Kohärenz.

## Klaustrophobe Ängste

36jähriger Werbetexter, ledig, alkoholkrank (Fall 27).

*Testpsychologische Ergebnisse*
Höchste Konzentrations- und Leistungsfähigkeit im D 2 (Stanine 9). Im FPI-B schildert sich der Proband als extrovertierter, geselliger, zuverlässiger Mann, mit erhöhter Erlebnisaktualität körperlicher Beschwerden und verringerter Frustrationstoleranz. Im GT-S zeichnet er sich darüber hinaus als depressiv-verstimmter, häufig in Streitigkeiten verwickelter Mann mit verminderter Selbstkontrolle. Seine soziale Resonanz und Fähigkeiten schätzt er positiv ein.

*Erlebnisse in den Gedanken-STOP-Übungen*

| | | |
|---|---|---|
| NEG.E. | 1. Übung: | Angst vor dem nächsten Rückfall |
| | 2. Übung: | Klaustrophobe Ängste im Flugzeug |
| POS.E. | 1. Übung: | Erfolg im Beruf |
| | 2. Übung: | Ein Genuß |

*Emotionelles Erleben und EEG-Aktivität*
Der Proband, Alkoholiker, hatte gerade eine sechswöchige stationäre psychotherapeutische Behandlung mitgemacht. Er lebte jetzt wieder zu Hause. Seine Situation trug dazu bei, daß er die Ängste vor einem Rückfall in der ersten Übung intensiv nacherlebte. Sie kumulierten in der bangen Frage: "Werde ich trocken bleiben? Wenn nicht, was erwartet mich dann?" Die Antwort hinterläßt Ungewißheit. Er fühlt sich allein. Dabei stellen sich körperliche Erlebnisaktualitäten ein wie Engegefühl und innere Anspannung. Das im Anschluß daran imaginierte berufliche Erfolgserlebnis erlebt er als "richtige Wohltat".

Dem Probanden steht bevor, zu einem Vorstellungsgespräch mit dem Flugzeug in eine ferne Stadt zu fliegen. Seit längerem leidet er unter klaustrophoben Ängsten und fliegt deshalb ungern. In der zweiten Übung vollzieht er gedanklich den Ablauf vom "Einchecken" bis zum "take off" nach. Engegefühle stellen sich beim Aufruf des Fluges ein, und steigern sich bei den Stichworten "aufstehen" zum Gang durch den "Schlauch", "Festschnallen im Sitz" bis zum Augenblick des Starts. Diese werden auch körperlich stark empfunden.

Als Designer verfügt der Proband über eine gute sinnliche Vorstellungs-kraft. Er stellt sich eine Wiese vor, auf der ein grüner Apfelbaum steht. Er geht näher heran. Er sieht die Äpfel, greift sich einen, er riecht den Duft und beißt

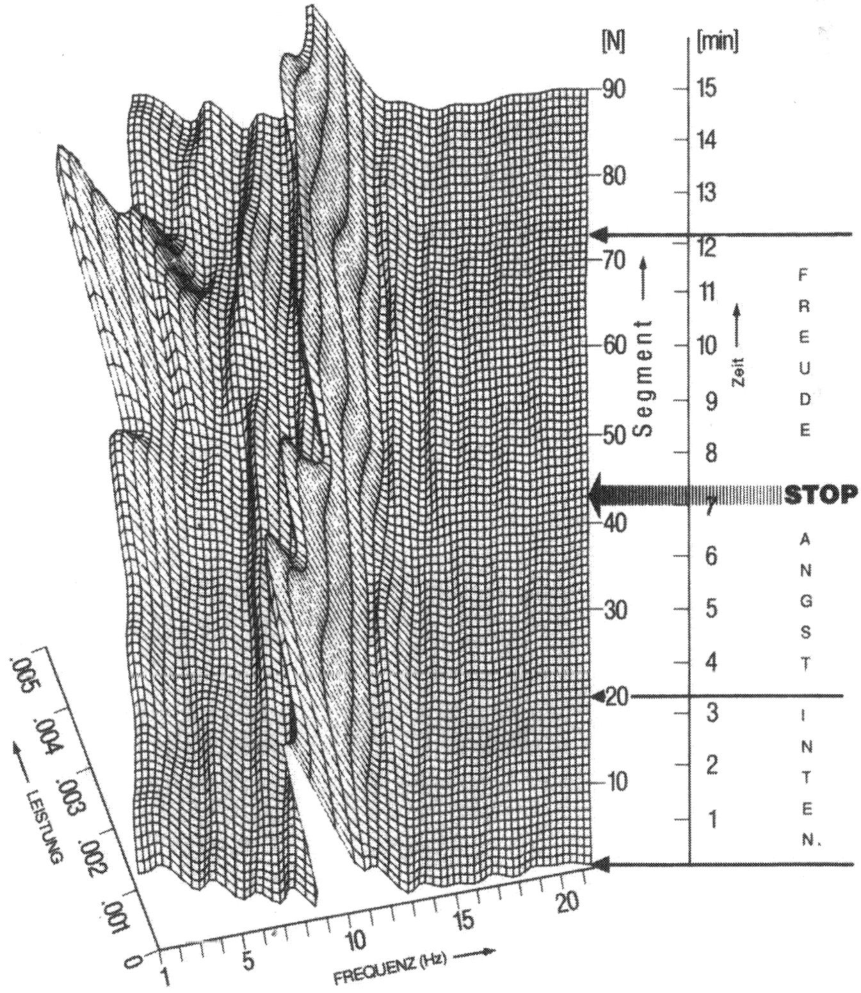


**Abb. 14:** Dreidimensionale Darstellung der spektralen Leistung. 1 Segm. = 10 Sek. Fall 27, 1. Übung, TR. Nach einem Anstieg in der intentionalen Phase sinkt die Alpha-Leistung bei ANGST auf ein Minimum ab und steigt dann bei zunehmender FREUDE bis zu einem Maximum an. Die Theta-Leistung nimmt bei ANGST zu und bei FREUDE ab.

dann rein. Der schmeckt. Das tut gut. Er fühlt sich "völlig ohne Angst, locker und frei".

Bei den Ängsten des Probanden, wieder rückfällig zu werden und bei den klaustrophoben Ängsten zeigte sich eine analoge EEG-Dynamik. Im Alpha-Band nahm die Leistung ab bei zunehmender Frequenz und Bandweite. Die Theta-Leistung nahm zu. (Abb. 14).
Die Pulsfrequenz war unverändert.

Diskriminanzanalytisch gelang die Klassifizierung der Angstsegmente in der ersten Übung besser (47 %) als in der zweiten Übung (29 %) bei einer Gesamtklassifizierung von 55 % (63 %). Die Klassifizierung der intentionalen Segmente gelang dagegen zu 62 % (88 %) und der Freudesegmente zu 60 % (71 %). Verwendung fanden die Leistungsparameter der drei Frequenzbänder (TL) und die Komplexität, wozu in der ersten Übung der Theta-Modus und in der zweiten Übung die Alpha-Bandweite jeweils hinzu kamen.

Bei den Kontrastanalysen erwies sich die Alpha-Leistung bei Intention im Vergleich zur Angst am höchsten, während Modus und Bandweite bei zunehmender Angst anstiegen. Die Komplexität war bei Intention am niedrigsten.

Proband 27: Kontrastanalyse: Vergleich Intention/Angst.
Übung II, Ableitung: temporobasal links.

| EEG-Parameter | Intention - Angst |
|---|---|
| Alpha-Leistung | ↓↓↓ |
| Alpha-Modus | ↑↑ |
| Alpha-Bandbreite | ↑ |
| Theta-Leistung | - |
| Beta-Leistung | ↓ |
| Komplexität | ↑↑↑ |

Die freudigen Erlebnisaktualitäten zeigten eine gegenüber Angst gegensinnige Verlaufsdynamik der EEG-Parameter: Eine Zunahme der Alpha-Leistung bei gleichbleibender Frequenz.

Die Alpha- und Theta-Kohärenz verhielt sich bei den Rückfallängsten genauso wie bei den klaustrophoben Ängsten (1. und 2. Übung). Ein Abfall der Alpha-Kohärenz verlief synchron mit einem Anstieg der Theta-Kohärenz (Abb. 15).

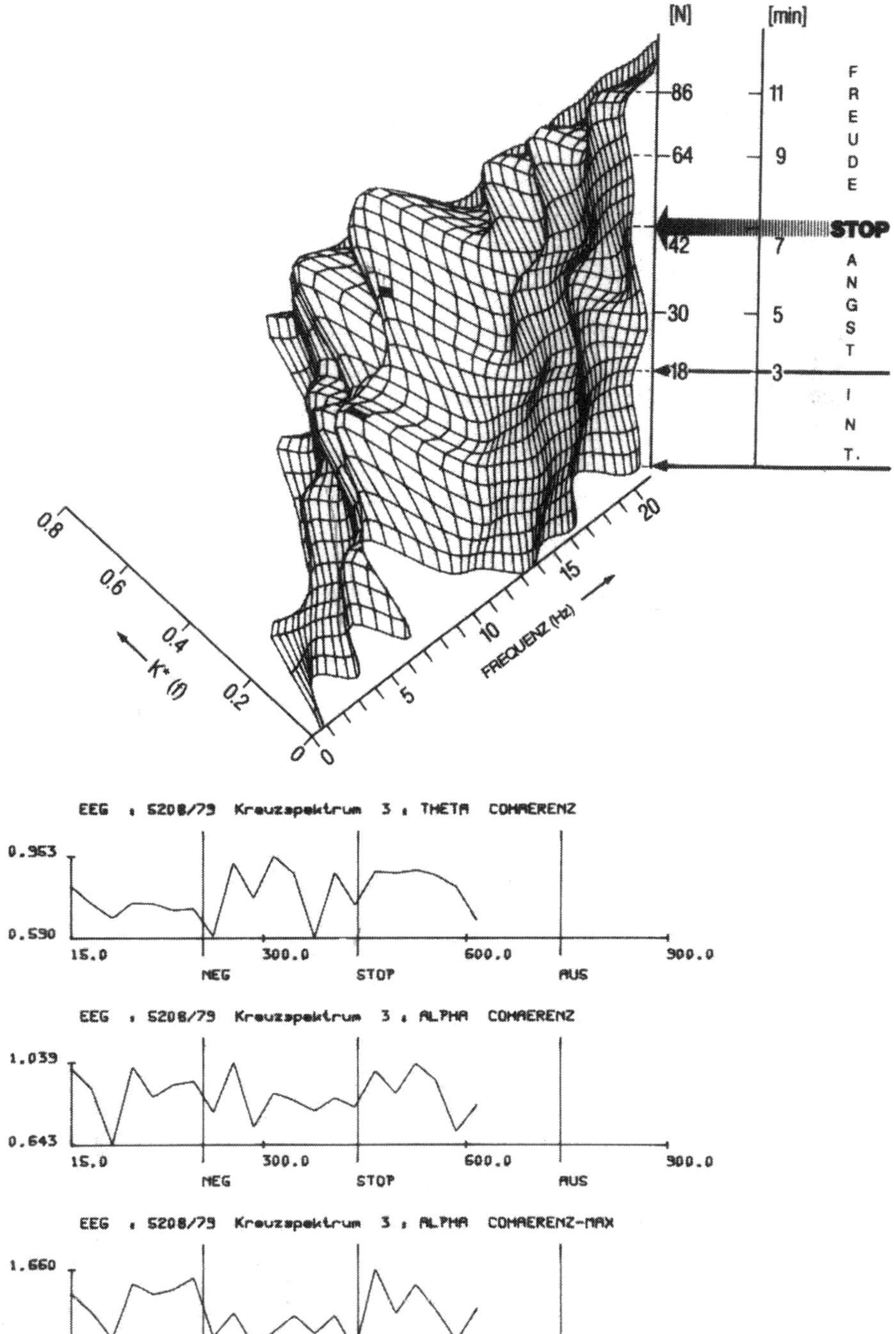


**Abb. 15**: Dreidimensionale (oben) und zweidimensionale (unten) Darstellung der temporalen Kohärenz. 1 Segm. = 30 Sek. Fall 27, 1. Übung. Bei ANGST sinkt die Alpha-Kohärenz ab, während die Theta-Kohärenz ansteigt bei zunehmender Theta-Leistung. Die graphische Darstellung der Kohärenzverläufe zeigt dies überzeugend bis STOP.

## Welche Gefühle erlebt der Proband?

53jähriger Motorenschlosser, ledig, alkoholkrank (Fall 21).

*Testpsychologische Ergebnisse*
Im D 2 zeigt der Proband eine gute Konzentrations- und Leistungsfähigkeit (Stanine 6). Im FPI-B Selbstbild schildert er eine ängstlich-depressive Stimmungslabilität mit Körpermißempfindungen, Mißgestimmtheit, geringer Frustrationstoleranz, Irritierbarkeit und ausgesprochener Ungeselligkeit.

Die deutliche Introversion ist Ausdruck von Kontakthemmung und Isolation. Ein Übermaß an Selbstkritik ist erkennbar (Höchstwert in der FPI-Skala 9). Im GT-S zeichnet der Proband das Selbstbild des unbeliebten, eigensinnigen, verschlossenen Eigenbrötlers, dem die Selbstkontrolle weitgehend entglitten ist.

*Erlebnisse in den Gedanken-STOP-Übungen*

| | | |
|---|---|---|
| NEG.E. | 1. Übung: | Drohender Arbeitsplatzverlust |
| POS.E. | 1. Übung: | Ein schönes Urlaubserlebnis |
| | | (Zur 2. Übung nicht erschienen) |

*Emotionelles Erleben und EEG-Aktivität*
Bei der katamnestischen Befragung nach der Gedanken-STOP-Übung gibt der Proband wenig Einblick in sein emotionelles Erleben. Dies ist nicht verwunderlich bei der testpsychologisch hochgradigen Schizoidie des Probanden. Immerhin ist zu erfahren, daß beim Gedanken an den drohenden Arbeitsplatzverlust Gefühle von Verspannung und Verkrampfung aufgetreten seien.

Hier ließe sich jetzt der Versuch machen aus der EEG-Dynamik auf die emotionelle Befindlichkeit des Probanden Rückschlüsse zu ziehen. An eine ängstlich überlagerte Erwartungsphase schließen sich zunehmende Ängste an, die nach STOP während der Thematisierung des positiven Beispiels ihr Maximum finden und erst abklingen und besseren Gefühlen Platz machen, nachdem der Übungsleiter den Probanden alleingelassen hat. Die Alpha-Leistung erreicht bei Schilderung des positiven Erlebnisses ihr Minimum, während die Alpha-Gipfelfrequenz und die Beta-Leistung ihr Maximum erreichen. Dadurch werden die Ängste EEG-analytisch plausibel begründet.

Diskriminanzanalytisch läßt sich der von uns als Angst interpretierte Zustand unter Verwendung typischer Parameter, nämlich der Leistungen in allen Frequenzbändern, des Alpha-Modus und der Komplexität zu 89 % richtig klassifizieren.
Die Pulsfrequenz steigt nur mäßig um 8 % an.

Die EEG-Dynamik ist in sich schlüssig und stützt die Annahme, daß der Proband während des positiven Erlebnisses erst intensive Ängste erlebte und nachdem der Untersucher ihn allein ließ, entspannen konnte. Bei der ausgeprägten Schizoidie des Probanden wäre es durchaus plausibel, wenn die während der Übung entstehende Nähe zum Übungsleiter den Probanden in zunehmende Bedrängnis gebracht hätte und erst dessen Abwesenheit Gefühle der Entspan–

nung möglich gemacht hätte. - Zur 2. Übung eine Woche später erschien er nicht.

## Angstgefühle in der Spektraldarstellung

Die von den Probanden imaginierten angstauslösenden Erlebnisse hatten ganz unterschiedliche kognitive Inhalte. Sowohl die situativen Gegebenheiten wie die Objekte, mit denen sie assoziiert wurden, waren individuell geprägt. Imaginiert wurden klaustrophobe Ängste, Näheängste, Angst vor Verlust des Arbeitsplatzes, vor Entblößung (Scham), vor Freiheitsverlust, vor Überwältigung, Kränkung und Kündigung. Ganz überwiegend wurde für beide Übungen das gleiche ängstigende Erlebnis gewählt.

Der psychologische Aufbau der Imaginationsübungen gestattete es, den Probanden durch Stichworte von seiten des Übungsleiters schrittweise in das Erleben hineinzuführen. Dies hatte zur Folge, daß der Proband die damit assoziierten Gefühle um so intensiver erlebte, je mehr er in das ursprüngliche Erleben hineinversetzt wurde. Die katamnestischen Schilderungen der Probanden über ihr emotionelles Erleben bestätigten diese Annahme. Die Verlaufsdynamik der EEG-Parameter ist also als Begleitphänomen an Intensität zunehmender Ängste zu verstehen.

Die Verlaufsdynamik der EEG-Parameter bei zunehmender Angst hatte unabhängig davon, mit welchen Objekten die Angst assoziiert war, eine ganz charakteristische Konfiguration. Eine abnehmende Alpha-Leistung war verknüpft mit einer Zunahme der Gipfelfrequenz und der Bandweite sowie der Theta- und Beta-Leistung und der Komplexität (Abb. 16). Bei intensiven "reinen" Ängsten war diese Dynamik über allen Topographien besonders ausgeprägt. War die Befindlichkeit des Probanden überwiegend ängstlich, aber von Gefühlsnuancen, z. B. aggressiver Prägung unterlagert (Fall 15), so war neben der Angstdynamik auch eine aggressiv nuancierte Verlaufsdynamik erkennbar. Erst wenn die miteinander interferierenden Komponenten etwa gleiche Stärke erreichten, traten typische Interferenzbilder auf (s. Abschnitt Interferenzen). Die Ängste des Probanden 6,1, waren ebenfalls von unterschwelligen aggressiven Emotionen unterlagert. Im Zusammenhang damit fiel die Alpha-Leistung links weniger steil ab bzw. stieg die Beta-Leistung links weniger steil an. Während z. B. Modus sowie Theta-Leistung beiderseits signifikante Verläufe zeigten. Unterlagerte Gefühlskomponenten führten im Gegensatz zu "reinen" Angstgefühlen zu stärkeren topographischen Unterschieden bei einzelnen Parameterverläufen.

Beim Auftreten von Angstgefühlen zeigte sich in allen Fällen eine absinkende Alpha-Peak-Kohärenz bei gleichzeitig ansteigendem Modus, also eine den Autospektren analoge Konfiguration. Die Theta-Peak-Kohärenz stieg - wo erkennbar - an. Unterschwellige aggressive Gefühlskomponenten führten zu einem drastischen Anstieg der Alpha-Peak-Kohärenz.

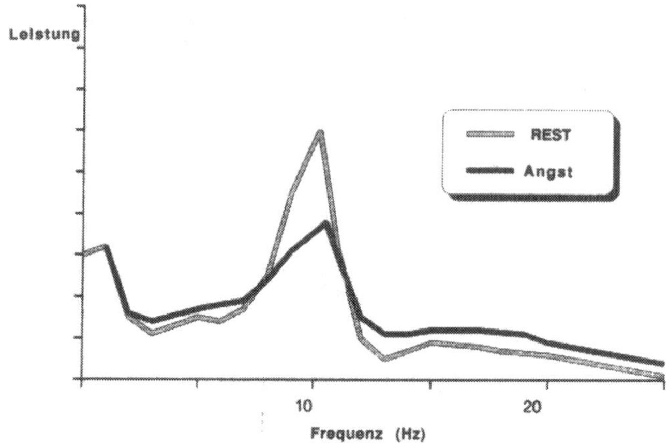


**Abb. 16**: Schemaskizze der angstspezifischen Spektralveränderungen: Profilierung der Beta- und Theta-Gipfel bei einer Nivellierung und Verbreiterung des Alpha-Gipfels; Anstieg der Alpha-Gipfelfrequenz.

## Das Angstkollektiv: Statistische Ergebnisse

Die MANOVA zeigte nach Entfernung der üblicherweise großen Probanden- und Übungseinflüsse hochsignifikante Effekte der Angst auf die Alpha- und Theta-Aktivität. Im einzelnen betrugen die durch die canonische Korrelation ermittelten Werte beim Vergleich von Angst versus Intention cc = .53 und cc = .43, Angst versus Trauer cc = .49 und cc = .44 und Angst versus Freude cc = .33 und cc = .28. Zunehmend intensive Angstgefühle veränderten die Alpha- und Theta-Größen im Zeitablauf signifikant beim Vergleich mit Trauer cc = .37 und cc = .29, beim Vergleich mit Intention nur die Alpha-Größen cc = .23.

Die Wechselwirkungen zwischen Probanden, Übungen und den auftretenden Affekten waren beim Vergleich von Angst mit Intention, Trauer und Freude deutlich ausgeprägt. Ein solches Ergebnis entspricht den Erwartungen und sagt etwas über die großen individuell-quantitativen Ausprägungsunterschiede zwischen den Probanden, den Erst- und Wiederholungsübungen und den Wandlungen der emotionellen Erlebnisverläufe ein und desselben Probanden von Übung zu Übung. Die emotionellen Abläufe waren stark individualtypisch geprägt, was sich besonders im Alpha-Band aber auch im Theta-Band nachweisen ließ. Beim Vergleich von Angst versus Aggression waren praktisch keine Effekte zu evaluieren.

Die univariaten Effekte beim Vergleich von Intention und Angst hatten F-Werte bis zu 107. Die Alpha-Leistung nahm in allen Topographien um ca. ein Drittel ab, insbesondere im Frontal- und Temporalbereich beiderseits. Eine

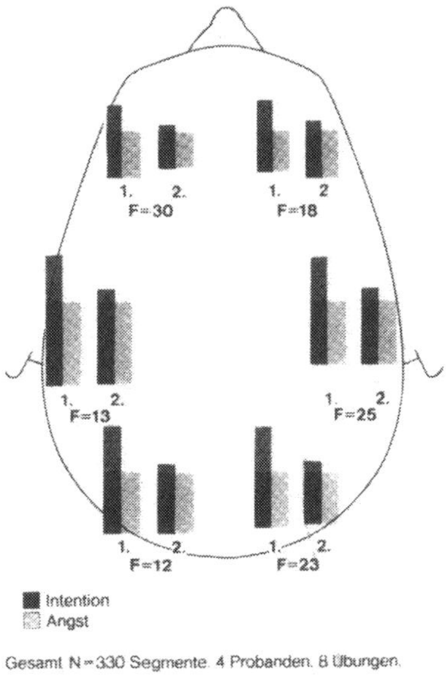


**Abb. 17**: Vergleich der Alpha-Leistung bei INTENTION und ANGST bei inhaltsgleichen Erst- (1.) und Wiederholungsübungen (2.) . Es kommt zu einer charakteristischen Schrumpfung der parametrischen Unterschiede zwischen INTENTION und ANGST. Dabei überlagern sich die EEG-Effekte nachlassender Neugier mit dem therapeutischen Erfolg verminderter ANGST. Bei gleichen Inhalten gibt die affektive Tönung den Ausschlag für die Konfiguration der EEG-Parameter.

noch weitergehende Abnahme der Alpha-Leistung zeigte sich versus Trauer ebenfalls im Frontal- (F = 39 li., 42 re.) und Temporalbereich (F = 12 li., 6 re.). Wie aus den Einzelfallanalysen offenkundig geworden war, ließen die gegensinnigen Änderungsverläufe der Alpha-Größen bei Angst und Freude höhere Alpha-Leistungen bei Freude erwarten. Dies war in der Tat nachweisbar für den linken Frontal- (F = 5) und den linken Okzipitalbereich (F = 11). Das Niveau der Alpha-Leistung bei Angst lag über dem für Trauer und unter dem für Freude charakteristischen Niveau. Die Alpha-Leistung bekommt deshalb Gewicht als differenzierendes Kriterium für die Unterscheidung dieser drei Emotionen und der Intention, bei der die Alpha-Leistung Höchstwerte erreichte. Eine Differenzierung gegenüber Aggression erlaubt sie dagegen nicht. Dies war darauf zurückzuführen, daß ein großer Teil der im Angstkollektiv erfaßten Probanden während der Übungen auch unterschwellig aggressive Affekte erlebten. Die aus der Interferenz beider Gefühlskomponenten resultierenden EEG-Muster ließen eine varianzanalytische Unterscheidung der Effekte von Angst und Aggression nicht mehr zu. Dies gelang jedoch überzeugend in den Einzelfallanalysen. Bei einem zu 72 % aus Alkoholkranken zusammengesetzten

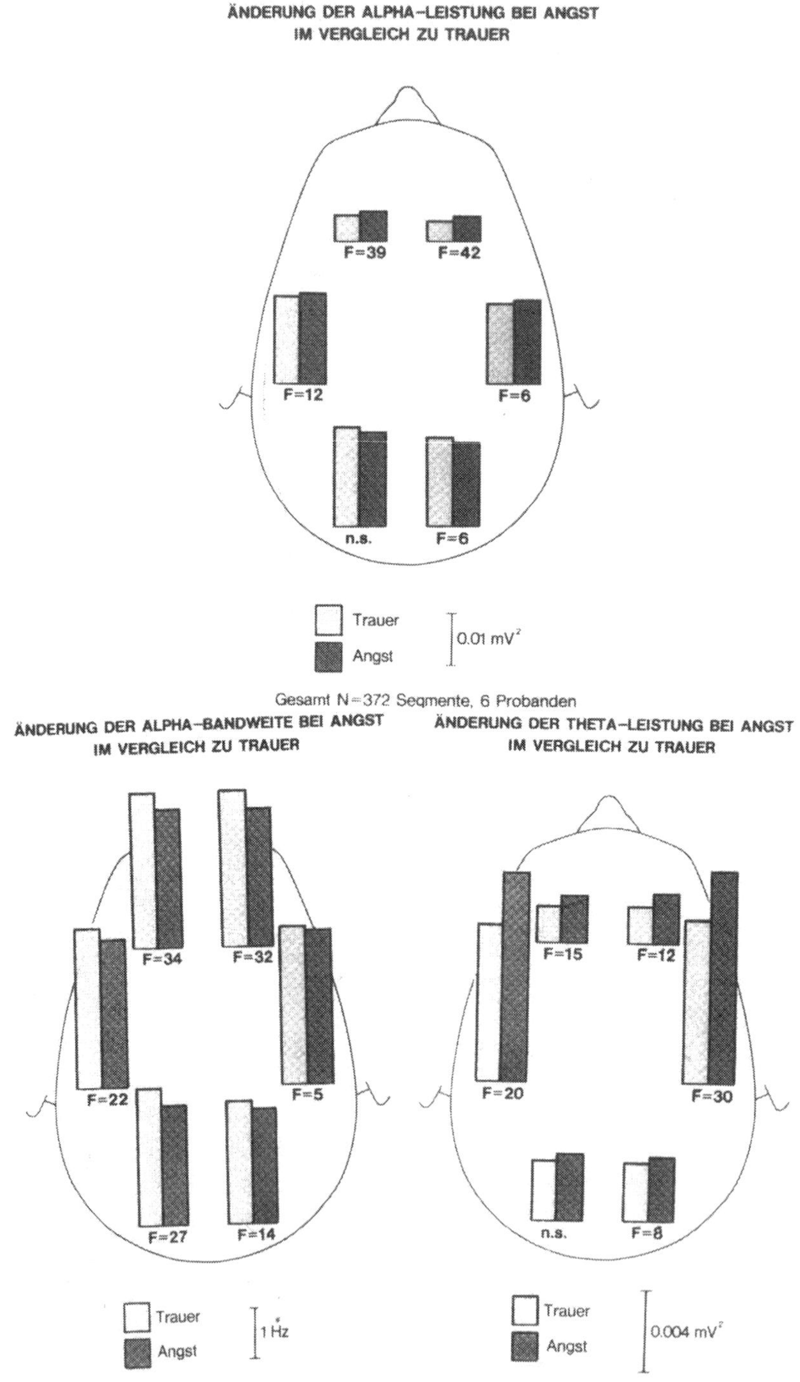


**Abb. 18**: Charakteristisch für die Unterscheidung von ANGST und TRAUER ist eine höhere Theta- und Alpha-Leistung und eine schmalere Bandweite bei ANGST. Die Effekte sind besonders stark in der Frontal- und Temporalregion beider Hemisphären ausgeprägt.

Kollektiv ist das interferierende Auftreten ängstlicher und aggressiver Gefühlskomponenten aus psychodynamischen Gründen durchaus plausibel (s.a. Interferenz). Seitendifferenzen traten gegenüber den emotionellen Effekten zurück (F = 6).

Der Alpha-Modus differenzierte gut versus Intention. Er lag bei Angst okzipital deutlich höher (0,2 Hz) (F = 16 li., 23 re.) als temporal (0.1 Hz) (F = 7 li., 8 re.) oder frontal (n.s.).

Die Werte der Alpha-Bandweite nahmen bei Angst im Vergleich zu Intention und Trauer eine Mittelstellung ein. Die F-Werte lagen, von einer Ausnahme abgesehen, zwischen 14 und 67. Versus Intention wurden die niedrigsten Werte okzipital (2,17 Hz) (F = 18) und versus Trauer die Höchstwerte temporal (3,12 Hz) (F = 22) gefunden. Die Bandweite hatte über der linken Hemisphäre eine größere Breite als über der rechten (F = 6) (Abb. 18, 19).

Von den Theta-Größen waren für die Differenzierung von Angst die Leistung und die Bandweite von Bedeutung. Bei Angst erwies sich die Theta-Leistung in allen Topographien mit frontaler (F = 15 li., 12 re.) und temporaler (F = 20 li., 30 re.) Betonung höher als bei Trauer. Versus Intention war das topographische Bild uneinheitlich. Okzipital lag die intentionale Theta-Leistung am höchsten (F = 17 li ., 30 re.).

Beim Vergleich mit Intention (F = 8 li., 14 re.) und Trauer (F = 21 li., 26 re.) war die Theta-Bandweite bei Angst im Temporalbereich am schmalsten. (Minimum 3,1 Hz, bei Intention 3,24 Hz, Maximum bei Trauer 3,3 Hz).

Unter den Theta-Größen ergänzt insbesondere die Theta-Leistung, die anhand der Alpha-Größen schon recht gute Differenzierung der Angst gegenüber Intention und Trauer. Neue Abgrenzungskriterien gegenüber Aggression und Freude bieten die Theta-Parameter allerdings nicht.

Die Analyse der inhaltsgleichen Erst- und Wiederholungsübungen war aufschlußreich. Es zeigte sich, daß die großen Unterschiede bei Alpha-Leistung und -Bandweite zwischen Intention und Angst in der Erstübung bei der Wiederholungsübung eine Woche später erheblich zusammenschrumpften. So lag die Alpha-Leistung bei Angst nur geringfügig niedriger als bei Intention und umgekehrt die Alpha-Bandweite nur noch geringfügig höher (in der ersten Übung um 0,26 Hz, in der zweiten Übung um 0,15 Hz).

Für die Erklärung dieses Phänomens bieten sich zwei Interpretationen an. Zum einen ist bei der Wiederholungsübung die Neugier der Probanden geringer und dies besonders, wenn überdies das Beispiel aus der ersten Übung erneut Verwendung findet. Plausiblerweise wird die intentionale Alpha-Leistung dementsprechend niedriger ausfallen, wie wir das nicht nur bei inhaltsgleichen Übungen gefunden haben. Ist dieses offenkundig ein Gewöhnungseffekt, so kann der zweite Effekt als ein therapeutischer bezeichnet werden. Bei der Wiederholungsübung lassen geringere Ängste die Alpha-Leistung weniger stark absinken. So wird klar, daß beide Effekte sich überlagern und dadurch verstärken mit dem Ergebnis einer Nivellierung der parametrischen Unterschiede zwischen der Erwartungsphase und dem Angsterleben. Dieses Beispiel zeigt auch, daß gleiche kognitive Inhalte keinesfalls ähnliche Parameterfigurationen im EEG hervorrufen. Es beweist vielmehr überzeugend, daß die emotionelle Tönung der

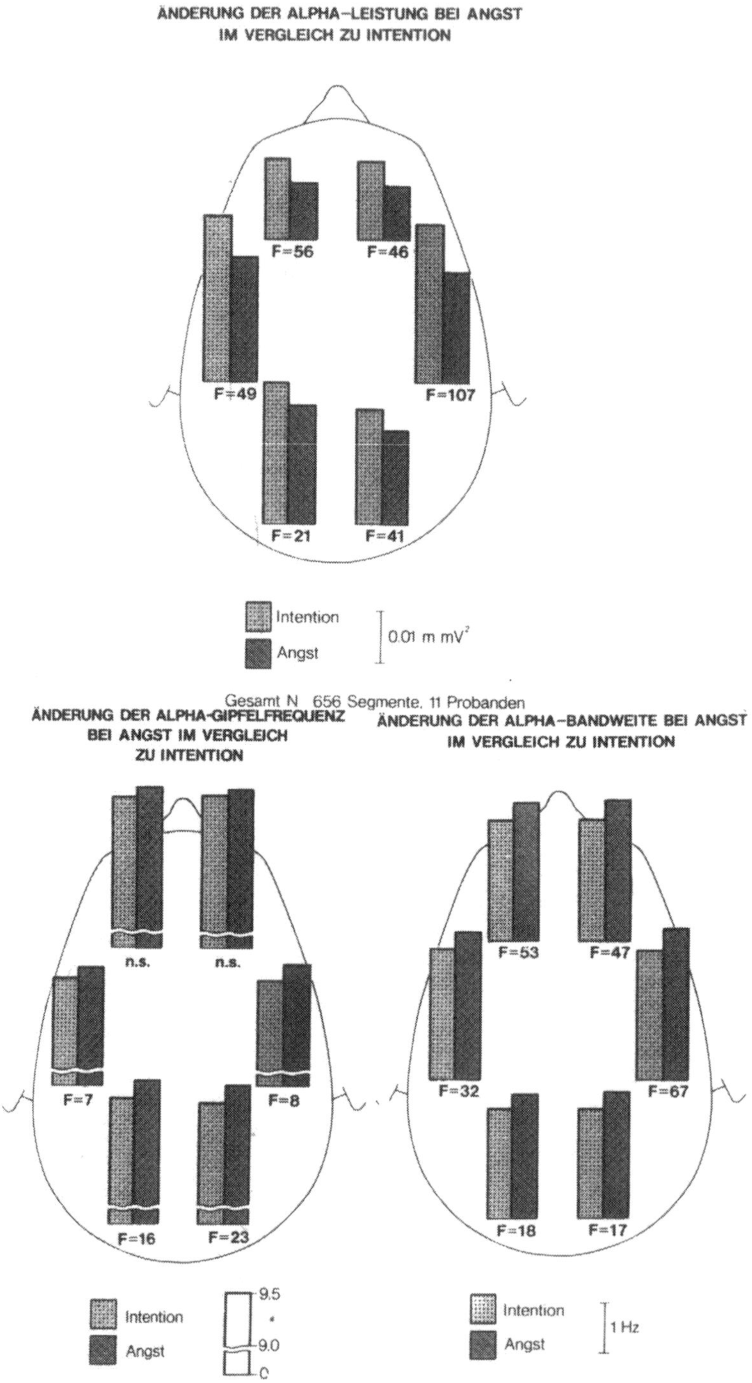


**Abb. 19**: Für die Unterscheidung von ANGST und INTENTION ist eine verminderte Alpha-Leistung und eine erhöhte -Gipfelfrequenz und -Bandweite bei ANGST charakteristisch. Eine frontale und temporale Betonung über beiden Hemisphären zeigt sich bei der Alpha-Leistung und -Bandweite.

kognitiven Inhalte den Ausschlag bei der Modulation der EEG-Muster gibt (Abb. 17).

Angstgefühle, so läßt sich zusammenfassen, führen zu spezifischen EEG-Veränderungen. Charakteristisch sind eine Abnahme der Alpha-Leistung und eine Zunahme der Alpha-Gipfelfrequenz und -Bandweite sowie der Theta-Leistung. Diese Veränderungen sind über allen Topographien mit frontaler und temporaler Betonung nachweisbar. Seitendifferenzen fallen kaum ins Gewicht.

Diskriminanzanalytisch ließ sich Angst von Intention zu 75 % (Reklassifikationsrate 63 %) mit Hilfe von fünf Variablen abgrenzen (Wilk's Lambda 0,72). Gegenüber Freude gelang die Abgrenzung zu 75 % (Reklassifikationsrate 49 %) unter Verwendung von acht Variablen (Wilk's Lambda 0,69). Die Abgrenzung von drei Emotionen, nämlich Intention, Angst und Trauer, gelang unter Verwendung von zehn Variablen zu 74 % (Reklassifikationsrate 53 %, Wilks's Lambda 0,33). Noch besser wurde die Klassifikation unter den Bedingungen der Lernstichprobe nach Ausschluß der interindividuellen Unterschiede. Mit 75 % bzw. 74 % waren die Ergebnisse für Klassifikation und Reklassifikation praktisch identisch bei einem Wilk's Lambda von 0,31. Die diskriminanzanalytische Unterscheidung der Angst gelang mit Ausnahme von Aggression gegenüber allen anderen basalen Emotionen recht gut (Tab. 3, Anhang).

## Studien zur EEG-Dynamik bei Angst

Die Frage, welche Veränderungen die Grundaktivität des EEG bei ängstlichem Gefühlserleben in einem weiteren Sinne, wie z. B. Spannung, Bedrohungsgefühle, Furcht, kognitivem Leistungsstreß usw. kennzeichnen, ist gegenwärtig, nach knapp 60 Jahren EEG-Forschung, schlüssiger zu beantworten.

Am meisten bekannt ist über die Veränderungen der Alpha-Aktivität bei Angst, die seit Entdeckung des EEG im Mittelpunkt des wissenschaftlichen Interesses standen. Dies hat im wesentlichen zwei Gründe. Der Alpha-Rhythmus ist an klinischen Populationen bei 50 % der Patienten (KÜNKEL 1980) als die dominante Frequenz nachweisbar. Und er wurde von Berger als erstes EEG-Phänomen 1925 (JUNG 1963) beobachtet. Demgegenüber wurde die Theta-Aktivität erst 1943 von G. WALTER (1953) beschrieben. Die Beta-Aktivität allerdings wurde auch schon von Berger beschrieben, der aber einräumte, daß diese erst zuverlässig bei automatischer Frequenzanalyse zu beurteilen sei. In der Tat sind die hochfrequenten niederamplitudigen Wellen manuell optisch schwer auszuwerten und, soweit dies in älteren Arbeiten geschieht, hinsichtlich der damit untermauerten Aussage weniger zuverlässig. Die Frage der Artefaktfreiheit stellt sich für die Delta-Aktivität, die insbesondere bei ängstlichen Probanden Ausdruck von unterlagerten Bewegungsartefakten sein kann (MATOUSEK und VOLAKVA 1967). So ist verständlich, daß der Alpha-Rhythmus aus epidemiologischen und methodischen Gründen das bevorzugte Frequenzband war und ist. Darüber hinaus zeigt Alpha-Aktivität unter psychologischen Bedingungen, bei denen Angstreaktionen auftreten, die spektakulär–

sten Veränderungen. Die Bergersche Befund-Trias Blockierung, Amplitudenverminderung und Frequenzerhöhung (BERGER 1929, 1931, 1933, 1935, 1938) wurde in den darauffolgenden Jahren in Untersuchungen an Gruppen psychiatrisch kranker, an erwachsenen Normalprobanden und an Kindern im wesentlichen bestätigt (WILLIAMS 1939, JOST 1941, COHN 1946, GASTAUT und BERT 1954, DUFFY 1962).

In diesen Arbeiten wurde überwiegend das Blockierungsphänomen in seinen psychologischen Zusammenhängen und Variationen beschrieben. In jüngerer Zeit waren es die Alpha-Spindelphänomene, die in ängstigenden Versuchssituationen bei Probanden beobachtet wurden. An das Blockierungsphänomen schloß sich die rhythmische spindelige, über längere Zeitstrecken andauernde Wiederkehr eines zunächst noch höherfrequenten Alpha-Rhythmus an, im Zusammenhang mit ängstigenden Erlebnissen.

In den letzten beiden Jahrzehnten haben sich die Versuchsmethodik, die automatische EEG-Analysemethodik und die Probandenauswahl anhand psychologischer Tests erheblich differenziert und die älteren Befunde - obwohl diese immer noch richtig sind - hinsichtlich ihrer Ausschließlichkeit relativiert. Da es sich bei psychophysiologischen Emotionalitätsanalysen um dynamische Prozesse handelt, muß die Änderungsrichtung der EEG-Parameter im psychologischen Zusammenhang von erheblicher Bedeutung für eine schlüssige Zuordnung zum emotionellen Erleben sein. Parametermittelwerte für sich genommen sind vor diesem dynamischen Hintergrund nicht genügend aussagekräftig. In den Untersuchungen von NOVAK und MARCYNSKY (1981) wurde spindelförmige Alpha-Aktivität in unterschiedlich stark ängstigenden Versuchssituationen bei 18 von 24 Probanden (je 12 Probanden mit hohen und niedrigen Angstscores) gefunden. Bei den übrigen sechs Probanden war in vergleichbaren Situationen Theta-Aktivität zu beobachten. Fünf Probanden, die überwiegend mit hochamplitudigen Alpha-Spindeln auf ängstigende Fragen reagierten, waren in der Gruppe mit den höheren Angstscores. Auch die Gesamtzahl der auf diese Stimuli folgenden Spindeln überhaupt, war bei dieser Gruppe signifikant höher. Ebenso war eine signifikante Zunahme der Alpha-Aktivität als Reaktion auf ängstigende Fragen ("high stress questions") bei dieser Gruppe nachweisbar. Auf weniger ängstigende Fragen erfolgte bei beiden Gruppen eine gleich hohe Alpha-Antwort. Beide Gruppen unterschieden sich auch nicht signifikant bezüglich ihrer Alpha-Ausprägung (automatisches Amplituden-Integrationsverfahren) in bezug auf alle Reizsituationen. Die Gruppe mit den höheren Angstscores lag geringfügig niedriger, d. h. die Alpha-Ausprägung lag bei stärker geängstigten Probanden niedriger, konnte aber als Reaktion auf ängstigende Fragen vorübergehend spindelige Alpha-Aktivität zeigen.

Andere Untersucher hatten ähnliche Befunde mitgeteilt (WALTER et al. 1967, BERKHOUT et al. 1969). Beim Auftreten von Alpha-Spindeln erwies sich die Alpha-Ausprägung nicht als zuverlässiges Maß für Angsterleben im EEG. BERKHOUT et al. (1969) fand demgemäß auch nicht die Alpha-Power, sondern die Alpha-Bandbreite als diskriminierendes Kriterium für Angst.

Deutlich niedriger war bei NOVAK und MARCYNSKY (1981) aber die V a r i a n z der Alpha-Ausprägung bei der Gruppe mit den höheren

Angstscores sowohl auf ängstigende wie weniger stark ängstigende Fragen in den entscheidenden Versuchsphasen. An dieses Ergebnis wurde die Annahme geknüpft, daß Menschen mit chronischen Ängsten rigider bzw. stereotyper in ihren EEG-Korrelaten erscheinen als weniger geängstigte Menschen. Auf die Analogie zu klinischen Verhaltensbeobachtungen, aus denen ein eingeschränkter Verhaltensspielraum von Menschen mit chronischen Ängsten zu ersehen war, wird hingewiesen.

Bezüglich der Alpha-Aktivität zeigte sich also in dieser Studie, bei der ausschließlich die Alpha-Ausprägung (Power) untersucht wurde, daß Menschen mit chronischen Ängsten den Alpha-Rhythmus weniger gut blockieren, als vielmehr erhöhen konnten. Dies zeigten VALLE und DE GOOD (1977) und von CHATTOPADHYA et al. (1980). Trotz dieser Befunde konnte nicht von einer Erhöhung von Alpha-Aktivität bei Angsterleben, wie genauso wenig von einer Alpha-Verminderung als konsistentem Kriterium ausgegangen werden. Beide Phänomene fanden sich bei ein und demselben Probanden nebeneinander und im Wechsel zueinander etwa in der Weise, wie es von BERGER beim Nachlassen von Schreckreizen beschrieben wurde.

Ob und inwiefern eine Blockierung v o r der traumatisierenden Frage gefunden wurde, wird nicht beschrieben. Dieses zu unterscheiden erscheint psychologisch wichtig. Es dürfte für die emotionelle Dynamik ängstlichen Erlebens bedeutsam sein, ob der Proband sich wehrlos und ausgeliefert, wie in der beschriebenen Versuchsanordnung, einem traumatisierenden Stimulus ausgesetzt sieht, oder ob er, nachdem dieser erfolgt ist, sich zu diesem äußern kann und damit in eine Auseinandersetzung einzutreten vermag.

Dieser letzte Aspekt findet bei RUSALOVA (1980) Beachtung und führte zu differenzierteren Ergebnissen auch dadurch, daß sie Frequenzanalysen in ihre Untersuchungen mit einbezog. Sie setzte freiwillige Probanden existentiell ängstigenden Situationen aus und ließ sie das Erlebte in einer zweiten Sitzung in der Erinnerung nachvollziehen. Sie kam zu dem Ergebnis, daß das Ausmaß der Alpha-Blockierung bei dem ersten Ergebnis abhängig von der Intensität der ängstigenden Komponente und insbesondere der ängstlichen Erwartung der Probanden vor Eintritt des Ereignisses war, daß also die EEG-Veränderungen Funktion der Gefühlsintensität waren. Ein wesentlicher Unterschied im EEG - wie auch psychologisch - zeigte sich in der Erwartung des angsttraumatischen Ereignisses und dessen Reproduktion aus der Erinnerung. Die Alpha-Blockade und aller übrigen Frequenzen im Bereich von 8 bis 33 Hz in der Phase der ängstlichen Erwartung wurde durch Alpha-Aktivierung, d. h. Ausprägungs- und Frequenzzunahme wie auch durch vermehrtes Auftreten von Aktivität im Beta-1(14 bis 16 Hz) und Beta-2(24 bis 27 Hz)-Bereich abgelöst. Psychologisch wurden während der ersten Sitzung existentielle Gefährdung, Einengung und Lähmung in Erwartung des Traumas erlebt, in der zweiten Sitzung durch die erinnerungsmäßige Wiederbelebung bereits eine Auseinandersetzung und damit der Beginn einer Verarbeitung. Alle physiologischen Meßgrößen zeigten im Vergleich zur ersten Sitzung lebhafte Angstsensationen, die auch von den Probanden verhaltensmäßig, z. B. durch Ausbrechen in Tränen, lebhaft zum Ausdruck gebracht wurden. Man mag diese experimentellen Ergebnisse an

Normalprobanden in Analogie zu psychotherapeutischen Erfahrungen stellen. Menschen mit chronischen Ängsten, die in ihrem Verhalten häufig eingeengt und wie gelähmt erscheinen, erleben im Laufe einer Psychotherapie Zeiten durch, in denen die Angst bewußter und verhaltensmäßig lebhafter zum Ausdruck kommt.

Nach diesen Befunden könnte also angenommen werden, daß die Blockierung und die spindelige Alpha-Vermehrung mit Frequenzerhöhung zwei unterschiedliche Prozesse im Angsterleben symbolisieren.

Gegenüber diesen neueren Arbeiten, die unter bestimmten psychologischen Umständen eine Alpha-Vermehrung postulieren, überwiegen jedoch die Arbeiten, die sowohl mit manuell-optischen, wie auch spektralanalytischen Verfahren eine Alpha-Verminderung bei Angst über längere Zeitstrecken feststellen. Sowohl die Wiederbelebung ängstigenden konflikthaften Materials durch Hypnose wie beim Reproduzieren von Trauminhalten und angstnuancierten Vorstellungen ("hot images") war eine Alpha-Reduktion gefunden worden (HYNEK und CERNY 1978, MORISHIGE und RYHER 1975). Die Autoren sahen darin die physiologische Bestätigung der Annahme FREUDs, daß Träume verdrängtes Tagesmaterial ängstigenden Charakters aufgrund eines nicht zuzulassenden Triebimpulses in bildhafter Symbolik ausdrücken.

Würde man diesen hermeneutischen Denkansatz einmal weiter verfolgen, so wäre genauso plausibel, daß ein Triebanspruch z. B. aggressiv oder auch depressiv "abgewehrt" werden könnte und bei Reproduktion des Traumes die dann zugehörigen Wellenmuster erscheinen müßten. Diese Möglichkeit sollte in Betracht gezogen werden.

Der Verdrängungsaspekt wird auch von EMRICH und HEINEMANN (1966) vertreten (EMRICH 1967, 1983, DIXON und LEAR 1963, HEINEMANN und EMRICH 1971). In der frühen Phase der Erwartung eines emotional bedeutsamen Stimulus (eines Wortes, das auf dem Phänographen mit langsam ansteigender Lichtintensität erscheint) nahm die Alpha-Aktivität zu, fiel dann kurz vor dem visuellen Erscheinen des Wortes ganz erheblich ab, um nach bewußter Perzeption wieder anzusteigen. Die Phase der Alpha-Verminderung wird als der der bewußten Wahrnehmung vorausgehenden Verdrängungsvorgang interpretiert. Damit einher gingen auch Veränderungen in der Frequenz, und zwar nahm diese bis zu einem Zeitpunkt, kurz bevor das Wort visuell, also bewußt, wahrgenommen werden konnte, zu und fiel dann wieder ab. In einer sorgfältigen visuellen EEG-Studie hatte WILLIAMS (1939) schon beobachtet, daß bei reiner Erwartung (Intention) die Alpha-Aktivität hochamplitudig wurde, also zunahm. Folgte dann ein Stimulus, so schloß sich an die Phase hochamplitudiger Alpha-Aktivität eine Depression der Amplituden an.

CREUTZFELDT (1970) berichtete, daß mit dem Lösen schwieriger mathematischer Aufgaben bei den Probanden bis zur Lösung der Aufgabe die Bandweite abnahm und nach der Lösung der Aufgabe wieder zunahm.

Aus diesen Untersuchungen wird erkennbar, daß die Alpha-Aktivität im Zusammenhang mit kognitiv-emotiven Leistungen sowohl im Amplituden- wie im Frequenzbereich ziehharmonikaartige Modulationen vollzieht. Gleichzeitig wird hierbei der theoretisch schon erwähnte Zusammenhang zwischen emotionellem und kognitivem Wahrnehmungsvollzug deutlich.

Über das Alpha-Band hinausgehend sind auch Veränderungen der übrigen Frequenzbänder im EEG zu erwarten. Unter Einbeziehung unterschiedlicher Topographien können differenziertere Parameter berechnet werden, wie z. B. die Kohärenz, ein Maß für die Synchronizität der Wellenformationen über zwei Ableitepunkten und die Phasenbeziehungen solcher Wellenformationen zueinander. Bei der Komplexität des psychophysiologischen Problems, Gefühle und EEG-Aktivität einander schlüssig zuzuordnen, scheint mit der Beschränkung auf wenige Maße und einen Frequenzbereich die Aussicht zu sinken, das Phänomen ganz oder auch nur in seinen wesentlichen Teilen zu erfassen. BERKHOUT et al. (1969) gelang unter Zuhilfenahme von 17 EEG-Parametern der Auto- und Kohärenzspektren aller Frequenzbänder eine Identifizierung von 92 % aller EEG-Abschnitte in Streß- oder Nicht-Streß-Situationen mit einer schrittweisen Diskriminanzanalyse. Für fünf Probanden waren die "high stress" Abschnitte charakterisiert durch eine Abnahme der Bandweite im Alpha- und Theta-Frequenzband, einen Anstieg der Beta-Aktivität um 70.4 %, eine Abnahme der Kohärenz im Delta- und eine Zunahme im Alpha-Frequenzband. Im Beta-Frequenzband trat eine Phasenverschiebung über zwei Ableitepunkten der linken Hemisphäre um 10 Grad auf. Eine solche Übereinstimmung der Kriterien für Streß im interindividuellen Vergleich ist in der Literatur einmalig.

Einen antero-posterioren Phasenwechsel für die dominante Frequenz bei ähnlichen Streß-Stimuli fanden auch DARROW und HICKS (1965) und HOAGLAND et al. (1938a, b).

Eine Ausprägungszunahme im Beta- wie im Theta-Frequenzbereich wurde von verschiedenen Autoren beschrieben (KOELLA 1981, RUSALOVA 1980, BECKER 1972, CAESAREC und NILSSON 1970, SUVOROVA 1966, ROUBICEK 1965). Einzelne Befunde sprechen auch für Veränderungen im Delta-Frequenzbereich (HYNEK und CERNY 1978, BERKHOUT et al. 1969). Ältere Arbeiten sind in ihren Ergebnissen widersprüchlich (HOAGLAND et al. 1938a, b, THIESEN 1943). Dies mag auf die Unzugänglichkeit der manuell-optischen Meßmethodik im Delta-Frequenzband und die Unterlagerung mit Bewegungsartefakten zurückzuführen sein.

Der phänomenologischen Analyse der bei den Probanden ausgelösten Gefühle wird meist zu wenig Beachtung geschenkt. Dies ist sicher ein Grund, weshalb häufig widersprüchliche Ergebnisse entstehen. Bei den folgenden Untersuchungen ist aus den Ereignissen wie von der Ergebnisseite her anzunehmen, daß auch aggressive Impulse das Erleben der Probanden bestimmten. MELIN (1953) fand bei filmischer Vorführung von Schockszenen bei seinen Proban-den vermehrte Theta-Aktivität. Die Wiederbelebung einer traumatischen Situat-ion führte bei RUSALOVA (1980) zu einer verstärkten Alpha-Aktivität mit Zunahme von Frequenzen auch im Beta-Bereich, die ebenfalls von COHN (1941) gefunden wurde. Besondere Erwähnung verdient die Arbeit von BECKER (1972). 26 Probanden wurden nach Anhören von in ihrem Spannungsprofil gegensätzlichen Geschichten unter simultaner EEG- und EKG-Kontrolle katamnestisch nach ihrem Erleben während des Anhörens befragt. Im Vergleich zu einer Naturschilderung wurden beim Anhören einer Kriminalgeschichte vermehrt Alpha- und Theta-Aktivität, eine geringe Beta-Vermehrung sowie eine allgemeine Frequenzverlangsamung gefunden. An dem Auftreten von durch die Geschichten hervorgerufenen Abwandlungen des unter Ruhebedingungen registrierten EEGs konnte deshalb kein Zweifel bestehen.

Zufällig befand sich unter dem Probandenkollektiv eine Studentin, bei der im Zusammenhang mit dem Anhören der Kriminalgeschichte rezente traumatische, noch unbewältigte Lebenserfahrungen schockartig wiederbelebt wurden. Das psychophysiologische Protokoll eines solchen Erlebnisverlaufes ist wohl einmalig in der Literatur. Die Änderungsrichtung der EEG-Parameter war zwar ausgeprägter, im Prinzip aber nicht verschieden von den im Gruppenprofil gewonnenen Ergebnissen. Besonders eindrucksvoll war der Zusammenhang zwischen der innerpsychischen Dynamik der Probandin, nämlich ihrer inneren Erregung Herr zu werden, und den Modulationen der Alpha-Aktivität im 8-Hz-Band. "Im Zusammenhang mit der Wirksamkeit der Beherrschungsversuche machte sich eine Tendenz zur Reduktion von Frequenzen des langsamen Alpha-Bandes, insbesondere der 8-Hz-Komponente, bemerkbar, die bei erneutem Durchbrechen der Affekterregung wieder rückgängig gemacht wurde" (BECKER 1972, S. 156). Die Beherrschungsversuche führten zu einer Zunahme der Alpha-Aktivität im 9-Hz-Bereich.

Ungewollt relativiert BECKER (1972) mit dem Zufallsbefund den eigenen methodischen Ansatz zugunsten einer psychophysiologischen Methodik, bei der persönliche Erlebnisse der Probanden, die in der Untersuchungssituation wiederbelebt werden, in den Mittelpunkt der psychophysiologischen Erlebnisanalyse gestellt werden. Die Beschränkung der emotionellen Erlebnisbezüge der Probanden auf die klassischen polaren Begriffe Erregung-Beruhigung, Spannung-Lösung und negativ-positiv, täuscht ein zweidimensionales Bezugssystem emotionellen Erlebens vor, das tatsächlich wesentlich vielfältiger ist.

In einer Folgestudie verglichen SCHWIBBE et al. (1984) EEG-Korrelate von 20 Probanden beim Anhören einer Kriminalgeschichte und einer Landschaftsschilderung. Sie fanden eine positive Korrelation der Theta-, langsamen Alpha- und Beta-Aktivität sowie einer Frequenzbeschleunigung im Alpha-Band mit der skalierten emotionalen Erregung. Diese Befunde geben sehr gut die typischen Veränderungen bei ängstlicher Erregung wieder.

Vor dem Hintergrund dieses breiten empirischen Materials läßt sich mit einiger Sicherheit sagen, daß sich Angst und ängstliche Erregung unterschiedlicher Intensität in typischen Mustern im EEG abbildet So ist es nicht verwunderlich, daß bei Patienten mit Kardiophobie (SCHULTES et al. 1984) mehr Beta-Aktivität als bei Normalprobanden gefunden wurde. Der "koronare Leistungstyp", für den Verdrängung von Angst pathognomonisch ist, zeigte "Aktivierungsmuster" mit linksparietaler Betonung (KETTERER 1982 ). Eine Lateralisierung der Angstkorrelate, insbesondere der Alpha-Leistung und der Zunahme der Beta- und Theta-Leistung, fanden AHERN und SCHWARTZ

(1985). Bei Panikattacken und Phobien wurden typische Angstkorrelate im EEG beschrieben (KNOTT et al. 1981, EHLERS et al. 1986).

Eigene Untersuchungen bestätigen, daß bei einer sorgfältigen phänomenologischen Analyse der vom Probanden erlebten Gefühle und der Einbeziehung sämtlicher Frequenzbänder und Parameter in die spektralanalytische Untersuchung ein für unterschiedlichste Ängste typisches EEG-Muster resultiert (GUTJAHR und MACHLEIDT 1980; MACHLEIDT et al. 1981, 1983, 1985a, 1987b, 1989; MACHLEIDT 1982; HINRICHS und MACHLEIDT 1987; MACHLEIDT und GUTJAHR 1989). Dieses Muster besteht stereotyp in einer Abnahme der Alpha-Leistung unter Zunahme der Leistung in den flankierenden Frequenzbändern Theta und Beta sowie einer Zunahme der Gipfelfrequenz und einer verminderten Variabilität. Die Verlaufsdynamik der Spektralparameter bei zunehmender Angst läßt eine eindeutige Beziehungssetzung zwischen der Intensität des Angstgefühls und der Ausprägung der typischen EEG-Dynamik erkennen, die Spezifität besitzt. Aus den diskreten Lateralisierungen der EEG-Parameter, die im übrigen inkonsistent sind, läßt sich keinesfalls auf eine "Lokalisation" schließen. Allerdings ist die Hypothese plausibel, daß die EEG-Signale über der Hirnregion am stärksten ausgeprägt sind, wo die assoziativen Verknüpfungen zu den kognitiven Funktionen liegen, d. h. zu den gedanklichen Inhalten, die während des Angsterlebens auftreten.

Das sogenannte "Arousal-Muster" ist identisch mit den angstspezifischen EEG-Mustern. Insofern könnte der erstere Begriff entfallen oder eine emotionsspezifische Bedeutungseingrenzung erfahren, insbesondere deshalb, weil er heute verkürzt und mißverständlich gebraucht wird.

## Anmerkungen zur EEG-Dynamik bei Schizophrenen

Trotz großer Unterschiede in der Methodik, der automatischen EEG-Auswertung und der Patientenpopulationen wurden bei Schizophrenen übereinstimmend gewisse EEG-Charakteristika beschrieben (Übersichten: KÜNKEL 1980; FENTON 1984; FLOR HENRY 1985; FLOR-HENRY und KOLES 1984; KOUKKOU-LEHMANN 1987). Zu den wesentlichsten EEG-Merkmalen bei Schizophrenie zählt die Zunahme hochfrequenter Beta-Aktivität, die sich im Frequenzbereich von 20 bis ca. 50 Hz bewegt und in besonderen Fällen auch einmal schmalbandig im Frequenzbereich von 28 bis 32 Hz auftreten kann. Darüber hinaus ist die Alpha-Leistung vermindert, und es findet sich eine erhöhte Leistung in den niedrigen Frequenzbändern Theta und Delta. Dies führt (FENTON 1984) zu einer charakteristischen "Rampenstruktur" der EEG-Spektren, für die eine linear abfallende Leistung von den niedrigeren zu den höheren Frequenzbändern typisch ist. Bei Normalen wird die "Rampe" von einem Alpha-Gipfel unterbrochen. Rampenspektren wurden bei telemetrischen EEG-Untersuchungen an Schizophrenen bei katatonen Episoden, Halluzinationen und Folgen stereotyper lateraler Augenbewegung gefunden. Nicht jedoch, wenn relatives Normalverhalten bei Schizophrenen beobachtet wurde.

Große Übereinstimmung herrscht darin, daß der Variationskoeffizient, der die Variabilität der Amplituden mißt, bei der EEG-Gesamtausprägung wie auch im Alpha-Band deutlich erniedrigt ist. Dieser Parameter ist ein Maß für die dynamische Variabilität der EEG-Aktivität im Zeitablauf. Bei Schizophrenen ist also das EEG im Sinne einer Hypovariabilität verändert. Außer von FLOR-HENRY und KOLES 1984, 1985) werden Seitendifferenzen von anderen Autoren nicht oder nur geringfügig berichtet. Ihnen wird keinesfalls das Gewicht beigemessen, das FLOR-HENRY veranlaßt, diese zu einer pathogenetischen Theorie der Schizophrenien zu verarbeiten. Die Befunde zur Kohärenz sind nicht durchgängig konsistent. Eine interhemisphärische Kohärenzabnahme bei Schizophrenen scheint weniger fraglich als eine intrahemisphärische Kohärenzabnahme, die wiederum FLOR-HENRY rechtsseitig besonders ausgeprägt bei Schizophrenen fand.

Für die Interpretation der Befunde wird das Arousal-Theorem (Hyper-Arousal) bevorzugt und kognitive Modelle, die insbesondere auf die gestörte Wahrnehmungsverarbeitung ("scanning mechanisms", GIANNITRAPPANI 1986, gestörte Informationsverarbeitungsabläufe, KOUKKOU-LEHMANN 1987) bezugnehmen. Der affektive Pol, der der Störung der kognitiven Informationsverarbeitung möglicherweise zugrunde liegt, z. B. die existentiellen schizoiden Ängste des Schizophrenen, finden in diesen Entwürfen nur eine marginale Berücksichtigung. Indessen fordert KÜNKEL (1980) "neue Modelle der EEG-Interpretation ..., die der spontanen dynamischen Variabilität des EEG besser angepaßt sind". Die konventionellen Begriffe wie "Hyper- oder Hypo-Arousal", impaired alertness u. a. seien unzureichend. Die Dimensionalität unseres Begriffsystems, so KÜNKEL, sei derjenigen der Phänomene nicht angemessen, und das gelte nicht nur für die Beschreibung der hirnelektrischen Aktivität, sondern auch für die Erfassung schizophrener Psychosen. Im Rahmen der Interpretation der Ergebnisse dieser Studie erweist sich der Rekurs auf die Hemmungs-Aktivierungs-Schematik bei der Interpretation physiologischer Abläufe als unbrauchbar, ebenso wie die Beziehungssetzung zwischen grobformalen nosologischen Kategorien wie Schizophrenie und EEG-Signal. Trotz der gewissen Übereinstimmungen der oben zitierten Befunde kann von einer Schizophreniespezifität keine Rede sein. Durch die Erweiterung der Dimensionalität der konventionellen Betrachtungsweisen auf der EEG-analytischen und phänomenologischen Ebene durch die weitere Dimension Emotion und Affekt, lassen sich in der Tat neue sinnstiftende Zusammenhänge aufzeigen. Die EEG-Dynamik bei Angstzuständen, Panik und bei Schizophrenie unterscheiden sich nicht prinzipiell, allenfalls graduell. Überflutende Ängste korrelieren mit einer Abflachung und Verschiebung der Alpha-Aktivität zu langsameren Frequenzanteilen und vermehrten Beta- und Theta-Wellen (BECKER 1972), während bei Schizophrenen darüber hinaus ein höherer Anteil langsamer Wellen im Theta- und Delta-Bereich auftritt (Übersicht KOUKKOU-LEHMANN 1987). Das EEG gibt in den bei solchen Untersuchun-gen zugrundegelegten Zeitbereichen von Sekunden bis Minuten aus unserer Sicht Aufschlüsse über die emotiv-affektive Gestimmtheit des Individuums. Die funktionelle Bedeutung der EEG-Muster bei Schizophrenen liegt in der

Repräsentation der aktuellen akuten oder chronischen Affektivität, die durch psychopathologische Begriffe wie Bedrohung des Ich, Verlust der Ich-Grenzen, existentielle Unsicherheit, Autismus, Angst vor Verletztwerden, Fremdbeeinflussung, Ambivalenz usw. charakterisiert werden (BENEDETTI 1983, SCHARFETTER 1986) und als Ausdruck dominierender schizoider Ängste verstanden werden können. Die EEG-Muster entsprechen dem, wenngleich daneben auch depressive, aggressive u.a. Affekte die Psychopathologie schizophrener Menschen mitbestimmen. Die bei Schizophrenen gefundenen EEG-Muster können wie bei typisch Depressiven als EEG-analytisches Korrelat der affektiven Situation des Kranken verstanden werden und in diesem Sinne als ein Maß für den Grad seiner Ängstigung bzw. Depressivität, die häufig existentiellen Charakter hat und deshalb ein extremes EEG-Muster hervorruft. Der Verlust der Integrationsfähigkeit und die Regression auf entwicklungspsychologisch frühe Erlebens- und Verhaltensweisen läßt aus psychodynamischer und aus informationstheoretischer Sicht (KOUKKOU-LEHMANN 1987, S. 131 f) das vermehrte Auftauchen langsamer Wellen plausibel erscheinen. EEG-Muster bei normalen, neurotischen und schizo–phrenen Ängsten unterscheiden sich graduell durch die Anteile langsamer und hoher Frequenzkomponenten, jedoch nicht prinzipiell. Es ist bisher kein EEG-Signal gefunden worden, das charakteristisch für "psychotisches Erleben" wäre. Ebenso wie es fließende Übergänge vom Normalen über die neurotische bis zur psychotischen Angst gibt, ließen sich Übergangsreihen in der Ausprägung der EEG-Signale beschreiben.

## 5.3 Aggression, Ärger und Schmerz

### Die Aggressions- und Schmerzgefühle

Aggression kann als das Kampf- und Streitgefühl oder auch als das Kränkungs- und Verletzungsgefühl verstanden werden. Wollte man eine Differenzierung der beiden Begriffe Schmerz und Aggression versuchen, so würde mit dem Begriff Schmerz das Gefühlserlebnis, der "seelische" Schmerz, der Frustrationsschmerz oder der Ärger, und mit dem Begriff Aggression der objektgerichtete Handlungsimpuls bezeichnet, also der subjektiv empfundene oder der zugefügte Schmerz.

Mit dem Aggressionsgefühl ist ein Gefühl von Energie und Kraft gemeint, verbunden mit tätlichen Phantasien oder dem Impuls, zuzuschlagen, etwas zu zerstören, jemandem Schmerz zuzufügen (vgl. lat. aggredior: herangehen, angreifen, beginnen). Dabei wird die Handlungsschwelle überschritten, es geschieht etwas. Aus dieser Sicht macht es Sinn, den Schmerz als das Schwellengefühl, das Gefühl der Grenzüberschreitung, der Aktion, der Trennung, des Abschieds - in seiner schmerzhaften, nicht der Trauerkomponente - und der Entscheidung zu charakterisieren. Entscheidungen können schmerzen, man dreht und wendet, windet sich, kämpft einen inneren Kampf, ringt mit sich selbst, empfindet die Pein der Ambivalenz usw. Diese gedanklichen Schmerzmuster können verknüpft sein mit funktionell somatischen Schmerzen in Kopf, Brust, Bauch usw. Der ursprüngliche Charakter des Aggressionsgefühls ist konstruktiver Natur. Wo keine vitale Aggression ist, da geschieht auch wenig Innovatives. Alltäglich werden bei allen Handlungsabläufen vielfältig und ubiquitär Schwellen überschritten unter mehr oder meist weniger und unbewußt verlaufenden Schmerzen. Die "Schmerzphase", das Schwellengefühl ist so gesehen konstitutiver Bestandteil aller Handlungsabläufe und gedanklichen Abläufe. Jeder Gedanke muß geboren werden, also das Licht der bewußten Welt erblicken. So etwas kann auch mit bewußten Schmerzwahrnehmungen einhergehen, z. B. bei schmerzhaften Einsichten. Dem Geburtsvorgang wird gerne eine symbolische paradigmatische Bedeutung für menschliches Erleben überhaupt beigelegt. Wie also bei der "Kreißenden" unter der Geburt das Kind "durchschneidet" (kreißen und schneiden als sprachsemantische Schmerzäquivalente) und damit die Schwelle von der intrauterinen zur Außenwelt unter maximalen Schmerzen überschritten wird, so wird bei vollständigen Erlebnisabläufen der "Schmerz"punkt dort erreicht, wo die Schwelle zur Aktion, Handlung, Tat überschritten wird. Die "Schmerzgrenze" ist erreicht, wenn tatsächlich bewußte Schmerzgefühle auftreten, was beim Normalerlebnis wohl eher die Ausnahme ist.

Im alltäglichen sozialen Umgang zeigt sich konstruktive Aggression im gezielten Herangehen an Dinge (hierbei wird der intentionale Anteil am Aggressionsbegriff deutlich), im Eindringen in und Durchdringen von Problemen, im innovativen Verändern, in Bestimmtheit und Eindeutigkeit u. ä. Im interaktionellen Bereich kann es notwendig sein, sich scharf abzugrenzen, sich zu distanzieren, seine persönliche Integrität zu verteidigen und damit zu wahren, oder "schmerzhafte" Beziehungsklärungen vorzunehmen. Argumentative Auseinandersetzungen und Kämpfe um wissenschaftliche Hypothesen, z. B. in kreativem, geistigen Ringen, ist eine große Kunst. Aggression hat, da lange tabuiert, bisher wenig Kulturelles allenfalls Kriegerisches entwickelt, ganz anders als z. B. das Trauergefühl mit seinen vielfältigen Ritualen. Destruktive Formen von Aggressionen sind feindselige Handlungen oder Geringschätzung und Abwertung des anderen. Verbal oder handlungsaktiv werden dabei Kränkung, Konfrontation, Zank, Streit, Verletzung auto- oder fremddestruktiv herbeigeführt. Archaische Formen der Aggression haben häufig Totalcharakter wie z. B. raptusartiger Suizid, Amoklauf oder Kriege.

Funktionell körperlich können Schmerzabläufe als schneiden, brennen, wühlen, bohren, ziehen in alle Organe lokalisiert sein. Bei Ärger nimmt die Pulsfrequenz zu, ebenso wie die Hautleitfähigkeit und die Noradrenalinkonzentration im Blut. Schmerzspezifische Innervationsmuster der glatten und quergestreiften Muskulatur sind wahrscheinlich. Ärgerspezifische Gesichtsmuskelinnervationen sind nachweisbar.

Verwendete Literatur: EKMAN, FRIESEN und ELLSWORTH 1972; EKMAN und FRIESEN 1975; EULER und MANDL 1983; LUNGWITZ 1925, 1933; MEILI und ROHRACHER 1972; THOMÄ 1983.

## EEG-Dynamik bei Aggression, Ärger und Schmerzgefühlen: Einzelfallanalysen

### Ertappt "in flagranti"

42jähriger Buchbinder, geschieden, aus erster Ehe vier Kinder, erneut in zweiter Ehe verheiratet, alkoholkrank (Fall 11).

*Testpsychologische Ergebnisse*
Unterdurchschnittliche Leistungsfähigkeit bei konstantem Konzentrationsvermögen im D2 (Stanine 3). Im FPI-B wird in der Kontrollskala (FPI-Skala 9) ein Stanine-Wert von 2 (verschlossen, unkritisch) erreicht, so daß mit einer massiven Antworttendenz im Sinne mangelnder Offenheit zu rechnen ist. Ungeselligkeit und schüchterne Zurückhaltung fallen neben einer im übrigen sehr positiven Selbstdarstellung auf. Im GT-S schildert der Proband sich als jemand, der jegliche Konflikte meidet und jedermann mit einer ausgeprägten Gefälligkeitshaltung entgegentritt. Depressive Mißstimmung und soziale Isolation sind neben einer Tendenz, sich anderen gegenüber zu verschließen, zu erkennen.

*Erlebnisse in den Gedanken-STOP-Übungen*
NEG.E. 1. u. 2. Übung: Er überrascht seine Frau "in flagranti" wird später aber schuldig von ihr geschieden.
POS.E. 1. u. 2. Übung: Besondere Auszeichnung als häufiger Blutspender durch eine Patientin und den Oberbürgermeister der Stadt.

*Emotionelles Erleben und EEG-Aktivität*

Nach zehnjähriger Ehe, aus der vier Kinder hervorgingen, überraschte der Proband, als er früher als erwartet nach Hause kam, seine Frau mit dem Nach–barn "in flagranti". Er schlug den Mann, der - und dies war das Schlimmste - dreißig Jahre älter war als seine Frau. Tags darauf packte er seine Sachen und fuhr jahrelang zur See. Wegen bösartigen Verlassens der Ehefrau wurde er schuldig von ihr geschieden. Während der Imagination dieser Szene erlebt er einen Teil des Kränkungsgefühls nach.

Spektralanalytisch war eine sprunghafte Zunahme der Leistungen in allen drei Frequenzbändern zu erkennen (Abb. 20). Diese hielt bis über das STOP-Signal hinaus an, und bildete sich erst während des positiven Erlebnisses im Theta- und Beta-Bereich zurück, während die Alpha-Leistung weiter anstieg. Dies war nicht verwunderlich, denn die Auszeichnung als Blutspender, überdies auch dadurch, daß der Oberbürgermeister der Stadt ihm auf seinen Wunsch seine eigene Parteinadel überreichte, lösen bei dem Probanden Gefühle tiefster narzißtischer Befriedigung aus, so daß er zu Tränen gerührt ist.

Die Pulsfrequenzerhöhung während des negativen Beispiels betrug in den Übungen 7 % und 9 %.

In der vorausgehenden "Ruhephase" ist als Ausdruck zunehmender Erwartungsspannung ein deutlicher Anstieg der Alpha-Peak-Kohärenz mit einem Maximum kurz vor Beginn der negativen Phase zu beobachten (Abb. 21). Nach einem massiven Abfall dieses Gipfels zu Beginn der negativen Phase spiegelt sich das aggressive Erlebnis der Probanden mit erneut zunehmender Kohärenz im Alpha-Bereich wieder, wobei ein ausgeprägtes Maximum bei Minute 10, d. h. nach dem STOP-Signal auftritt. Dies entspricht der Selbsteinschätzung des Pro–banden, der sich nicht sogleich von dem negativen Erlebnis hatte lösen können. Erst etwa ab Minute 10 hatte er ein Gefühl der Erleichterung verspürt. Mit dem Abfall dieses Alpha-Gipfels mit relativ niedriger Frequenz ab der Minute 10, ist ein Anstieg eines zweiten Gipfels mit einer Gipfelfrequenz von etwa 11 Hz zu beobachten, der sein Maximum exakt in dem Moment erreicht, als der Proband imaginiert, wie ihm die Ehrennadel durch den Oberbürgermeister überreicht wird.

---

**Abb. 20:** Dreidimensionale Darstellung der spektralen Leistung. 1 Seg. = 3.3 Sek., Fall 11, Übung 1, TL, (Abbildung nächste Seite). Ein sprunghafter Anstieg der Leistung in allen Frequenzbändern zeigt sich synchron mit dem Beginn der Imagination des kränkenden Erlebnisses. Die aggressiven Gefühle und Kränkungsgefühle (AGGRESSION) des Probanden erreichen ihre stärkste Intensität nach STOP bei Min. 10 zeitgleich mit einem Alpha-Gipfel. Die intensivste FREUDE stellt sich zwischen der 12. und 13. Min. ein bei der Imagination der Auszeichnung. Damit gehen ein erneuter Alpha-Gipfel und eine Verminderung der Leistungen in den flankierenden Frequenzbändern Theta und Beta einher. Das positive Erlebnis klingt in der abschließenden Ruhephase nach und führt zu einem erneuten Alpha-Gipfel.

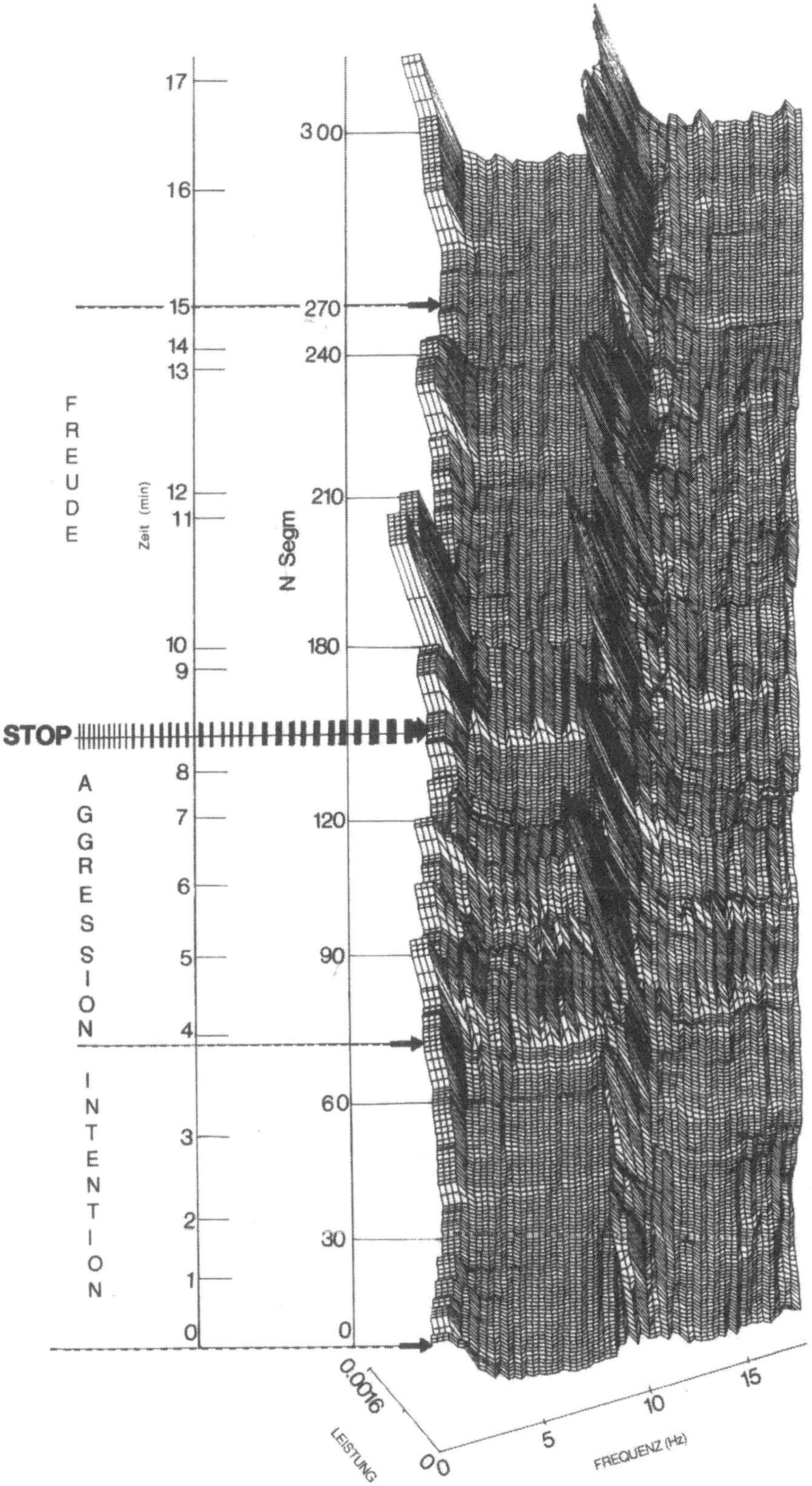

FREUDE
STOP
AGGRESSION
INTENTION
Zeit (min)
17
16
15
14
13
12
11
10
9
8
7
6
5
4
3
2
1
0
N Segm
300
270
240
210
180
120
90
60
30
0
0.0016
LEISTUNG
0
0
5
10
15
FREQUENZ (Hz)

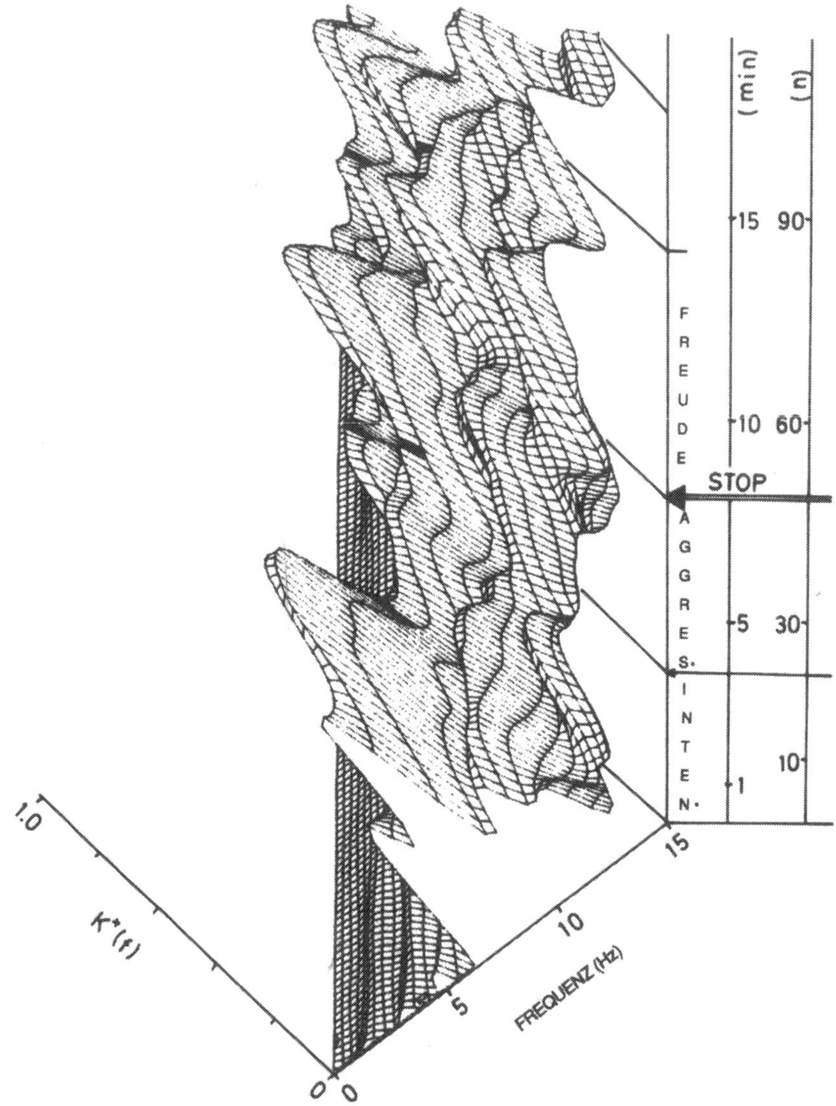


**Abb. 21**: Dreidimensionale Darstellung der temporalen Kohärenz. 1 Seg. = 10 Sek. Berechnung in Segm. von 30 Sek., 20 Sek. Überlappung. Bei maximaler AGGRESSION erreicht die Alpha-Kohärenz ein Maximum, ebenso bei maximaler FREUDE und INTENTION. Fall 11, Übung 1.

## Kränkung durch Abweisung

34jähriger Maler, geschieden, ein Kind, alleinlebend, alkoholkrank (Fall 31).

*Testpsychologische Ergebnisse*
Überdurchschnittliche Leistungs- und Konzentrationsfähigkeit im D2 (Stanine 7). Übermäßig positive Selbstdarstellung im FPI-B und im GT-S. Der niedrige

Wert in der Kontrollskala (FPI-Skala 9) (Stanine 3) läßt einen Mangel an Selbstkritik erkennen. Der Proband sieht sich als einen sehr extravertierten, übermäßig kontaktfreudigen, zuversichtlichen, toleranten und geselligen Mann, mit guter Resonanz auf seine Umwelt und intakten sozialen Fähigkeiten.

*Erlebnisse in den Gedanken-STOP-Übungen*

NEG.E. 1. u. 2. Übung: Situation, in der die Ehefrau sich von ihm trennt.

POS.E. 1. u. 2. Übung: Erlebnisse mit seinem Sohn.

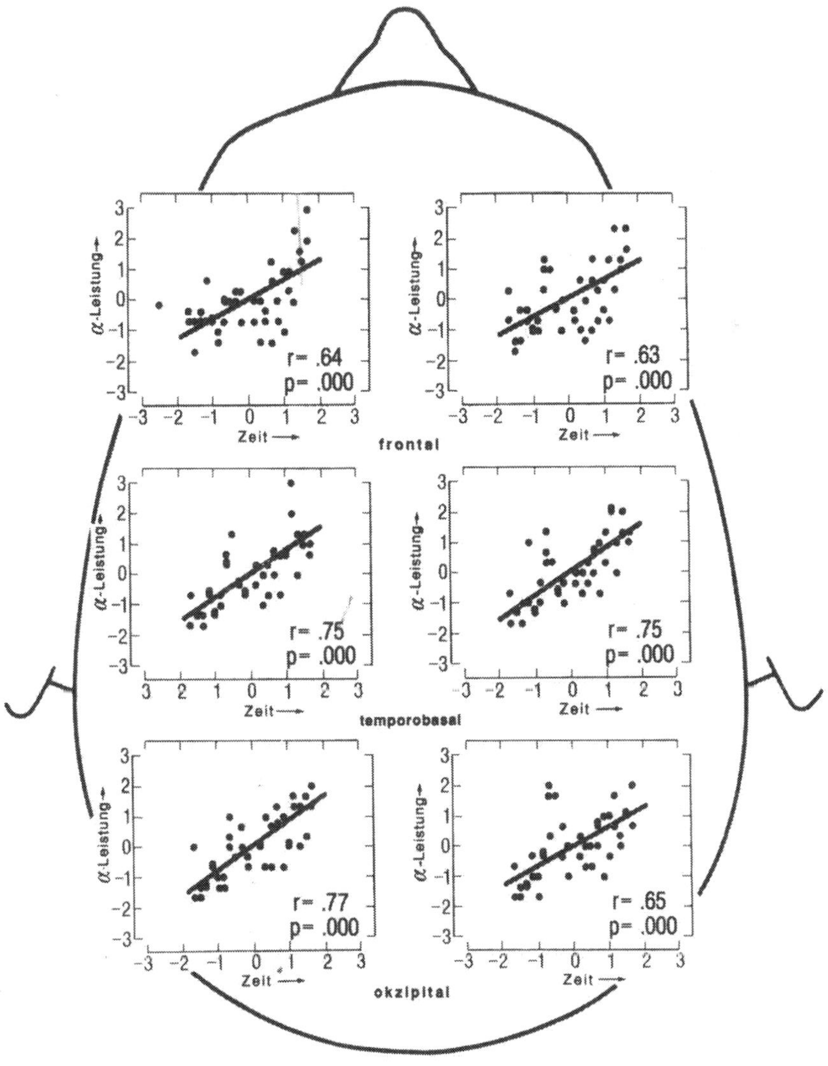


**Abb. 22 a**: Verlaufsdynamik der Alpha-Leistung bei zunehmend intensiver AGGRESSION. Regressionen in standardisierten Scattergrammen. Die Leistungen steigen über allen Topographien beider Hemisphären an. Fall 31, Übung 1, Zeit 7.8 Min.

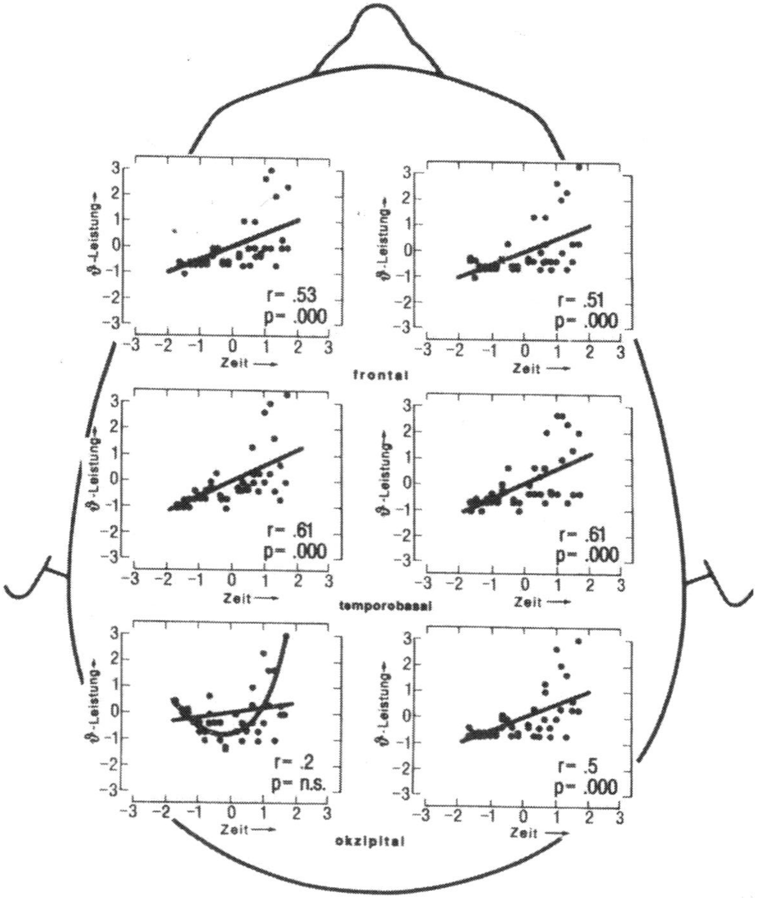
ϑ-Leistung
r= .53
p= .000
r= .51
p= .000
Zeit
frontal
r= .61
p= .000
r= .61
p= .000
temporobasal
r= .2
p= n.s.
r= .5
p= .000
okzipital

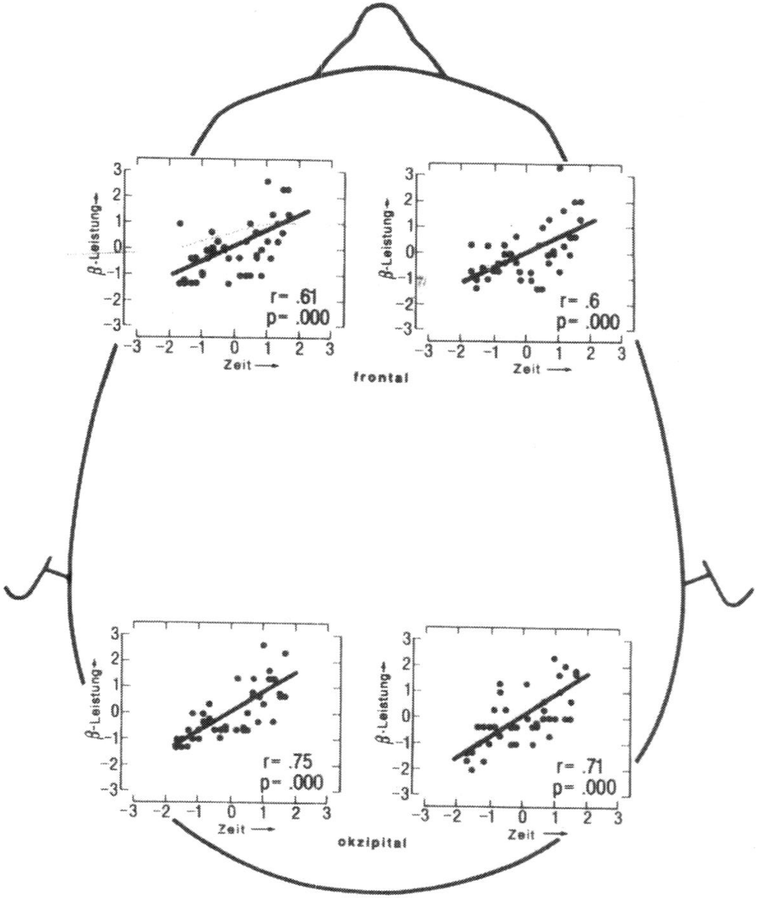
β-Leistung
r= .61
p= .000
r= .6
p= .000
Zeit
frontal
r= .75
p= .000
r= .71
p= .000
okzipital

*Emotionelles Erleben und EEG-Aktivität*
In der Erwartungsphase erlebt der Proband heftiges Lampenfieber (s. Abschnitt Intention). Gedanklich vollzieht er dann die Trennungssituation mit seiner Frau, von der er schließlich geschieden wurde. Er fand die gemeinsame Wohnung eines Tages leer vor. Seine Frau erwartete ihn nicht mehr, und das kränkte ihn. Als er sie zur Rede stellt war, sie "zickig" und abweisend. Er fühlte sich klein wie ein "bettelnder Hund", ohnmächtig, ärgerlich und gekränkt.

Spektralanalytisch war eine typische Aggressionsdynamik, ein Anstieg der Leistungen in den Frequenzbändern nachweisbar (Abb. 22 a-c).
Die Pulsfrequenz nahm um 19 % zu.

In der Kontrastanalyse war die Alpha-Leistung und -Gipfelfrequenz bei Intention höher, und die -Bandweite und Komplexität niedriger als bei Aggression und Freude.

Proband 31: Kontrastanalyse: Vergleich Intention/Aggression/Freude
Übung I Ableitung: frontal rechts

| EEG-Parameter | Intention - Aggression | Aggression - Freude |
|---|---|---|
| Alpha-Leistung | ↓↓↓ | ↓ |
| Alpha-Modus | - | ↓ |
| Alpha-Bandbreite | ↑↑↑ | - |
| Theta-Leistung | ↑↑ | - |
| Beta-Leistung | - | - |
| Komplexität | ↑↑↑ | ↑↑↑ |

Diskriminanzanalytisch wurde die Aggression in beiden Übungen etwa gleich gut mit 77 % und 74 % bei einer Gesamtklassifikation von 70 % und 80 % zugeordnet. Verwendung fanden bei der ersten Übung nur die Alpha- und Theta-Leistung, während in der zweiten Übung die Gipfelfrequenzen, die Beta-Leistung und die Komplexität hinzukamen.

## Ein Familienstreit

Ehemann: 41jähriger Karosseriebauer, verheiratet, zwei Kinder, alkoholkrank (Fall 29).

*Testpsychologische Ergebnisse*
Durchschnittliche Leistungs- und Konzentrationsfähigkeit im D2 (Stanine 5). Im FPI-B ist ein normales Persönlichkeitsprofil erkennbar, in dem Rücksichtnahme und Nachsicht höchste Werte erreichen. Im GT-S ist eine Neigung zu Streitbarkeit und Eigensinn und verminderte Selbstkontrolle erkennbar. Im übrigen zeichnet der Proband ein Bild übermäßiger Offenheit und Kontaktfreudigkeit von sich. Seine sozialen Wirkungen und Fähigkeiten sieht er positiv.

**Abb. 22 b, c**: Verlaufsdynamik der Beta-Leistung (oben) und Theta-Leistung (unten) bei zunehmend intensiver AGGRESSION. Regressionen in standardisierten Scattergrammen. Die Leistungen steigen über allen Topographien beider Hemisphären an. Fall 31, Übung 1, Zeit 7.8 Min.

Ehefrau von Proband 29: 41jährige Hausfrau, Normalprobandin (Fall 28).

*Testpsychologische Ergebnisse der Ehefrau*
Überdurchschnittliche Leistungs- und Konzentrationsfähigkeit im D2 (Stanine 7). Im FPI-B schildert die Probandin sich als psychosomatisch gering gestörte, aggressiv an die Durchsetzung eigener Interessen herangehende selbstkritische Frau. Die aggressive Komponente ihrer Persönlichkeit findet im GT-S Selbstbild noch stärkere Betonung. Sie schildert sich als eine in höchstem Maße streitbare, eigensinnige, auf Durchsetzung und Dominanz bedachte Frau, mit einer Neigung zu erhöhter Selbstkontrolle. Ihre sozialen Wirkungen und Fähigkeiten schätzt sie normal ein.

*Erlebnisse in den Gedanken-STOP-Übungen*
NEG.E. 1. - 3. Übung: Der Verlust der Selbstkontrolle des Ehemannes gegenüber der Frau und dem kleinen Sohn in alkoholisiertem Zustand, beschwört eine dramatische Familienszene herauf.
POS.E. 1. - 3. Übung: Ehemann: Ein schönes Erlebnis mit seiner Ehefrau.
Ehefrau: Die Geburt ihrer Tochter.

*Emotionelles Erleben und EEG-Aktivität*
Beide Ehepartner imaginieren dieselbe dramatische Familienszene, die immer wieder Anlaß zu Auseinandersetzungen ist ("Zankapfel"). An jenem Abend kam der Ehemann wieder betrunken nach Hause und begann Streit mit seiner Frau, in dessen Verlauf er sie schlug. Der kleine Sohn versuchte, dazwischenzutreten und die Mutter zu verteidigen. Da ging der Vater auf den Sohn los, der flüchtete "Mama" schreiend die Treppe hinauf. Ihr Mann hinterdrein. Der Sohn erreichte sein Zimmer und schlug die Tür zu. Da hielt ihr Mann inne und kehrte um. Als er am nächsten Morgen erwachte, hatten Frau und Sohn ihn verlassen.

Der Ehemann erlebte besonders während der ersten Übung noch Schuldgefühle, die in den folgenden beiden Übungen in offene Wut und tätlich-aggressive Phantasien gegen den Übungsleiter umschlugen ("... dem Übungsleiter eine runterhauen" ... "Ich habe die Schnauze voll, immer wieder daran erinnert zu werden!", dritte Übung).

Aus den Schilderungen der Gefühle beim Nacherleben der Familienszene war bei der Ehefrau während der ersten Übung noch eine ängstliche neben der aggressiven Komponente, in der zweiten Übung deutlicher Ärger über das Verhalten des Mannes erkennbar. Danach fühlte sie sich ausgelaugt und erschöpft.

Die große Analogie der spektralen EEG-Verläufe bei beiden Ehepartnern war augenfällig. Während beim Ehemann von der ersten bis zur dritten Übung die aggressive Dynamik sich mit immer kürzer werdender Latenz durchsetzte, war diese bei der Ehefrau gleich zu Beginn deutlich ausgeprägt mit einem Anstieg der Leistung in allen drei Frequenzbändern (Abb. 23, 24). Das schnellere und stärkere Auftreten der aggressiven Reaktion bei der Ehefrau dürfte im Zusammenhang mit der testpsychologisch deutlichen Aggressionsbereitschaft der Probandin stehen und der psychologisch ungünstigeren Ausgangssituation des Ehemannes als des Aggressors und des Schuldigen.

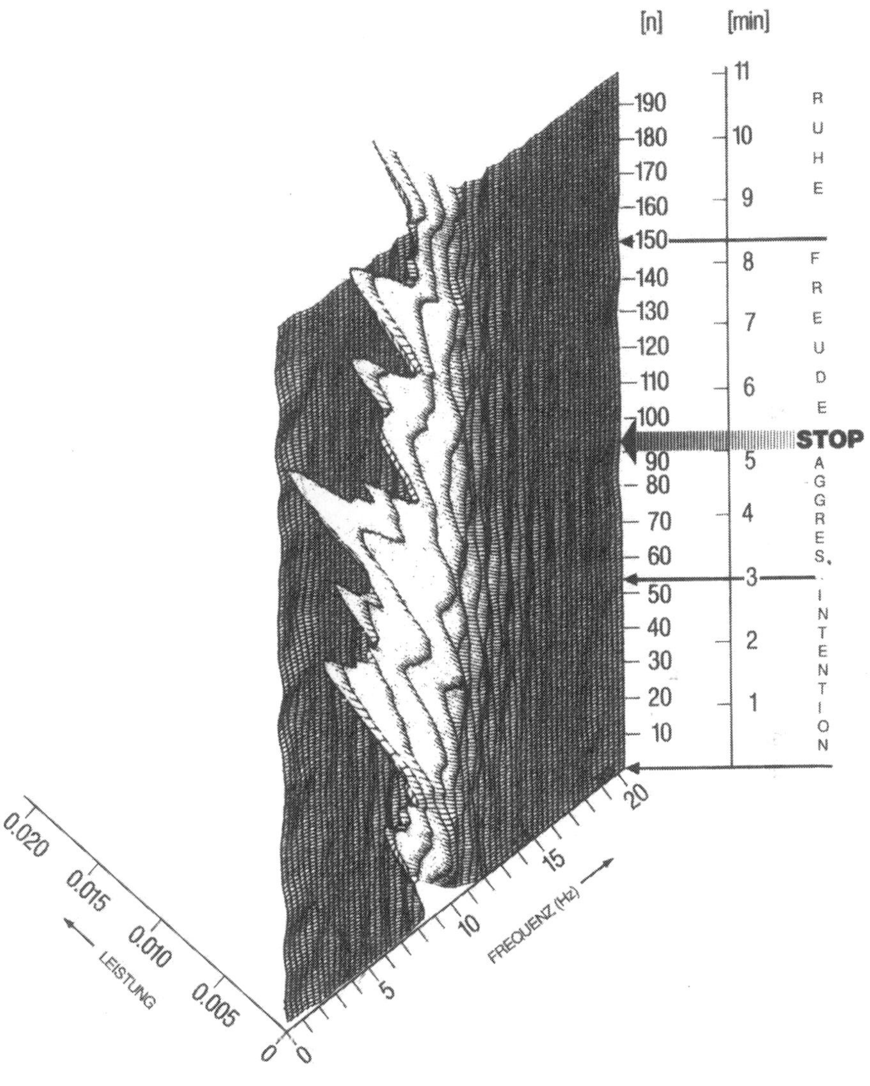


**Abb. 23**: Dreidimensionale Darstellung der spektralen Leistung. 1 Segm. = 3,3 Sek. Fall 29, 2. Übung, OR (Ehemann). Der Alpha-Gipfel erreicht bei intensiver AGGRESSION ein absolutes Maximum (High Alpha Subject). Es folgen "FREUDE-Gipfel".

Das Nacherleben beider Ehepartner war ängstlich unterlagert. Dies zeigte sich in einem Anstieg der Alpha-Gipfelfrequenz, der bei beiden Partnern in allen Übungen etwa 1, 8 Hz betrug. Bei Interferenz einer überwiegenden aggressiven Komponente mit einer ängstlichen, so kann angenommen werden, manifestiert sich die erstere in einem Leistungsanstieg und die letztere in einem Alpha-Gipfelfrequenzanstieg.

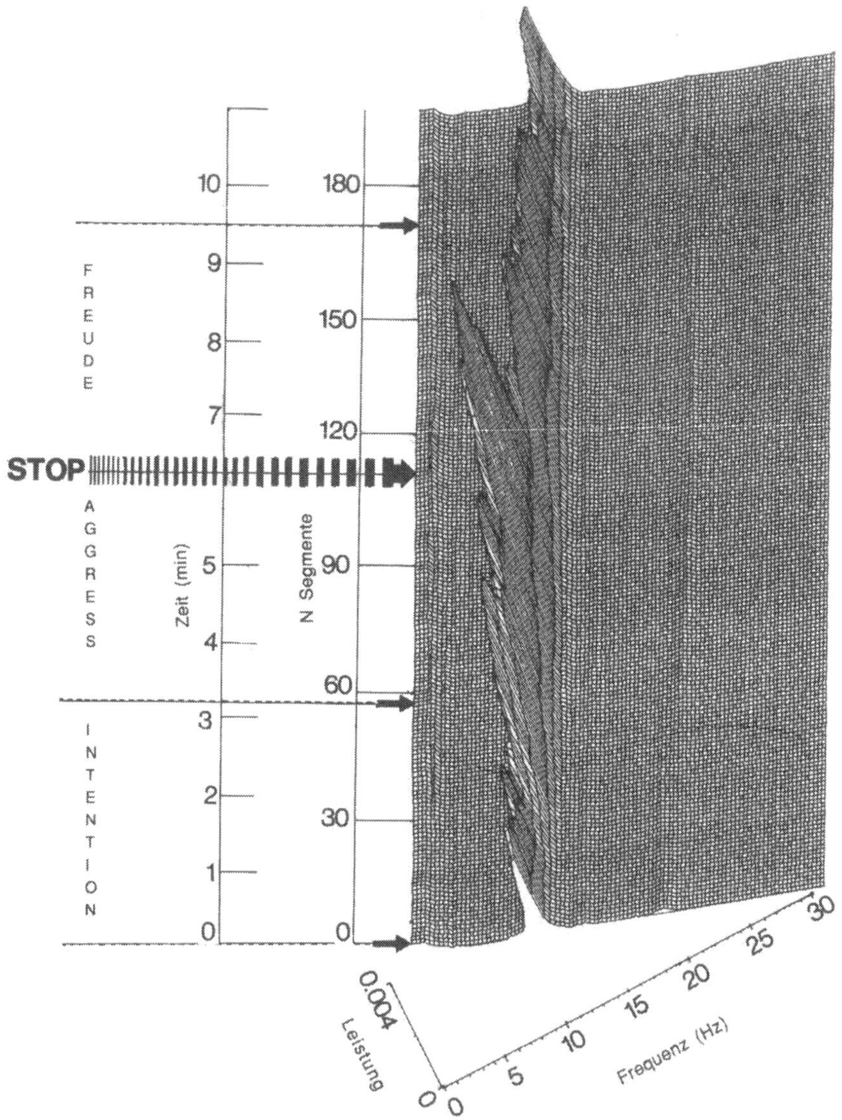


**Abb. 24**: Dreidimensionale Darstellung der spektralen Leistung. 1 Segm. = 3,3 Sek. Fall 28, 2. Übung (High Alpha Subject) (Ehefrau). Mit zunehmender AGGRESSION steigt die Alpha-Leistung drastisch an und fällt kurz vor STOP bei depressiven Gefühlen ("Ausgelaugtsein") rapide ab. Die Pulsfrequenz erhöht sich um 25 % bei AGGRESSION und kehrt in der Ruhephase auf den Ausgangswert zurück.

Die Pulsfrequenzerhöhungen sind bei Ehemann (1. Übung 38 %, 2. Übung 20%, 3. Übung 29 %) und Ehefrau (1. und 2. Übung 25 %) eindrucksvoll.

Die Kontrastanalysen zeigten den Anstieg der Alpha-Leistung und -Gipfel–frequenz.

Proband 29: Kontrastanalyse: Vergleich Intention/Aggression/Freude
Übung 3, Ableitung: okzipital links

| EEG-Parameter | Intention - Aggression | Aggression - Freude |
|---|---|---|
| Alpha-Leistung | ↑↑↑ | ↑↑↑ |
| Alpha-Modus | ↑↑↑ | ↑↑↑ |
| Alpha-Bandbreite | - | - |

Bei der Ehefrau war der Anstieg der Alpha-Gipfelfrequenz und der Beta-Leistung bei Aggression erkennbar, verbunden mit einer höheren Alpha-Leistung bei Aggression im Vergleich zur Freude.

Proband 28: Kontrastanalyse: Vergleich Intention/Aggression/Freude
Übung 2, Ableitung: okzipital rechts

| EEG-Parameter | Intention - Aggression | Aggression - Freude |
|---|---|---|
| Alpha-Leistung | - | ↓↓ |
| Alpha-Modus | ↑↑↑ | ↑↑ |
| Alpha-Bandbreite | - | - |
| Beta-Leistung | ↑↑↑ | - |

Diskriminanzanalytisch wurde bei der Ehefrau in der 1. Übung Aggression zu 73 % bei einer Gesamtklassifikationsrate von 88 % besser zugeordnet als in der 2. Übung (54 %) und gleicher Gesamtklassifikationsrate. Dies mag damit zusammenhängen, daß sie im Anschluß an den Ärger über den Ehemann sofort noch vor STOP depressiv (ausgelaugt) reagierte. Als Klassifikationsparameter dienten die Mobilität, die Alpha- und Beta-Leistung und -Gipfelfrequenz sowie in der 2. Übung zusätzlich die Komplexität (Wilk's Lambda 0, 3). Beim Ehemann gelang die Klassifizierung von Aggression in der 3. Übung, in der er am heftigsten reagierte, zu 100 % (1. Übung 67 %, 2. Übung 40 %) bei einer Gesamtklassifikationsrate von 92 % (1. Übung 78 %, 2. Übung 60 %). Als Parameter dienten die Alpha-Größen, die Theta- und Beta-Leistung und die Komplexität.

Diese psychobiologische Analyse eines Familienstreits zeigt eindrucksvoll, wie sich Persönlichkeit, Psychodynamik des Aggressionserlebens und EEG-Dynamik als Entsprechungen auf verschiedenen Analyseebenen verstehen lassen.

In der Erwartungsphase ist beim Ehemann (Abb. 25a, b) ein Maximum der Alpha-Peak-Kohärenz beobachtbar, das mit Beginn des negativen Erlebnisses rapide abfällt, um dann bei den extrem aggressiven Gefühlen des Probanden in einen erneuten Anstieg bei erhöhter Gipfelfrequenz einzumünden. Die insgesamt sehr hohe Kohärenz steigt weiter an im Bereich des freudigen Erlebens. Dieses Verhalten entspricht der Aussage des Probanden, wonach die Freudegefühle sehr bald nach dem STOP-Signal einsetzen und am intensivsten zwischen Minute 6.5 und 7.5 empfunden wurden.

Wie auch während des aggressiven Erlebens des Ehemannes steigt die Alpha-Kohärenz bei seiner Frau bei dem entsprechenden Erlebnis mit zuneh-

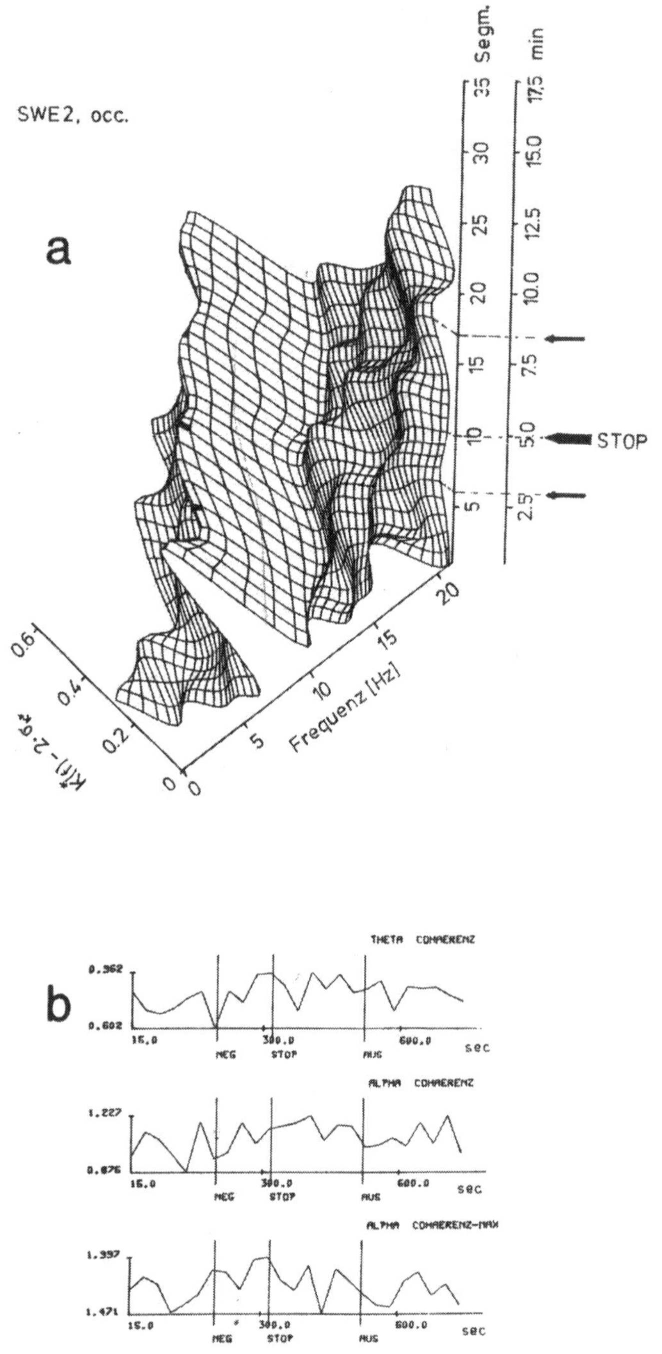


**Abb. 25**: Drei-(a) und zweidimensionale (b) Darstellung der okzipitalen Kohärenz. 1 Segm. = 30 Sek., keine Überlappung. Fall 29, 2. Übung, okzipital (Ehemann). Anstieg der Alpha-Gipfel-Kohärenz bei INTENTION (bis 1. Pfeil), AGGRESSION (bis STOP) und FREUDE (STOP bis 3. Pfeil) bei einem insgesamt hohen Kohärenzniveau.

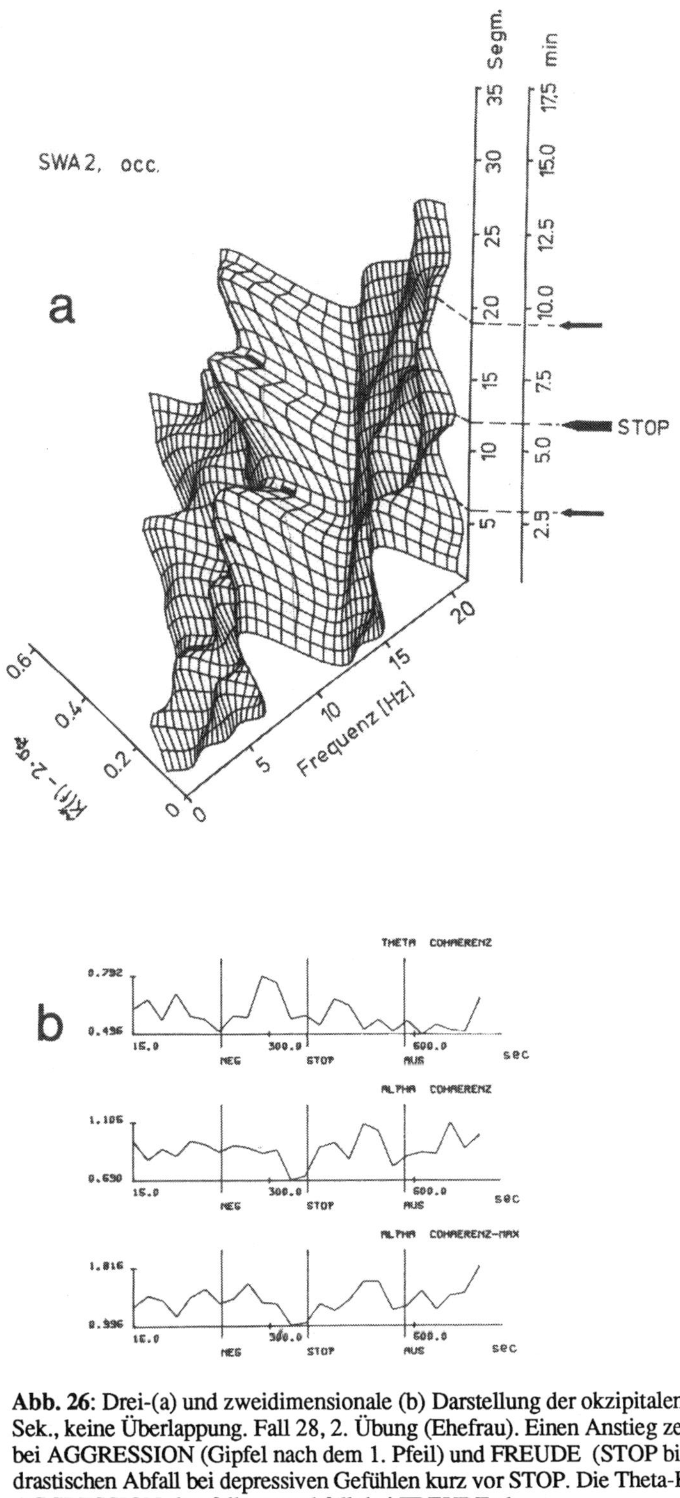


**Abb. 26**: Drei-(a) und zweidimensionale (b) Darstellung der okzipitalen Kohärenz. 1 Segm. = 30 Sek., keine Überlappung. Fall 28, 2. Übung (Ehefrau). Einen Anstieg zeigt die Alpha-Kohärenz bei AGGRESSION (Gipfel nach dem 1. Pfeil) und FREUDE (STOP bis 3. Pfeil) und einen drastischen Abfall bei depressiven Gefühlen kurz vor STOP. Die Theta-Kohärenz steigt bei AGGRESSION ebenfalls an und fällt bei FREUDE ab.

mender Aggression an und erreicht bereits vor Erreichen des STOP-Signals ihr Maximum (Abb. 26a, b). Dies stimmt mit der Schilderung der Frau überein, maximale Aggressionsgefühle zu eben diesem Zeitpunkt empfunden zu haben. Danach schildert sie ein Gefühl des Ausgelaugtseins zeitgleich mit einem Kohärenzabfall. Die von der Probandin selbst als intensiv empfundenen Freudegefühle anläßlich der Geburt ihrer Tochter gehen in der ersten Übung einher mit einem Abfall der Alpha-Kohärenz in ein sehr langgezogenes zeitliches Tal. Erst zum Schluß zur Ruhephase hin ist erneut ein deutlicher Anstieg der Alpha-Kohärenz in Übereinstimmung mit einem Freudegefühl festzustellen. Es stellt sich hier die Frage, ob das ausgeprägte Tal als Interferenz zwischen einem Trauergefühl als Nachwirkung des negativen Erlebnisses und der tiefempfundenen Freude zu erklären ist. Diese Erklärung ist insofern plausibel, als die Probandin nach der zweiten Übung erklärt, sie habe nach dem STOP-Signal schneller zu positivem Erleben hin umschalten können, mit der Folge, daß hier sehr schnell ein erneuter Anstieg der Kohärenz zeitgleich mit dem intensiven Freudegefühl zu beobachten ist (Abb. 26a, b).

## "Verdrängter" Schmerz

30jährige Ärztin, ledig, Normalprobandin (Fall 7).

*Testpsychologische Ergebnisse*
Überdurchschnittliche Leistungs- und Konzentrationsfähigkeit im D2 (Stanine 8). Im FPI-B schildert sich die Probandin als introvertierte Frau. Im GT-S sind deutliche depressive Persönlichkeitszüge und eine äußerst offene, zwanglose Haltung mit einer Tendenz zu passiver Anpassungsbereitschaft sichtbar. In ihren sozialen Bezügen fühlt sie sich durchsetzungsfähig und positiv resonant.

*Erlebnisse in den Gedanken-STOP-Übungen*

| | | |
|---|---|---|
| NEG.E. | 1. u. 2. Übung: | Konfrontation mit dem untreuen Partner. |
| POS.E. | 1. u. 2. Übung: | Ein Wiedersehen mit der Busenfreundin. |

*Emotionelles Erleben und EEG-Aktivität*
Die Probandin erlebt eine Situation nach, in der ihr Partner, zu dem sie eine symbiotische Beziehung unterhielt, in den Morgenstunden nach einem Seitensprung zu ihr zurückkehrte mit den Worten: "Ich war heute nacht bei Anna O., aber für uns ändert sich dadurch nichts!" Auffällig an der Erlebnisschilderung der Probandin ist dann, daß sie Gefühle von depressiver Niedergeschlagenheit und Angst bei sich wahrnimmt, schmerzliche Gefühle und Ärger als Antwort auf die empfindliche Kränkung durch den Partner aber vollständig ausblendet. Bei dem gezielten Nachfragen kann sie solche Gefühle in ihrem Erleben nicht vorfinden. Statt dessen nimmt sie heftiges Herzklopfen wahr und das Bedürfnis, sich an den Stuhl anzuklammern.

Spektralanalytisch war eine Aggressionsdynamik im EEG erkennbar mit einem Anstieg der Leistung in allen Frequenzbändern einschließlich des Delta-Bandes und einer Pulsfrequenzerhöhung um 54 % (2. Übung 33 %) (Abb. 27a, b).

In dem bewußten Erleben der Probandin fanden sich auch bei sorgfältiger introspektiver Reflexion keine Gefühle von Aggression und Ärger auf den

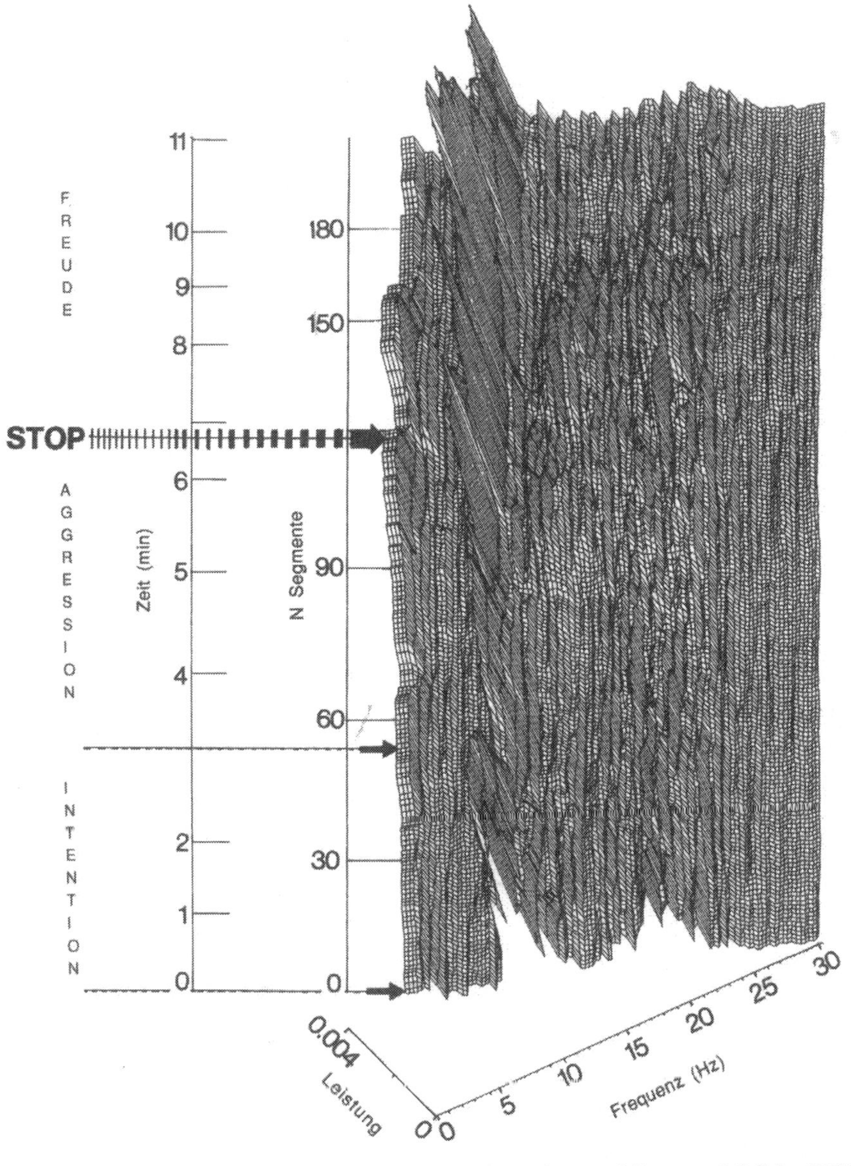


**Abb. 27a:** Dreidimensionale Darstellung der spektralen Leistung. 1 Segm. = 3,3 Sek., Fall 7, 1. Übung. Beim Einsetzen unbewußter AGGRESSIONEN steigt die Leistung in allen Frequenzbändern bis nach STOP an. Während die Alpha-Leistung bei FREUDE weiter ansteigt, sinkt die Leistung in den flankierenden Frequenzen ab.

Partner vor. Statt dessen wurden Gefühle von Enttäuschung, Niedergeschlagenheit und Angst bewußt erlebt. Angst zum Beispiel vor dem Zerbrechen der Partnerschaft und traurig-depressive Gefühle im Zusammenhang mit dem antizipierten Verlust des Partners. In ihrem bewußten Erleben nimmt die Probandin Gefühle vorweg, die erst die Konsequenz wehrhaft aggressiven Auftretens ihrerseits sein könnten. Die bewußt erlebten Gefühle können als Abwehr gegenüber den aggressiven Impulsen interpretiert werden. Der Sinn dieser Abwehr wurde aus der Psychodynamik der Probandin klarer. Sie fühlte sich in ihrem

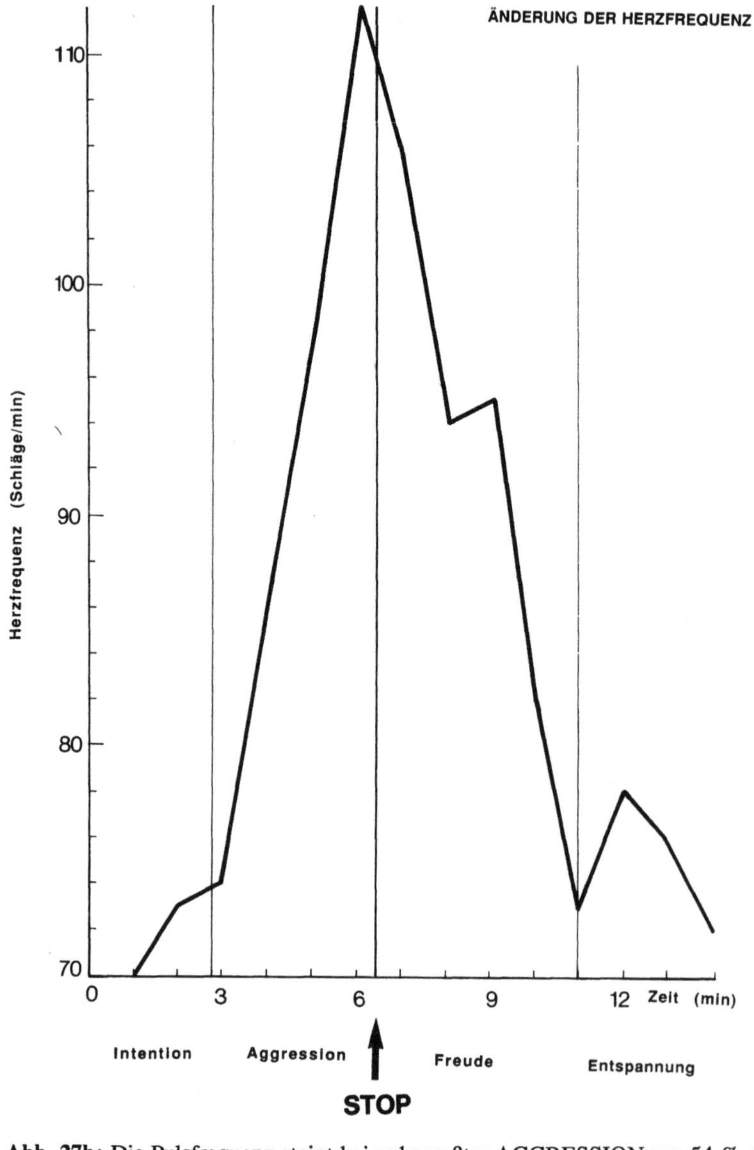


**Abb. 27b:** Die Pulsfrequenz steigt bei unbewußter AGGRESSION um 54 % an und kehrt bei FREUDE auf den Ausgangswert zurück .

symbiotischen Verlangen angewiesen auf den Partner und lieferte sich diesem mit einer unübersehbar masochistischen Komponente aus. Die Probandin mußte deshalb, um ihre symbiotische Beziehung nicht zu gefährden, Wut und Ärger-gefühle ausblenden. Die ihrer bewußten Wahrnehmung nicht zugänglichen aggressiven Emotionen zeigten sich aber in klassischer Weise in ihrem EEG und in einem dramatischen Anstieg der Herzfrequenz. Wir schließen daraus, daß die EEG-Spontanaktivität nicht nur bewußte, sondern auch unbewußte Emotionen in ihren physiologischen Ausdrucksmustern repräsentiert. Unbewußte oder verdrängte Affekte sind dann die Gefühle, die physiologisch alle typischen Begleitphänomene entfalten, aber der bewußten Wahrnehmung nicht zugänglich sind.

Diskriminanzanalytisch wird Aggression schon allein mit den Alpha-Grössen zu 52 % abgegrenzt bei einer Gesamtklassifikation von 49 %.

Das positive Erlebnis, das Treffen mit der Busenfreundin am Ferienort, löst Gefühle tiefster Entspannung, Wärme und Wohlbehagen aus, besonders in der ersten Übung. Dabei profilierte sich der Alpha-Gipfel weiter unter Abnahme der Leistungen in den flankierenden Frequenzbändern. Die Pulsfrequenz kehrte zum Ausgangswert zurück (Abb. 27b).

Ein Anstieg der Alpha-Kohärenz war bei zunehmender Aggressions- und Freudeintensität in beiden Übungen zu erkennen.

## Ärger über einen Betrug

37jähriger Arzt, verheiratet, Normalproband (Fall 19).

*Testpsychologische Ergebnisse*
Überdurchschnittliche Konzentrations- und Leistungsfähigkeit im D2 (Stanine 7). Im FPI-B zeichnet der Proband von sich das Bild eines introvertierten, toleranten und zufriedenen Mannes, mit einer Neigung zu spontaner Unbeherrschtheit und übermäßiger Besorgtheit. Allerdings muß diese Darstellung als überkritische Selbstschilderung verstanden werden, da der Proband in der Kontrollskala (FPI-Skala 9) den Höchstwert erreicht. Im GT-S schildert der Proband sich als offen mit einer Tendenz, Auseinandersetzungen und zwangiger Ordnung zu entfliehen. Sehr gute soziale Resonanz und Durchsetzungsfähigkeit kennzeichnen seine Beziehung zur Umgebung.

*Erlebnisse in den Gedanken-STOP-Übungen*
NEG.E. 1. Übung: Bedrohungsgefühle bei Beginn eines wagemutigen Unternehmens.
2. Übung: Ärger über einen Betrug.
POS.E. 1. u. 2. Übung: Ein langgehegter Wunsch geht in Erfüllung.

*Emotionelles Erleben und EEG-Aktivität*
Das Betrugserlebnis wird von dem Probanden intensiv nachempfunden. Es ruft Gefühle von Ärger und Phantasien über Tätlichkeiten (Minute 12,8) gegen den Betrüger hervor, die bis zu dem STOP-Signal anwachsen. Imaginiert wurde,

wie der Schulkamerad und langjährige Freund des Probanden diesen um einen größeren Geldbetrag bringt. Nur langsam kann sich der Proband von diesem noch frischen Ereignis lösen und in das freudige Erlebnis hineinfinden. Dabei werden schließlich schwebende leichte Gefühle einer verinnerlichten Freude empfunden.

Die EEG-Dynamik war typisch für aggressive Gefühle mit einem Anstieg der Leistung in allen Frequenzbändern und einer besonders während der tätlichen Phantasien abfallenden Komplexität. Diese Dynamik war über allen Topographien mit geringen Variationen nachweisbar (Abb. 28).

Diskriminanzanalytisch wurde Aggression zu 70 % (Gesamtklassifikation 72 %) richtig klassiert unter Verwendung aller Leistungsparameter und der Mobilität und Komplexität jeweils okzipital rechts.

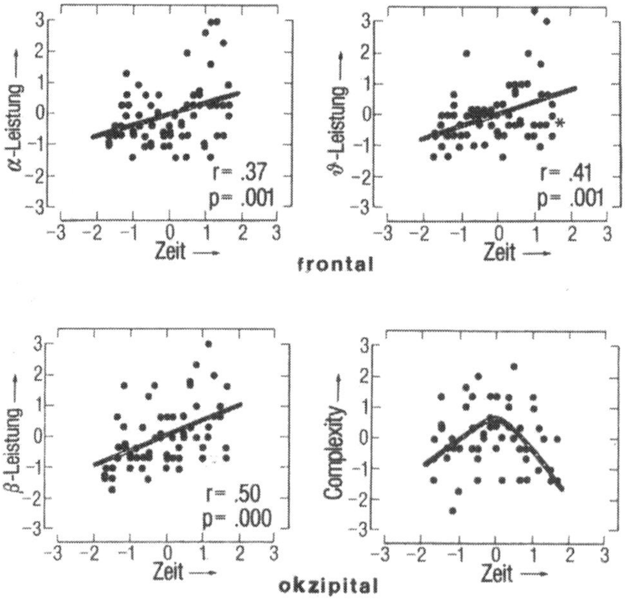


**Abb. 28**: Verlaufsdynamik einzelner EEG-Parameter bei AGGRESSION. Die Leistungen in den drei Frequenzbereichen Alpha, Theta und Beta steigen bei zunehmender Aggressionsintensität an. Die Komplexität geht in einen abfallenden Verlauf über. Darstellung der Regressionen in standardisierten Scattergrammen. Fall 19, 2. Übung, Dauer 11,7 Min., OL.

Kontrastanalytisch waren die Leistungsanstiege bei Aggression und deren späterer Abfall zur Ruhephase hin gut nachvollziehbar.

Proband 19: Kontrastanalyse: Vergleich Intention/Aggression/Freude
Übung 2, Ableitung: okzipital rechts

| EEG-Parameter | Intention - Aggression | Aggression - Freude |
|---|---|---|
| Alpha-Leistung | - | ↓↓ |
| Alpha-Modus | - | ↓ |
| Alpha-Bandbreite | ↑ | - |
| Theta-Leistung | ↑↑ | - |
| Beta-Leistung | ↑↑ | ↓↓↓ |
| Komplexität | ↑↑↑ | - |

## Aggression, Ärger und Schmerzgefühle in der Spektraldarstellung des EEG

In den Imaginationen der Probanden wurden Gefühle von Verletztsein, Kränkung, seelischem Schmerz und Ärger nacherlebt und darüber hinaus auch Phantasien, in denen es zu Tätlichkeiten gegen den Aggressor kam. So z. B. bei dem Familienstreit oder bei dem Ärger über den Betrüger. Auch die heftig kränkenden Ereignisse, wie das Ertappen des Rivalen mit der eigenen Ehefrau "in flagranti" oder die ohnmächtige Wut des Abgewiesenen, Situationen also, in denen der Betroffene einer Aggression ausgeliefert war. Die EEG-Dynamik zeigte bei den unterschiedlichsten aggressiven Gefühlen in der aktiven oder in der passiven Rolle jeweils ein stereotypes Ausdrucksmuster. Mit zunehmenden aggressiven Emotionen nahm die Leistung in allen Frequenzbändern zu, unter geringer Abnahme der Komplexität (Abb. 29). Dieser Effekt war über allen Topographien um so deutlicher zu erkennen, je heftiger der aggressive Affekt erlebt wurde und zeigte nur da deutlichere topographische Variationen, wo unterlagerte, ängstliche oder depressive Emotionen auftraten.

Kohärenzanalytisch war mit zunehmender Aggression eine erhöhte Synchronisation zwischen den beiden Hemisphären zu erkennen. Auch unbewußte "verdrängte" aggressive Gefühle kamen im EEG in typischer Weise zur Darstellung. Die EEG-Dynamik war also nicht von der Bewußtseinszugänglichkeit des aggressiven Affektes abhängig. Bewußte wie unbewußte Aggression ist gleichermaßen im Spontan-EEG repräsentiert.

Bei fast allen Probanden gingen mit dem aggressiven Affekt ganz erhebliche Pulsfrequenzsteigerungen einher, die im Durchschnitt 27 % erreichten.

In allen Fällen eindeutiger, mit keinem anderen Gefühl interferierender Aggressionsgefühle zeigte sich eine kontinuierlich mit der Aggressionsintensität zunehmende Kohärenz im Alpha-Bereich, wobei das Kohärenzspektrum in allen Fällen ein deutlich ausgeprägtes Maximum aufwies.

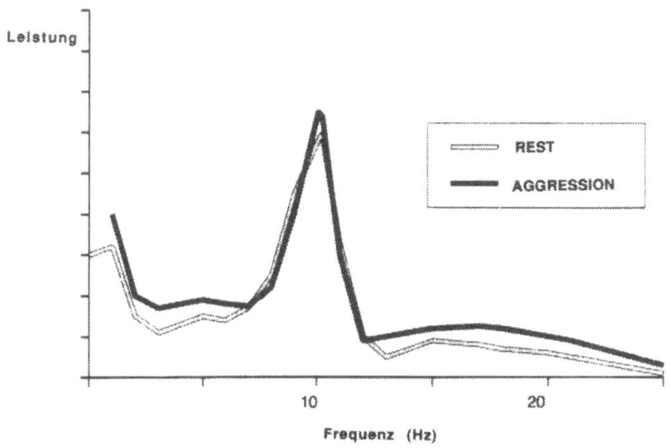


**Abb. 29:** Schemaskizze typischer Spektralveränderungen bei AGGRESSION, ÄRGER und SCHMERZ. Eine Zunahme der Leistungen in den Frequenzbändern Alpha, Theta und Beta geht einher mit abnehmender Bandweite und unverändertem Modus.

## Das Aggressionskollektiv: Statistische Ergebnisse

Die Analyse der multivariaten Effekte ergab für Aggression nach Entfernung erheblicher Probanden- und Übungseinflüsse deutliche Wirkungen auf das Alphà-Band im Vergleich mit Intention cc = .38 und Trauer cc = .54, auf das Theta-Band nur im Vergleich mit Trauer cc = .57. Bei zunehmender Aggressionsintensität veränderten sich die Alpha- und Theta-Größen im Zeitablauf beim Vergleich mit Intention cc = .19 und .21, Angst cc = .47 und .48 und Trauer cc = .38 und n.s.

Bei den Wechselwirkungen fielen die individuellen emotionellen Ausprägungsunterschiede zwischen den Probanden, die Wandlungen der emotionellen Einstellungen desselben Probanden zwischen den Übungen und die individualtypischen Prägungen der emotionellen Abläufe in beiden Frequenzbändern besonders beim Vergleich mit Intention und Freude ins Gewicht.

Die ungenügende multi- und univariate sowie topographische Differenzierung von Angst und Aggression ging auf die Beteiligung unterschwelliger aggressiver Komponenten der Probanden im Angstkollektiv zurück und umgekehrt.

In den univariaten Analysen ließ sich Aggression von Intention durch eine Abnahme der Alpha-Leistung (F = 8-35), eine Zunahme des Alpha-Modus (F = 7-36) und der Bandweite (F = 5-15) mit frontaler und temporaler - beim Modus okzipitaler - Betonung unterscheiden. Die Theta-Leistung war bei Aggression frontal erhöht (F = 11). Bei keinem der Parameter traten Seitendifferenzen auf. Gegenüber Trauer differenzierte sich die Aggression durch eine höhere Alpha-Leistung mit okzipitaler Betonung (F = 4-10), einer höheren Theta-Leistung über allen Topographien (F = 6-18) und einer überall, frontal rechts aber besonders deutlich ausgeprägt schmaleren Alpha-Bandweite.

Gegenüber Freude lag die Alpha-Leistung bei Aggression temporal niedriger (F= 13 li. und 19 re.) bei einer ebenfalls schmaleren Bandweite (F = 12 OR) (Abb. 30, 31). Die Differenzierung von Aggression gegenüber Intention und Trauer, z.T. auch gegenüber Freude gelang mit Hilfe der Alpha-Größen und der Theta-Leistung.

Bei aggressiven, ärgerlichen und schmerzlichen Imaginationen war ein Einfluß auf die vorausgehende intentionale Leistung im Alpha- und Theta-Bereich festzustellen. Folgte auf die Erwartungsphase die Intention eines traurigen Erlebnisses statt eines aggressiven, so lag die intentionale Alpha-Leistung um 27 % niedriger. Die intentionale Theta-Leistung war umgekehrt bei nachfolgender Aggression um 17 % höher als bei nachfolgender Trauer. Bei nachfolgender Angst erreichte sie ihren höchsten Wert mit einem Plus von 22 %. Wurden inhaltsgleiche Beispiele in der Erst- und Wiederholungsübung imaginiert, so war der Einfluß der Aggression auf die Modulation der intentionalen Aktivität in der Wiederholungsübung noch ausgeprägter. Dabei handelt es sich offenkundig um einen Einübungseffekt.

Diskriminanzanalytisch ließ sich Aggression im paarigen Vergleich von Intention zu 71 % (Reklassifikation 61 %) und von Freude zu 66 % (Reklassifikation 54 %) abgrenzen. Beim Vergleich von Aggression mit Intention und Freude lag die Klassifikationsrate bei 51 %. Diese betrug noch 46 % beim Vergleich von Aggression mit Intention, Angst und Trauer (Tab. 3, Anhang).

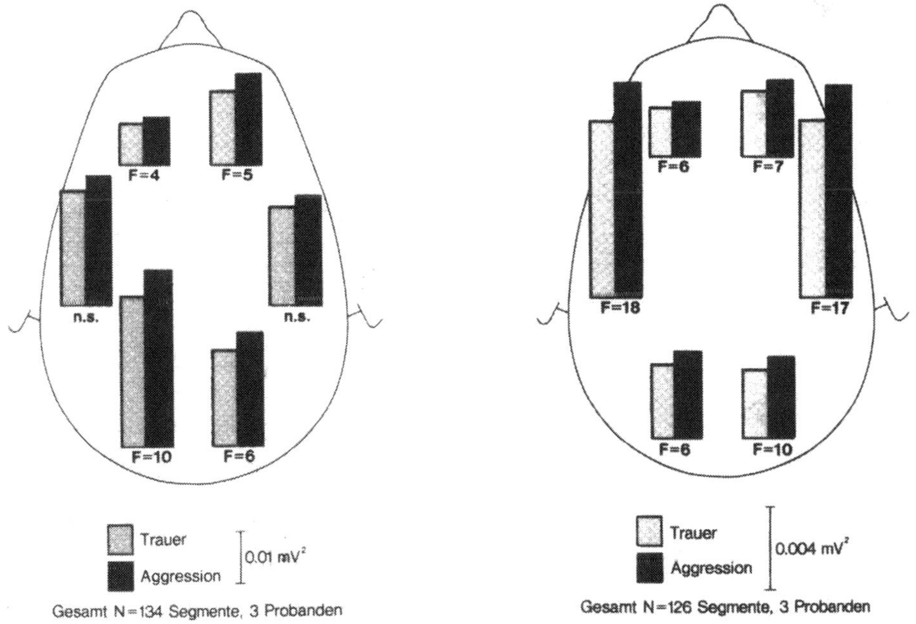


**Abb. 30**: Änderung der Alpha-Leistung (linkes Bild) und der Theta-Leistung (rechtes Bild) bei AGGRESSION im Vergleich zu TRAUER. Die Alpha- und Theta-Leistung liegt bei AGGRESSION in allen Topographien beider Hemisphären höher mit Ausnahme der temporalen Alpha-Leistung als bei TRAUER.

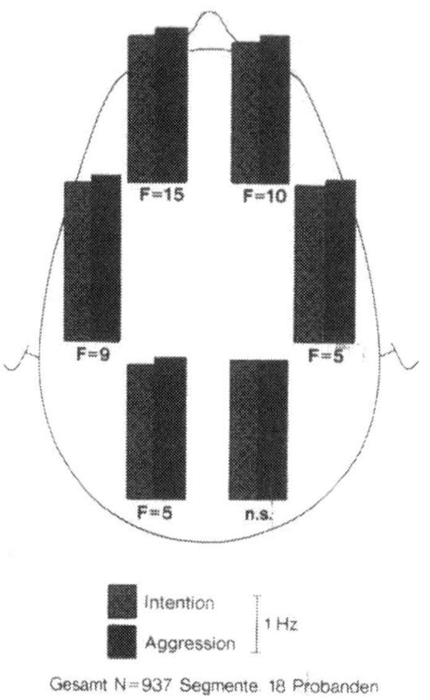


**Abb. 31**: Änderung der Alpha-Bandweite bei AGGRESSION im Vergleich zu INTENTION. Die Alpha-Bandweite ist bei INTENTION schmaler als bei AGGRESSION.

## Studien zur EEG-Dynamik bei Aggression und Schmerz

Die Entschlüsselung der EEG-Aktivität bei Aggression und Schmerzgefühlen steht noch ganz in den Anfängen.

Fragestellung, Methodik und Ergebnisse von Untersuchungen, die auf eine Klärung der Zusammenhänge zwischen EEG und Aggression abzielen, haben sich seit den Untersuchungen von HILL (1944), obwohl differenzierter bearbeitet, so doch nicht prinzipiell gewandelt. Ihr Erkenntniswert ist bezüglich des zu lösenden Problems gering geblieben. Die generelle Absicht all dieser Untersuchungen war es, aggressives Verhalten in Beziehung zu einer zerebralen Dysfunktion zu setzen. Dabei wurde, ausgehend von einem statischen Persönlichkeitsverständnis, Aggressivität als Persönlichkeitszug gesehen und erwartet, daß dieser in möglicherweise spezifischer Gestalt seinen Ausdruck mehr oder weniger konstant im EEG finde. Fast alle Untersuchungen über Aggressivität wurden an Kollektiven von aggressiven Psychopathen, die straffällig geworden waren, gemacht.

Da diese Arbeiten aber - ohne daß die Autoren es beabsichtigten - eine Bestätigung der Theta-Theorie von WALTER darstellen, seien ihre Ergebnisse in Kürze referiert.

Erst in jüngerer Zeit sind Arbeiten über die elektroencephalographischen Ausdrücke aggressiver und Schmerzgefühle bei Normalprobanden erschienen (BROMM et al. 1986, LARBIG et al. 1981, LARBIG und SCHRODE 1984, LARBIG 1985, MACHLEIDT et al. 1986, 1987, 1989).

HILL (1944) fragte, wie die meisten späteren Untersucher, nach den Zusammenhängen zwischen Persönlichkeit und EEG-Aktivität, wobei das aktuelle Erleben des Probanden während der EEG-Aufzeichnung keine Beachtung fand. Er führte seine Untersuchungen an Patientengruppen durch mit der Diagnose "aggressive Psychopathen". In 65 % der Fälle trat gruppierte langsame Aktivität (4 - 6 Hz) auf. In einem kritischen Rückblick faßte ELLINGSON (1954) die bis Mitte der fünfziger Jahre erschienenen Arbeiten zur Zusammenhangsfrage zwischen Aggressivität und EEG zusammen. In 47 - 58 % der Fälle wurde bei aggressiven Psychopathen ein normales EEG gefunden, charakterisiert durch vermehrte Theta-Aktivität. Ein möglicher, keineswegs bewiesener Zusammenhang zwischen Theta-Aktivität und Aggressivität wurde von ELLINGSON angenommen. Im übrigen wurde das vermehrte Auftreten von Theta-Aktivität im Zusammenhang mit der psychiatrischen Diagnose auf eine Verzögerung der Persönlichkeitsreifung zurückgeführt. Dieser Zusammenhang wurde auch von HILL (1963, Übersicht) angenommen.

Zu ähnlichen Ergebnissen bei visueller EEG-Auswertung wie die vorgenannten Autoren kam auch WILLIAMS (1969) bei einer sorgfältigen Studie über zwei Jahrzehnte an Gefängnisinsassen mit Gewaltverbrechen. Eine Gruppe gewohnheitsmäßig aggressiver Delinquenten wurde verglichen mit solchen, die nur einmalig ein Gewaltverbrechen begangen hatten. Wurden geistig Behinderte, Epilepsiekranke und Hirnverletzte ausselektiert, so fand er bei 57 % der gewohnheitsmäßig Aggressiven abnormale EEGs, während bei den letzteren der Prozentsatz der abnormalen EEGs genauso hoch war, wie bei der Gesamtpopulation der Strafgefangenen, nämlich 12 %. Eine Vermehrung häufig bifrontal und bitemporal auftretender Theta-Wellen, und seltener Delta-Wellen war charakteristisch für die auffälligen EEGs. WILLIAMS vermutete bei den gewohnheitsmäßig Aggressiven eine Funktionsstörung der "limbischen" Mechanismen, die eine enge Beziehung zu den vorderen temporalen und frontalen Cortex-Abschnitten haben und bei den solitär Aggressiven Auslösefaktoren in den Sozialverhältnissen.

Bei frequenzanalytischen EEG-Studien von KENNARD et al. (1955, 1956), bei denen die Probanden auch testpsychologisch untersucht wurden, war eine positive korrelative Beziehung zwischen Aggression bzw. Feindseligkeit als Persönlichkeitszug und erhöhter Theta-Aktivität im EEG gefunden worden. Analoge Zusammenhänge stellten TOMORUG und DIACONESCU (1965) an einem größeren Kollektiv fest, indem sie eine Beziehung zwischen Personen mit antisozialen Reaktionen vom impulsiv-aggressiven Typus und EEG-Veränderungen vom langsamen und dysrhythmischen Typ feststellten. In einer differenzierten testpsychologischen Studie belegte MURDOCH (1972) die oben dargestellten Zusammenhänge und konnte darüber hinaus zeigen, und dieses erscheint hinsichtlich der Theta-Theorie von WALTER bemerkenswert, daß bei den von ihm untersuchten aggressiven Psychopathen eine ausgeprägte emotionelle Reifungsstörung vorlag. Diese Befunde stehen in Übereinstimmung mit der Theta-Theorie WALTERs, in der postuliert wird, daß die langsame EEG-Aktivität Ausdruck für Erleben und Verhalten auf regressivem unreifem Niveau ist. Diese Interpretation der vorliegenden Befunde erscheint plausibler als der Zusammenhang zur Aggressivität, da aggressive Emotionen zum Zeitpunkt der EEG-Untersuchung nicht im aktuellen Erleben der Probanden vorfindlich sein mußten.

Die Ergebnisse hinsichtlich aggressiver Persönlichkeiten und EEG-Aktivität sind, wie bei diesem methodischen Vorgehen auch nicht anders zu erwarten, widersprüchlich. RILEY (1979) fand bei einer Gruppe von Patienten, bei denen wegen aggressiver affektiver Ausbrüche eine EEG-Untersuchung veranlaßt wurde, keine größeren Abweichungen von der Norm als bei Normalprobanden auch. In neueren Untersuchungen werden differenziertere, in ihrem Erkenntniswert bezüglich der Zusammenhangsfrage zwischen spezifischen EEG-Mustern und aggressiven Emotionen jedoch nicht brauchbarere Ergebnisse mitgeteilt. BLACKBURN (1975) fand keine erhöhte Theta-Aktivität bei Strafgefangenen, bei denen testpsychologische und sozialpsychologische Aggressionsskalierungen vorgenommen wurden. Bei der aggressiven Gruppe war die dominante Alpha-Frequenz allerdings höher als bei der weniger aggressiven Gruppe. Die Reaktivität des Alpha-Rhythmus auf schmerzhafte Reize war bei ersterer Gruppe größer. Bei wiederholter Stimulation war bei der erstgenannten Gruppe wiederum die Anstiegsrate für Theta-Aktivität niedriger. BLACKBURN (1975) folgert, daß aggressive und weniger aggressive Individuen über verschiedene Arten der Informationsverarbeitung verfügen, die bei der ersteren Gruppe zu schnelleren Reaktionen auf Umgebungsreize führen. Auch MANDELZYS et al. (1981) fand bei einem Biofeedback-Training mit aggressiven und nicht-aggressiven Straftätern bei den erstgenannten eine höhere Alpha-Frequenz und -Amplitude bei niedrigerer Alpha-Ausprägung. Die Annahme, daß bei Probanden mit größeren regressiven Persönlichkeitsanteilen vermehrt Theta-Aktivität gefunden wird, wird auch durch die Studie von FRUENSGAARD et al. (1980) gestützt. Bei Patienten mit neurotischer Exkoriation (Hautwundreiben) wurden bei 52 % abnormale EEGs gefunden; im Vergleich dazu bei Neurotikern ohne diese Symptome in nur 25 % der Fälle. Damit lag der Grad der EEG-Veränderungen bei Patienten mit neurotischen Exkoriationen etwa genauso hoch wie bei aggressiven Psychopathen. In der Mehrzahl der Fälle bestanden die EEG-Veränderungen in bilateraler Theta-Aktivität. In der Hälfte dieser Fälle waren auch Krampfpotentiale nachweisbar, ohne daß eine organische zerebrale Schädigung oder eine Epilepsie vorlag. Der unverhüllte selbstdestruktive Charakter kommt bei der neurotischen Exkoriation ganz offen zum Ausdruck und spielte eine wesentlich größere Rolle als bei den anderen neurotisch gestörten Probanden im Untersuchungskollektiv. Einen mehr spezifischen Ausdruck für autodestruktive Aggression könnte man in den bei den Patienten von FRUENSGAARD et al.

(1980) auftretenden Krampfpotentialen sehen. Als Epilepsie-spezifische Potentiale könnten sie als ein funktionaler EEG-Ausdruck für autodestruktiv am eigenen Körper abreagierte archaische, aggressive Impulse interpretiert werden in Analogie zur psychodynamischen Interpretation epileptischer Anfälle (FREUD 1928, FENICHEL 1945). An größeren Kollektiven konnte nachgewiesen werden, daß bei etwa nur 70 % der Patienten mit Krampfpotentialen im EEG ein epileptisches Anfallsleiden vorlag (GUTJAHR et al. 1979). 30 % aller Krampfpotentiale, davon ist auszugehen, sind nicht mit einem epileptischen Anfallsleiden korreliert.

Die EEG-Studien zur Aggressivität, die das aktuelle emotionelle Erleben während der Ableitung nicht berücksichtigen, sondern die Aggressivität als Persönlichkeitszug und darüber hinaus als etwas Statisches auffassen, vermögen prinzipiell zur Lösung der hier gestellten Fragen wenig beizutragen. Es scheint eher wahrscheinlich, daß die referierten Befunde Spezifischeres bezüglich der Reifungsverzögerung der Probanden aussagen, als überhaupt einen Bezug zu deren aggressivem emotionellen Erleben herstellen. Sie stützen die von WALTER in der Theta-Theorie gemachten Annahmen, daß Theta-Aktivität Ausdruck noch "kindlichen" Erlebens und Verhaltens ist, das seinen Ausdruck unter anderem auch in pathologischem Aggressionsverhalten finden kann.

Da in diesen Studien darüber hinaus allein das Auftreten von langsamer Aktivität, nicht aber die Quantität und die genauere Parameterkonfiguration dieser Wellen analysiert wird und auch keine Aussage über die Konfiguration und Änderungsrichtung der Aktivität in den anderen EEG-Frequenzbändern gemacht wird, lassen sich keinerlei Rückschlüsse bezüglich der Konfiguration der Grundaktivität im Zusammenhang mit aggressivem Erleben ziehen. Nur ein verwertbarer Hinweis war in der Literatur zu finden: OSTOW (1950, Übersicht) beschreibt, daß bei aktuellem aggressivem Erleben, bei der "Mobilisation physischer und mentaler Ressourcen in Bereitschaft zur Konfrontation mit einer gefährlichen Situation" eine deutliche Alpha-Aktivitätszunahme zu beobachten ist. Bei ersten eigenen Untersuchungen war bei Aggression die Ausprägung im Alpha- und Theta-Frequenzband erhöht (GUTJAHR und MACHLEIDT 1980, MACHLEIDT et al. 1981).

Für die Konstituierung eines umfassenden "Schmerzkonzeptes", das nach außen abgegebenen Schmerz, also Aggression, sensorisch empfundenen Schmerz wie auch Vulnerabilität und psychischen Schmerz umfassend vereinigt oder gegebenenfalls aufgrund unterschiedlicher physiologischer Muster differenziert, sind Schmerzexperimente von Belang. Von besonderem Interesse für unsere Fragestellung sind LARBIGs psychophysiologische Arbeiten (1981, 1982, 1985) zum Schmerz bei griechischen Feuerläufern, Hakenschwungzelebranten in Ceylon, einem Fakir und einer Normalprobandengruppe. Bei der Auswertung der Ergebnisse dieser hochinteressanten Studien sind in unserem Zusammenhang zwei Aspekte zu unterscheiden. Hier soll die Frage Beantwortung finden, ob die spektralanalytische Konfiguration der EEG-Muster bei Schmerz der bei Aggression und Vulnerabilität gleicht, wofür es einige Hinweise gibt, und ob es bei den Zelebranten der kulturellen Schmerzrituale eine Schmerzbewältigung gibt, die mit typischen EEG-Veränderungen einhergeht.

Zu der ersten Frage trägt LARBIGs Arbeit nur ungewollt etwas bei, denn er fragt in erster Linie nach der Vermehrung von Theta-Aktivität im Zusammenhang mit Schmerzbewältigungsmechanismen. Die abgebildeten Spektren während der "Schmerz"-Applikation bei einem Fakir zeigen aber im Vergleich zur Vorbereitungsphase beim Einstechen von Dolchen in Hals, Zunge und Bauchhaut auf beiden Seiten einen besonderen Anstieg der Theta-Leistung parietal, aber auch gut erkennbare Leistungsanstiege im Beta- und Alpha-Frequenzband. Bei untrainierten Versuchspersonen fand er unter Verzicht auf das Zeremoniell Anstiege im Beta- und Theta-Frequenzband. Bei zwei weiteren "Desynchronisation". Bei den meisten "Schmerzartisten" war eine Verschiebung des Spektrums zu den langsamen Frequenzen mit einem hohen Theta-Gipfel zu erkennen, der besonders hoch in der Antizipationsphase und während der Schmerzapplikation war. Über die theoretischen Hypothesen, die LARBIG zur Erklärung dieses Phänomens bemüht, wird im Abschnitt 7.3 "Regression und Theta-Aktivität" eingegangen.

Die Fixierung auf ein Frequenzband hat bisher das Auffinden eines schmerzspezifischen Musters verhindert. Schmerzstudien zur Alpha-Aktivität sprechen für eine Leistungszunahme. Nach Applikation eines aversiven Stromschlages sahen ORNE und PASKEWITZ (1974) ihre Erwartung nach einer Alpha-Blockade nicht erfüllt. BROMM et al. (1986) fanden bei Applikation von intrakutanen Schmerzreizen einen Anstieg der Alpha-Leistung um 30 % beim Vergleich der Placebo-Situation zur Base-line-Situation vorher. Unsere Nachfrage bei BROMM ergab, daß unter Schmerzreizen auch die Theta- und Beta-Aktivität ansteigt (BROMM 1988).

Damit gibt es ernstzunehmende empirische Daten, die ein umfassendes Schmerzkonzept begründen können. Bei Ärger, psychischem Schmerz, Gekränktsein und Verletztsein fanden wir in unseren späteren Untersuchungen, die die Ergebnisse unserer früheren Untersuchungen bestätigten und erweiterten, in der Zunahme der Leistungen im Alpha-, Theta- und Beta-Frequenzband ein typisches EEG-Korrelat. Dieses tritt offenkundig auch bei somatischen Schmerzempfindungen auf. Damit kann auf einen einheitlichen Schmerzverarbeitungsmodus geschlossen werden, der emotioneller Art zu sein scheint, denn spezielle sensorische Schmerzperzeptionsorganellen wurden bekanntlich in der Peripherie bisher nicht gefunden.

Weiter gibt es ernstzunehmende Hinweise darauf, daß wie bei Schmerzartisten und bei "Verdrängung" psychischer Schmerzen der Theta-Anteil im Frequenzspektrum akzentuiert ist. Dieses Phänomen kann als regressiver Mechanismus der Schmerzbewältigung interpretiert werden.

Abschließend soll noch einmal der Blick auf die EEG-Befunde bei aggressiven Straftätern fallen. Wenn das Schmerzgefühl - bei dieser Klientel das aggressive Zufügen von Schmerzen - also der extroverse Schmerz als Grundgefühl gleichberechtigt neben dem Angstgefühl und dem Trauergefühl steht, dann dürften einige Analogieschlüsse zur Psychopatologie legitim sein. Neben den Angstkrankheiten und Trauerkrankheiten neurotischer und psychotischer

Ausprägung lassen sich die Aggressionskrankheiten stellen. Wie bei chronisch Depressiven ein spezifisches EEG-Muster und eine Verschiebung zu den langsamen Frequenzbändern zu eruieren ist und bei chronisch Schizophrenen diese Verlangsamungen neben dem angstspezifischen EEG-Muster ebenfalls auftreten, kann für chronisch Aggressive neben dem spezifischen Muster auch eine Verschiebung zu den langsamen Frequenzbändern angenommen werden. Unter Verwendung des der Entwicklungspsychologie entstammenden Regressionsparadigmas, das auf alle drei Krankheitskategorien gleichermaßen Anwendung finden kann, gibt darüber hinaus die spezifische Spektralkonfiguration Aufschluß über den zugrundeliegenden Affekt. Daß es die nosologische Kategorie Aggressions-Psychose-Neurose bis heute nicht gibt, liegt wohl weniger an den psychopathologischen Phänomenen, als eher daran, daß solche Patienten eher in Strafanstalten als in psychiatrischen Kliniken Aufnahme finden. Abweichend von den gesellschaftlichen Gepflogenheiten im Umgang mit solchen Patientengruppen muß aus emotions- und affektsystematischer Sicht eine Erweiterung der nosologischen Terminologie zur Charakterisierung solcher Syndrome gefordert werden.

## 5.4 Trauer

### Die Trauergefühle

Trauer ist das Verlustgefühl. Einige meinen, der erste und vielleicht schwerste Verlust im Leben eines Menschen findet unter der Geburt statt, nämlich der Verlust des Einsseins mit der Mutter. Ein Zustand ursprünglicher Geborgenheit und Harmonie geht mit der Geburt zu Ende. Das Neugeborene trauere mehrere Wochen um den Verlust, der ihm durch die Austreibung aus dem Mutterleib entstanden ist. Das Neugeborene biete nach der Geburt ein Bild hilflosen Jammers, des Mißmuts, des Verlassenseins, der Armut, der Ermattung und des Ausgelaugtseins, wie dies zu Teilen für die Mutter genauso zutrifft. Beide müssen den Zerfall der primordialen Einheit in zwei zunehmend eigenständiger werdende Einzelindividuen überwinden. Das Gefühl des Ausgestoßenseins, des Teil- oder Stückseins hat hier seinen ursprünglichen Ort im ontogenetischen Sinne.

Erkennt man die Paradigmatik des Geburtsvorgangs an, so ist zu verstehen, daß Individuation und Loslösung ubiquitär mit Verlusten verknüpft sind, z. B. geliebter Menschen, Veränderungen des Sozialgefüges, Rollenverlusten u. ä. Diese Sichtweise unterstellt implizit eine emotionelle Ausstattung des geburtsreifen Fötus bzw. des Neugeborenen, die ihn in die Lage versetzt, eine erste heftige Trauerreaktion zu erleben in Analogie etwa zu hedonischen Ausdrücken wie freudiges Strampeln, Lächeln u. ä. Für die Überwindung der Verluste durch Trauer fragte Freud nach der "Arbeit, welche die Trauer" zu leisten habe. Das temporäre Verharren in der Trauer beim Vorgang der Ablösung von einem Objekt sei notwendig zur Überwindung des erlittenen Verlustes. Trauer ist demnach Reaktion auf den Verlust eines geliebten Objektes. Das Gestörtsein dieser Fähigkeit, eben aus der Verknüpfung mit dem verlorengegangenen Objekt herauszukommen, sei für neurotische und psychotische Trauer charakteristisch. Jedoch nicht nur im paradigmatischen Fall des Verlustes eines geliebten Objektes, sondern alltäglich, so ist anzunehmen, werden unzählige Objekte überwiegend unbewußt betrauert. Die Ojekte des täglichen Erlebens, gedankliche, geständliche oder Gefühlsobjekte, werden bei ihrer bewußten oder unbewußten Wahrnehmung, ihrem Kommen und Gehen mehr oder weniger stark betrauert. Ob ich eine Arbeit beende, jemanden verabschiede oder ein glücklicher Moment zu Ende geht. Diese Fähigkeit zu trauern ist ein Zeichen gesunder Persönlichkeitsentwicklung.

Die Trauergefühle haben unzählige Erscheinungsformen und Gesichter. Betrauert wird der Zerfall einer zuvor bestehenden Einheit in eine Zwei- oder Mehrheit. Die Trauer ist so betrachtet das Gefühl der Ablösung, des Verlassenseins, der Einsamkeit oder auch der Kleinheit. Wenn hochbewertete Ziele sich als unerreichbar erweisen, der erwünschte Erfolg also ausbleibt, entstehen Gefühle wie Enttäuschung, Niedergeschlagenheit, Erschöpfung, Bedrücktheit, Mut- und Trostlosigkeit, Ermattung oder ein Gefühl der Niederlage, der Resignation, der "Melancholie", der Verzweiflung, des Kummers, des Grams usw.

Die Trauer kann sich, wie schon erkennbar war, auf ganz unterschiedliche Objekte richten. Sie kann dem Abschied von idealisierten Zielen, von liebgewordenen Idealvorstellungen von sich selbst gelten oder auch Realobjekten wie geliebten Menschen, einem vertrauten Arbeitsplatz o. a. Tritt sie im Gewande des Verzichtes, des Mitleids, des Opfers oder des Altruismus auf, so wird die Trauer zur kulturell hochbewerteten Tugend.

Funktionell körperliche Manifestationen der Trauer sind Schweregefühl, Unbeweglichkeit, Apathie, Initiativelosigkeit, Erstarrung, Erdgebundenheit, Druckgefühl, Appetit- und Schlaflosigkeit, sexuelle Inappetenz u.v.a.m.

Der normale Trauerverlauf endet mit der Ablösung von dem Objekt. Die geglückte Loslösung wird mit Erleichterung erlebt und schließt den Ablösungsvorgang ab. Darauf kann dann die Zuwendung zu neuen Objekten folgen.

Verwendete Literatur: EKMAN und FRIESEN 1975, EKMAN, FRIESEN und ELLSWORTH 1972, EULER und MANDL 1983, FREUD 1917, HOFFMANN 1983, IZARD 1977, LUNGWITZ 1925, 1933 u.a.m.

## EEG-Dynamik bei Trauer: Einzelfallanalysen

### Verlusttrauer

33jähriger KFZ-Mechaniker, getrennt von der Ehefrau lebend, alkoholkrank (Fall 1).

*Testpsychologische Ergebnisse*
Der Proband verfügt über eine gute Leistungsfähigkeit bei konstantem Konzentrationsvermögen (Stanine 6). In der Selbstschilderung im FPI-B schätzt der Proband seine Kontaktbedürftigkeit weit höher ein als seine Kontaktfähigkeit. Er erlebt sich als leicht frustrierbar und irritierbar, bei einer im übrigen offenen und selbstkritischen Haltung. Extravertiertheit und eine überwiegend männliche Selbsteinschätzung sind zu erkennen. Letzteres korreliert im GT-S mit guter sozialer Resonanz und ebenso guten sozialen Fähigkeiten und einer offenen zwangslosen Wesensart, bei der eine gewisse Neigung zu eigensinnigen Handlungsimpulsen auffällt.

*Erlebnisse in den Gedanken-STOP-Übungen*

| | | |
|---|---|---|
| NEG.E. | 1. u. 2. Übung: | Trauer um den Verlust des Sohnes nach Trennung von der Ehefrau. |
| POS.E. | 1. u. 2. Übung: | Triumphaler Sieg bei einem Motorradrennen durch besonders mutiges Fahren. |

*Emotionelles Erleben und EEG-Aktivität*
Der Proband imaginiert die Trennungsszene von seiner Ehefrau und seinem kleinen Sohn. Der Abschied von dem Jungen geht ihm besonders nahe "... als er sich noch einmal umdrehte. Ich guckte in sein Gesicht ...". Er empfindet das Traurige und Bedrückende dieses Abschieds wieder, als sei es damals.

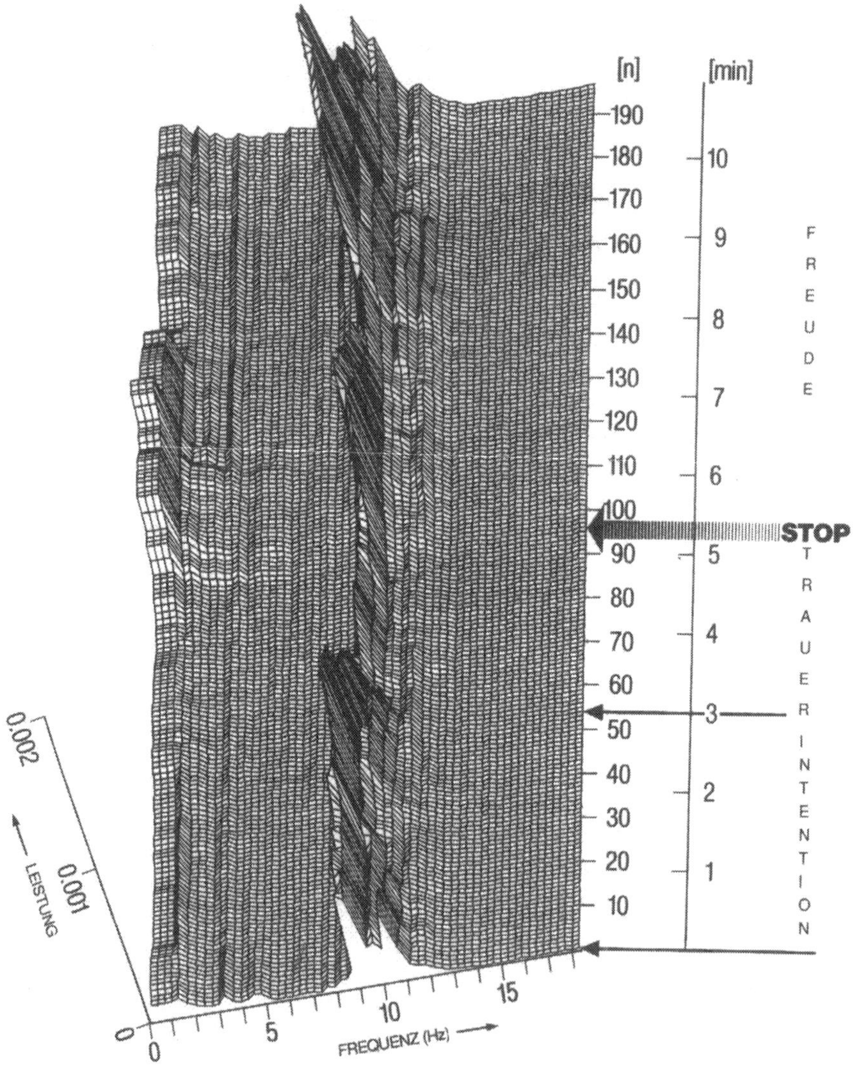


**Abb. 32**: Dreidimensionale Darstellung der spektralen Leistung 1 Segm. = 3,3 Sec., Fall 1, 1. Übung, Ableitung OR. Nach der intentionalen Phase fallen beim Einsetzen tiefer TRAUER die Leistungsparameter im EEG abrupt ab. Wiederanstieg der Alpha-Leistung bei nachlassender TRAUER bis STOP. Rapider Anstieg der Alpha-Leistung und Leistungsabnahme in den flankierenden Frequenzbändern Theta und Beta bei triumphaler FREUDE.

Spektralanalytisch zeigte ein sprunghafter Abfall der Leistung im Alphaband und in den flankierenden Frequenzbändern den Beginn der Verlusttrauer an, verbunden mit einem sprunghaften Anstieg der Komplexität (Abb. 32).
Anhand der standardisierten Scattergramme zeigte sich in einigen Topographien paradoxerweise ein Anstieg der Alpha-Leistung während der Trauerphase. Dies erklärt sich aus dem sprunghaften Einsetzen tiefer Verlusttrauer, die sich beim weiteren Verlauf im Sinne einer positiven Trauerarbeit langsam abbaut. Im Unterschied zu Angst und Aggressionsprozessen, die sich langsam aufbauten, setzte die Trauer schnell ein und baute sich langsam bis STOP ab. Daraus resultierten scheinbar paradoxe Parameterverläufe in den Scattergrammen. Aus den Spektren war die Dynamik der Trauerprozesse gut zu entnehmen. In einem mäßigen Anstieg der Alpha-Gipfelfrequenz zeigte sich eine unterschwellige ängstliche Komponente.
Die Pulsfrequenz stieg um 18 % (2. Übung 24 %) an.

Diskriminanzanalytisch waren in der 1. Übung (2. Übung) die Trauersegmente gut zu 82 % (79 %) bei einer Gesamtklassifikation von 73 % (71 %), Intention zu 56 % und Freude zu 91 % abgrenzbar. Verwendung (OR) fanden die Alpha-Leistung und -Bandweite, die Beta-Leistung und die Komplexität, in der 1. Übung zusätzlich die Theta-Leistung und in der 2. der Alpha-Modus.

Gefühle von Leichtigkeit und Stolz löste die Erinnerung an den Sieg bei einem Motorradwettrennen aus. Eine ausgeprägte Freudedynamik war im EEG zu erkennen (s. Abschnitt Freude).

In beiden Übungen ist der Verlauf der Kohärenzspektren im Alpha-Bereich sehr ähnlich: Nach dem Beginn der Rekapitulation der Trennungssituation von seinem Sohn sinkt die Kohärenz im Alpha-Bereich auf ein relatives Minimum ab, um dann über das STOP-Signal hinaus während der Freudegefühle einen kontinuierlichen Anstieg zu zeigen.

### Verzicht

42jährige Lohnbuchhalterin, verheiratet, zwei Kinder, alkoholkrank (Fall 17).

*Testpsychologische Ergebnisse*
Im D2 überdurchschnittliche Leistungsfähigkeit bei schnell nachlassendem Konzentrationsvermögen (Stanine 7). Im FPI-B zeichnet die Probandin das Selbstbild einer kontaktbedürftigen Normalpersönlichkeit. Allerdings spricht der niedrige Wert (Stanine 3) in der Kontrollskala 9 für eine unkritische Selbstdarstellung. Im GT-S dagegen schildert die Probandin sich als eine depressive Frau mit erheblichen Abhängigkeitswünschen und großer Kontaktbedürftigkeit. Bei der Durchsetzung eigener Wünsche geht sie Auseinandersetzungen nicht aus dem Wege. Ihre sozialen Wirkungen und Fähigkeiten schätzt sie sehr hoch ein.

*Erlebnisse in den Gedanken-STOP-Übungen*
NEG.E. 1. u. 2.Übung: Angst vor dem Alleinsein bei drohendem Partnerverlust.
POS.E. 1. u. 2. Übung: Der Verzicht.

*Emotionelles Erleben und EEG-Aktivität*
Die Vergegenwärtigung ihrer Partnerbeziehung weckt in ihr Ängste vor dem Verlust des Partners und vor dem Alleinsein "als sei es Wirklichkeit". Damit geht eine typische Angstdynamik im EEG einher (s. Abschnitt Angst).

Ein jüngstes Erlebnis mit einem dritten Partner weckte alte Wünsche und Erwartungen. In der Erinnerung löst dieser eher idealtypische Partner in ihr

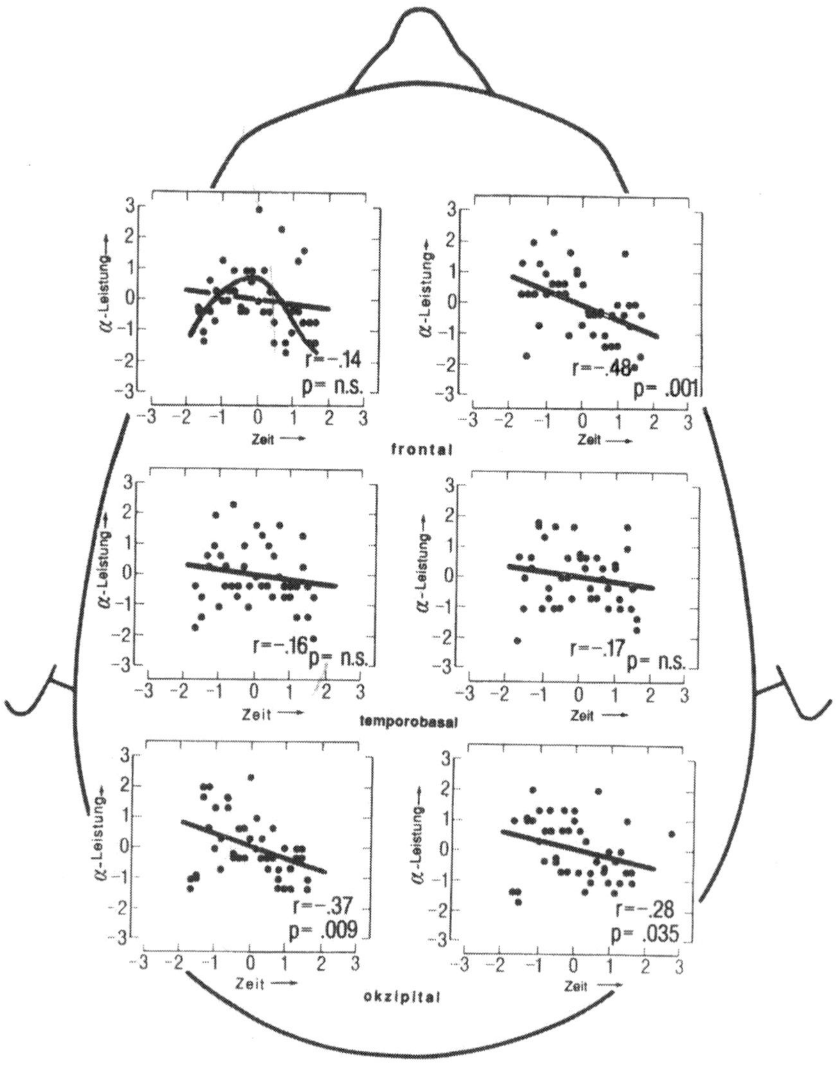


**Abb. 33a**: Verlaufsdynamik der Alpha-Leistung (Regressionen in standardisierten Scattergrammen) über der Frontal-, Temporal- und Okzipitalregion beider Hemisphären. Bei zunehmend intensiver TRAUER nimmt die Alpha-Leistung über allen Topographien ab. Fall 17, Übung 1, Dauer: 5 Min.

traurig-resignative Gefühle aus, die ihren Ausdruck in Gedanken finden "viel versäumt zu haben" und auch diesen Partner nicht haben zu können. Die Probandin bewegt sich emotionell zwischen ihrem Angewiesensein auf eine Beständigkeit bietende Partnerschaft zur Befriedigung ihrer depressiven Abhängigkeitswünsche (s. testpsychologische Schilderung) und der Gefahr, daß diese zerbricht, wenn sie auf ihre Wünsche und Erwartungen an den neuen Partner nicht

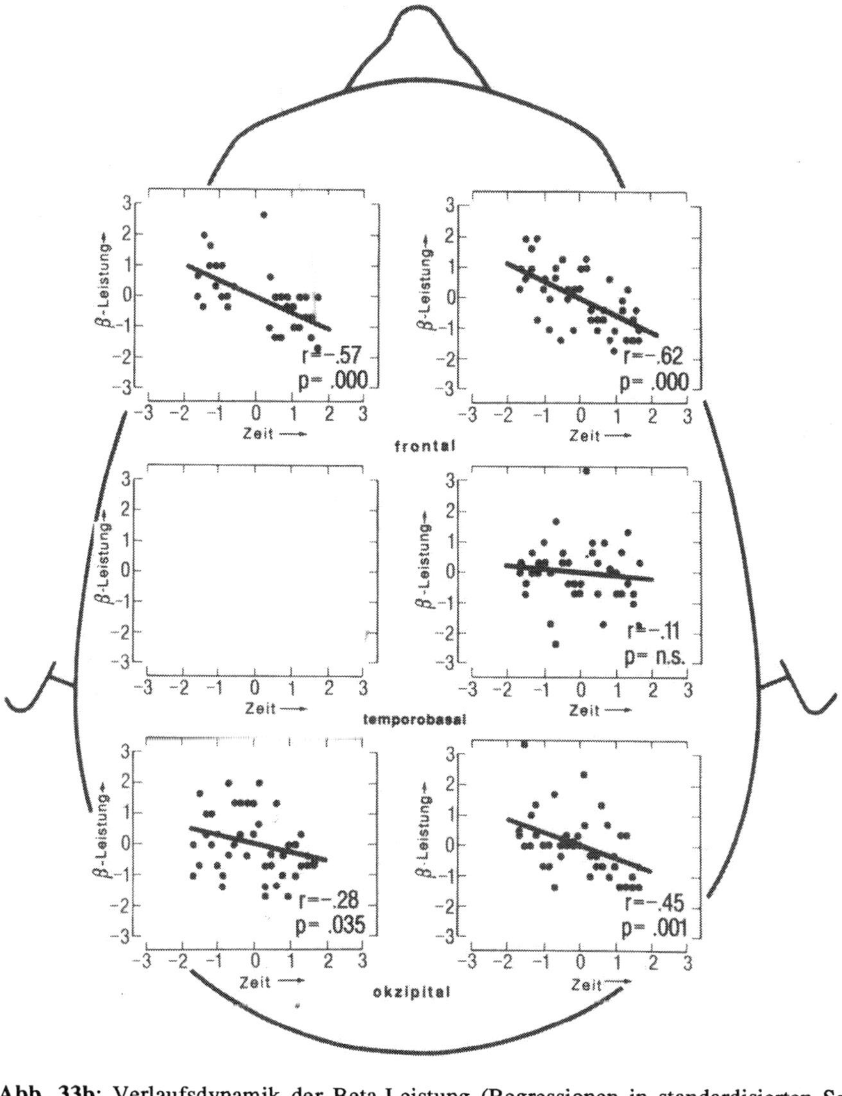


**Abb. 33b**: Verlaufsdynamik der Beta-Leistung (Regressionen in standardisierten Scattergrammen) über der Frontal-, Temporal- und Okzipitalregion beider Hemisphären. Bei zunehmend intensiver TRAUER nimmt die Beta-Leistung über allen Topographien ab. Fall 17, Übung 1, Dauer: 5 Min.

bereit ist zu verzichten. Motto: "Der Spatz in der Hand ist besser als die Taube auf dem Dach". In der traurig-depressiven Stimmung, die das Nacherleben weckt, liegt bereits die Antizipation des Verzichtes, der schließlich als unumgänglich erkannt wird und zu einer Distanzierung von ihren Wünschen führt.

Spektralanalytisch war eine für Trauer typische Dynamik erkennbar mit Abnahme der Alpha-, Theta- und Beta-Leistung über allen Topographien, die

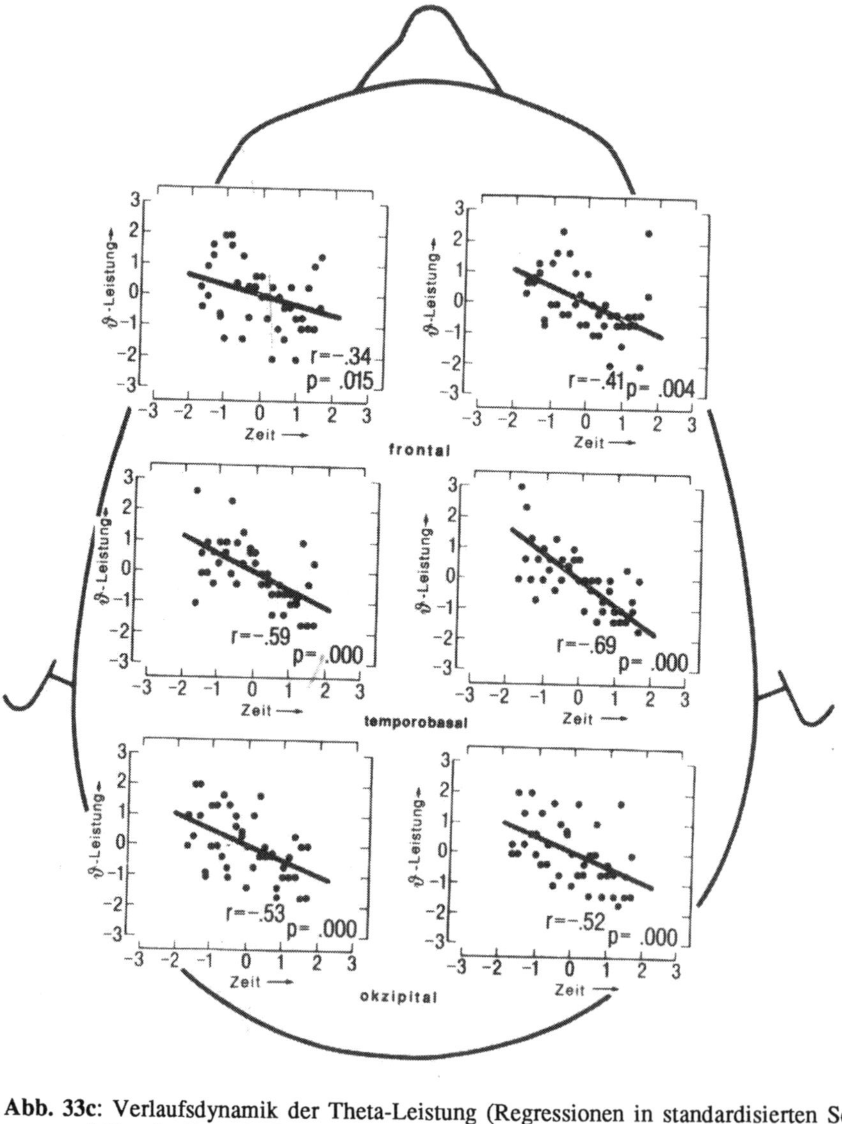


**Abb. 33c**: Verlaufsdynamik der Theta-Leistung (Regressionen in standardisierten Scattergrammen) über der Frontal-, Temporal- und Okzipitalregion beider Hemisphären. Bei zunehmend intensiver TRAUER nimmt die Theta-Leistung über allen Topographien ab. Fall 17, Übung 1, Dauer: 5 Min.

gegen Ende besonders der zweiten Übung überwunden wurde (Wiederanstieg der Alpha-Leistung) (Abb. 33 a-c).

Die Herzfrequenz nahm bei Trauer im Vergleich zu Angst in der 1. Übung (2. Übung) um 8 % (10 %) ab.

Die Verzichtsgefühle ließen sich diskriminanzanalyisch zu 70 % (57 %) etwas besser als die vorausgehenden Angstgefühle abgrenzen bei einer Gesamt–klassifikation von 74 % (57 %). Verwendung fanden (TR) die Leistung im Alpha- und Theta-Bereich des Alpha-Modus und der Theta-Bandweite, wozu in der zweiten Übung der Theta-Modus hinzu kam.

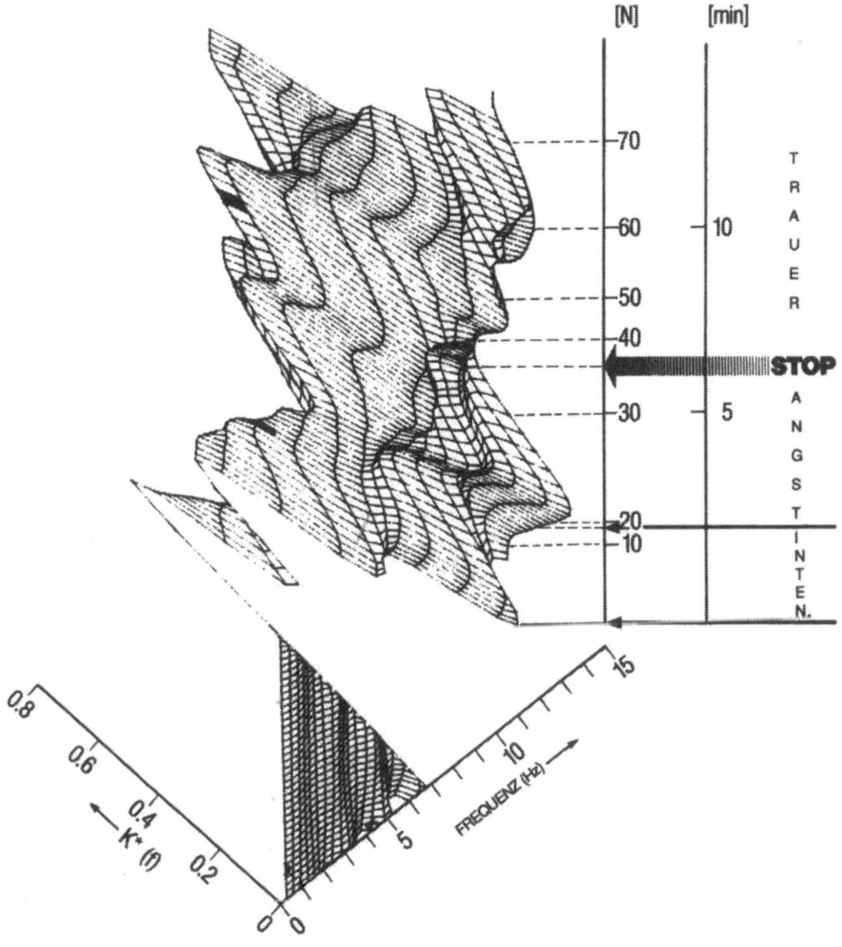


**Abb. 34**: Abfall der Alpha-Kohärenz bei ANGST und TRAUER, Wiederanstieg bei nachlassener ANGST. Fall 17, Übung 2, Ableitung: temporobasal.

Kontrastanalytisch ließ sich der Abfall der Leistung in den Frequenzbändern, der Anstieg der Komplexität und der Beta-Leistung nachweisen.

Proband 17: Kontrastanalyse: Vergleich Intention/Angst/Trauer
Übung 2, Ableitung: temporal rechts

| EEG-Parameter | Intention - Angst | Angst - Trauer |
|---|---|---|
| Alpha-Leistung | ↓↓↓ | - |
| Alpha-Modus | ↑↑ | ↓↓ |
| Alpha-Bandbreite | ↑ | - |
| Theta-Leistung | ↓↓↓ | ↓ |
| Beta-Leistung | ↓↓↓ | ↓ |
| Komplexität | ↑↑ | - |

Ausgehend von einer zu Beginn hohen Alpha-Gipfel-Kohärenz (Erwartungsspannung) sinkt die Kohärenz zu Beginn des Angsterlebens ab und nimmt dann bei nachlassender Angst bis zum STOP-Signal erneut zu (Abb. 34). Dieses deutet auf ein zunächst freudiges Empfinden hin. Ab Minute 7,3 indessen fällt die Alpha-Gipfel-Kohärenz abrupt ab und bleibt niedrig bis zum Ende der depressiven Phase. Der abrupte Abfall der Kohärenz geht einher mit starken depressiven Empfindungen.

## Verlust einer liebgewonnenen Idealvorstellung

24jährige Studentin, ledig, Normalprobandin (Fall 4).

*Testpsychologische Ergebnisse*
Im D2 höchstmögliche Konzentrations- und Leistungsfähigkeit (Stanine 9). Im FPI-B schildert sich die Probandin überkritisch (Höchstwert in der FPI-Skala 9) als zurückhaltend, selbstunsicher, leicht irritierbar und ungesellig. Im GT-S hebt sie die depressive Komponente ihrer Persönlichkeit hervor. Darüber hinaus schildert sie sich als verschlossen und eigensinnig und spricht sich die Fähigkeit ab, ihre Angelegenheiten zu lenken. Demgemäß schätzt sie ihre soziale Durchsetzungsfähigkeit gering ein, besser dagegen ihre soziale Resonanz.

*Erlebnisse in den Gedanken-STOP-Übungen*
NEG.E. 1. u. 2. Übung: Ablehnung durch den Partner.
POS.E. 1. u. 2. Übung: Ein Geborgenheitserlebnis und die Frage nach dem Selbstvertrauen.

*Emotionelles Erleben und EEG-Aktivität*
Das ablehnende Verhalten ihres Partners weckt in ihr Gefühle von Trauer, Beschämung, Wut und Angst, gegen die sie ankämpft. Es scheint die aggressive Komponente zu dominieren. Diese stellte sich EEG-analytisch am deutlichsten dar (s. Abschnitt Aggression). Im positiven Erlebnisteil der zweiten Übung beginnt die Probandin die Imagination mit Selbstbestärkungsphantasien, die stark

autosuggestiven Charakter haben. "Du fühlst dich gut. Du hast Stärke. Du kannst dich auf dich verlassen". Der Übungsleiter bestärkt sie durch Stichwörter wie "Selbstvertrauen haben" und "sich stark fühlen". Dann allerdings bemerkt die Probandin den Selbstbetrug, das Unechte der suggestiven Selbstaufwertung, dem tatsächlich ein Mangel an Selbstvertrauen zugrunde lag. Sie reagiert gekränkt mit einem wütenden Affekt, sie wirft sich Selbstbetrug vor und wertet

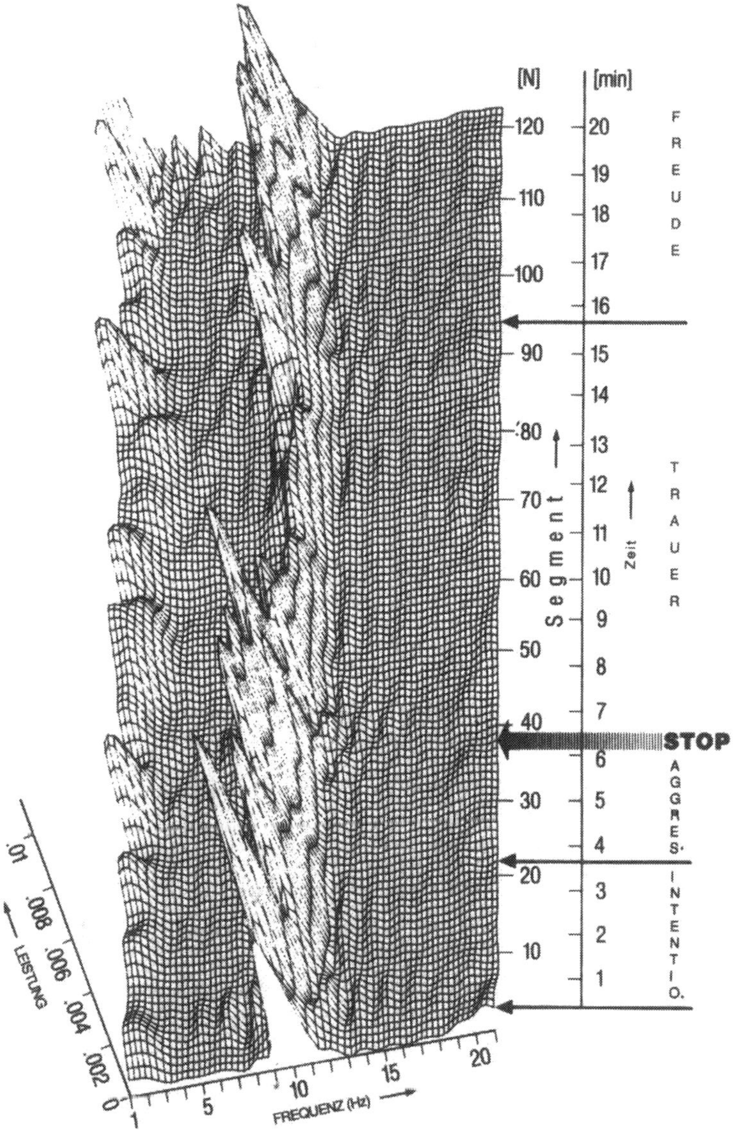


**Abb. 35**: Dreidimensionale Darstellung der spektralen Leistung. 1 Segm. = 10 Sec., Ableitung FR. Fall 4, 2. Übung. Beim Verlust einer liebgewonnenen Idealvorstellung unmittelbar nach STOP geht AGGRESSION mit maximalem Alpha-Gipfel der VERLUSTTRAUER mit dem dafür typischen Leistungsabfall in allen Frequenzbändern voraus.

sich ab. Im EEG war ein für Aggression typisches Muster erkennbar mit maximalem Alpha-Gipfel in der 7. Min. (Abb. 35).

Damit kündigte sich der schmerzliche Abschied von einer liebgewonnenen Idealvorstellung von sich selbst an. Sie tat dies im Interesse einer Aussöhnung mit der eigenen Realität. Ein Stück Wertschätzung der eigenen Person ging verloren. Und um diesen Verlust trauerte sie lange und tief. So wurde dies die längste Trauerepisode in unserem Kollektiv von ca. 8 Minuten, von der 8. bis zur 15. Min. In der 14. Minute macht der Übungsleiter eine Ich-stärkende Intervention, indem er ihre Phantasien auf eine Partnerbeziehung lenkt, die sich als stabil erwiesen hatte. Diese Intervention beendet die Trauerepisode.

Die Patientin begab sich kurz darauf in eine psychotherapeutische Behandlung wegen einer depressiven Neurose.

Mit Einsetzen der depressiven Reaktion setzte abrupt eine ausgeprägte Trauerdynamik im EEG mit Abfall aller Leistungsparameter, Zunahme der Alpha-Bandweite und einem sprunghaften Anstieg der Komplexität ein (Abb. 35). Die zunächst ansteigende Alpha-Gipfelfrequenz ging in eine abfallende über. Dies deutete auf eine initial ängstliche Komponente im depressiven Erleben der Probandin hin. Kontrastanalytisch war diese Dynamik besonders differenziert im Alpha-Band nachweisbar.

Proband 4: Kontrastanalyse: Vergleich Intention/Aggression/Trauer/Freude
Übung 2, Ableitung: frontal rechts

| EEG-Parameter | Int./Agg. | Agg./Trauer | Trauer/Freude |
|---|---|---|---|
| Alpha-Leistung | - | ↓↓ | ↑ |
| Alpha-Modus | ↑↑ | ↑↑↑ | ↓↓ |
| Alpha-Bandbreite | - | ↑↑ | ↓↓↓ |
| Theta-Leistung | - | - | - |
| Beta-Leistung | ↓ | ↓↓ | ↓↓↓ |
| Komplexität | - | ↑ | - |

Die Diskriminanzanalyse ergab besonders für die Erwartungsphase (100 %) und die aggressive Erlebnisphase (100 %) gute Abgrenzungen bei einer Gesamtklassifikation von 67 %. Das "depressive Loch" klassifizierte zu 47 % und die anschließende Regeneration und Wiedergewinnung der Fassung zu 59 %. Verwendung (FR) fanden dabei die Alpha- und Theta-Leistung die Alpha-Bandweite und die Komplexität.

Das aktiv-stützende Eingreifen des Übungsleiters führte die Probandin, wie auch spektralanalytisch eindrucksvoll erkennbar, aus dem "depressiven Loch" wieder heraus.

Nach Beginn der negativen Phase nahm die maximale Alpha-Kohärenz kontinuierlich mit ansteigender Aggressionsintensität zu bis kurz nach dem STOP. Anschließend fiel die Kohärenz mit zunehmender depressiver Verstimmung bis etwa zur Minute 12 kontinuierlich ab, um danach schließlich wieder zuzunehmen und in der Ausgangsphase auf das alte Niveau zurückzukehren (Abb. 36).

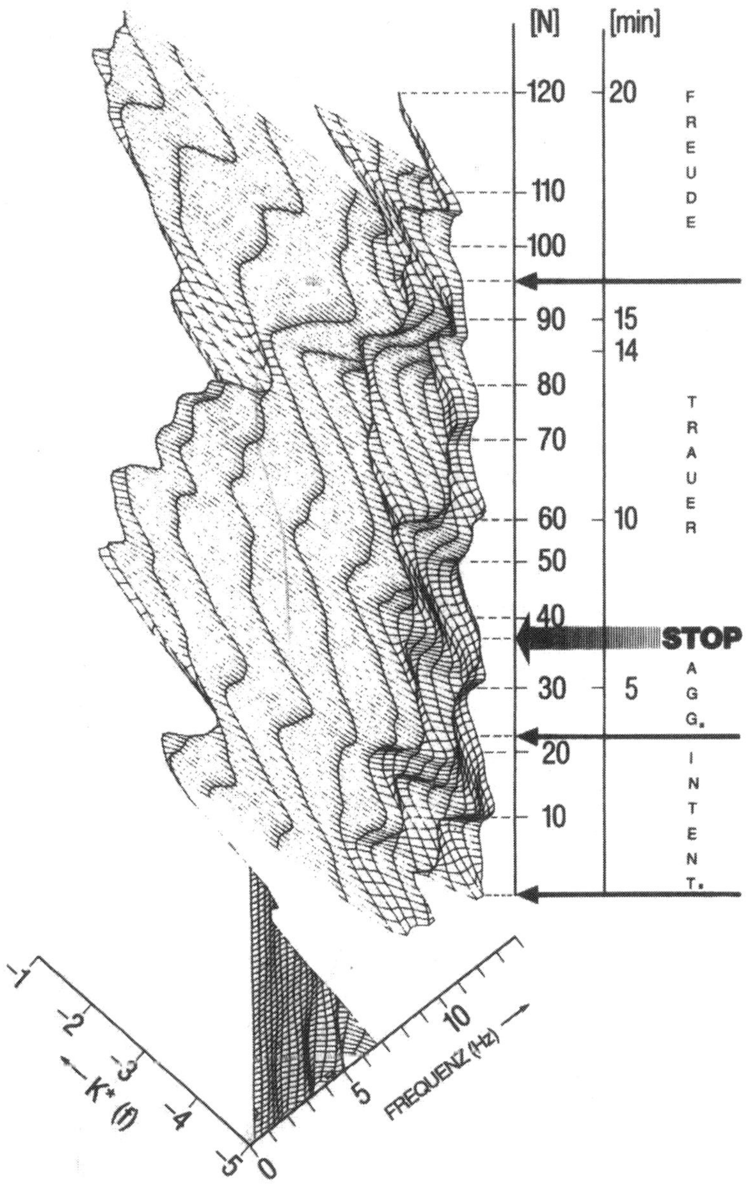


**Abb. 36**: Dreidimensionale Darstellung der frontalen Kohärenz. Fall 4, 2. Übung. Die Kohärenzmaxima fallen mit dem Maximum der AGGRESSION kurz nach STOP und den bestärkenden Gedanken (18.-20. Min.) zusammen. Am Tiefpunkt der VERLUSTTRAUER (12. und 13. Min.) liegt das Kohärenzminimum.

## Trennungsangst, Enttäuschungswut und Verlusttrauer

26jähriger Bankkaufmann, ledig, alleinlebend, alkoholkrank (Fall 12).

*Testpsychologische Ergebnisse*
Höchste Leistungsfähigkeit bei ansteigendem Konzentrationsvermögen im D2 (Stanine 9). Während der Proband sich im FPI-B das Selbstbild einer Normalpersönlichkeit mit starker Kontaktbedürftigkeit, jedoch dahinter zurückbleibenden Kontaktfähigkeiten gibt, schildert er im GT-S ein deutlich depressives Selbstbild von sich und eine Neigung zu verminderter Selbstkontrolle. Seine sozialen Wirkungen und Fähigkeiten schätzt er normal ein.

*Erlebnisse in den Gedanken-STOP-Übungen*

| | |
|---|---|
| NEG.E. 1. u. 2. Übung: | Ängste und Wut bei der Trennung von der Partnerin. |
| POS.E. 1. u. 2. Übung: | Erinnerungen an schöne Erlebnisse mit der ehemaligen Freundin wecken Verlusttrauer. |

*Emotionelles Erleben und EEG-Aktivität*
Die noch frische Trennungssituation mit seiner Partnerin erlebt der Proband wirklichkeitsnah nach. Zur Trennung kam es wegen des fortgesetzten Alkoholismus des Probanden. Zu Beginn der Übungen erlebt er die Ängste nach, die bei ihm aufkamen als klar wurde, daß sie ihn verlassen würde. Er fühlt sich "nervös" und ängstlich und spürt sein Herz schneller schlagen. Spektralanalytisch war eine typische Angstdynamik mit Abnahme der Alpha-Leistung und erhebliche Zunahme von Beta-Aktivität und Theta-Aktivität bei ansteigender Alpha-Gipfelfrequenz erkennbar.

Daran schloß sich aus EEG-analytischer Sicht eine aggressive Dynamik an, die die Wut des Probanden darüber, daß die Freundin ihn verließ, symbolisierte. Er phantasiert dabei, wie die Freundin die Koffer packt und weggeht. Ein Anstieg der Alpha-Leistung bei ebenfalls hoher Theta- und Beta-Leistung war für diesen Abschnitt charakteristisch (Abb. 37, 38).

Bei der Erinnerung an ein schönes Zusammensein mit der ehemaligen Freundin, von der er sich freudige Gefühle erhofft, verfällt er unversehens in die Trauer um den Verlust der Partnerin. Er imaginiert, wie sie ein schwermütiges irisches Volkslied auf der Gitarre spielt. Zwischen der katamnestischen Schilderung des Probanden und der EEG-Dynamik besteht eine Diskrepanz. Der Proband schildert freudigere Gefühle bei der Erinnerung an das Gitarrespiel der Freundin als bei einer EEG-analytisch ausgeprägten Trauerdynamik anzunehmen wäre. Der Übungsleiter nahm den Probanden erheblich depressiver wahr als dessen Gefühlsschilderung glauben machen wollte. Testpsychologisch zeichnete er von sich ein sehr depressives Selbstbild. Im EEG ließ sich eine klare depressive Dynamik mit einer sprunghaften Abnahme der Leistung in allen Frequenzbändern und einem steilen Anstieg der Alpha-Bandweite und Komplexität erkennen (Abb. 37, 38, 39).

Die Herzfrequenz nahm in der ersten Übung vom ängstlichen und aggressiven Erleben zum traurigen hin um 11 % ab.

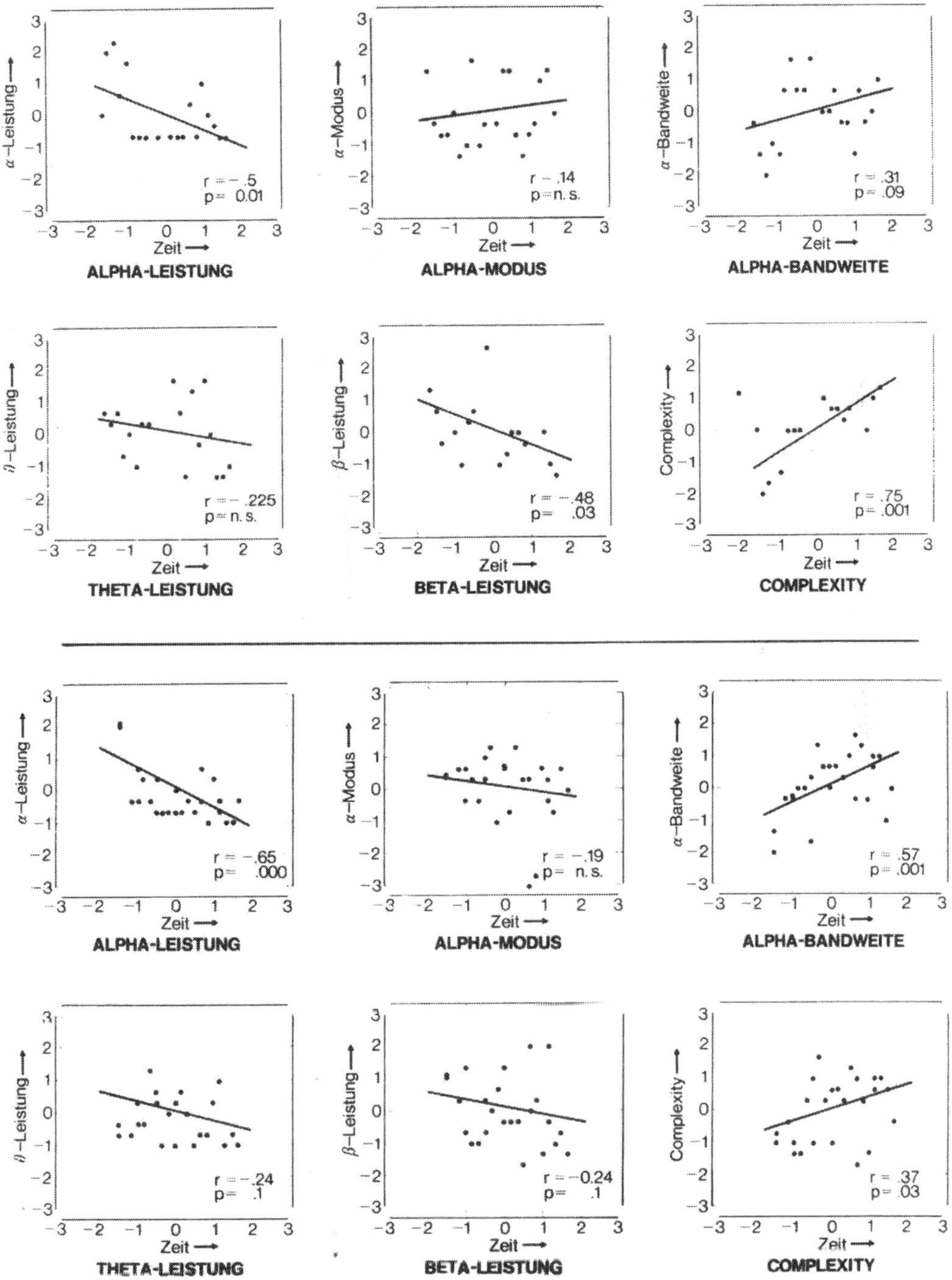


**Abb. 37**: Verlaufsdynamik einzelner EEG-Parameter bei TRAUER. Fall 12, 1. Übung (oben), 2. Übung (unten); Zeit 3.3 Min.. Parameterverläufe (Regression) in standardisierten Scattergrammen. Bei zunehmender Intensität der TRAUER fallen die Leistungsparameter in der 1. und eine Woche später in der 2. Übung ab und die Alpha-Bandweite und Komplexität nehmen zu. In beiden Übungen wurde dasselbe Erlebnis imaginiert.

Die diskriminanzanalytische Abgrenzung gelang in der 1. Übung (2. Übung) für Trauer zu 67 % (61 %) und für die vorangehende ängstlich-aggressive Erlebnisphase in beiden Übungen zu 67 % bei einer Gesamtklassifikation von 64 % (65 %). Als Parameter (FR) fanden in beiden Übungen die Alpha- und Beta-Leistung, die Komplexität und bei der 1. Übung zusätzlich die Alpha-Bandweite Verwendung. Die Imaginationsübungen dieses Probanden sind ein experimenteller Glücksfall, denn sie zeigen die Psychodynamik des Trennungserlebnisses in seinen unterschiedlichen emotionellen Erlebnisphasen hier auf knapp 15 Minuten zusammengedrängt: Der intensive Wunsch nach Lösung des Problems

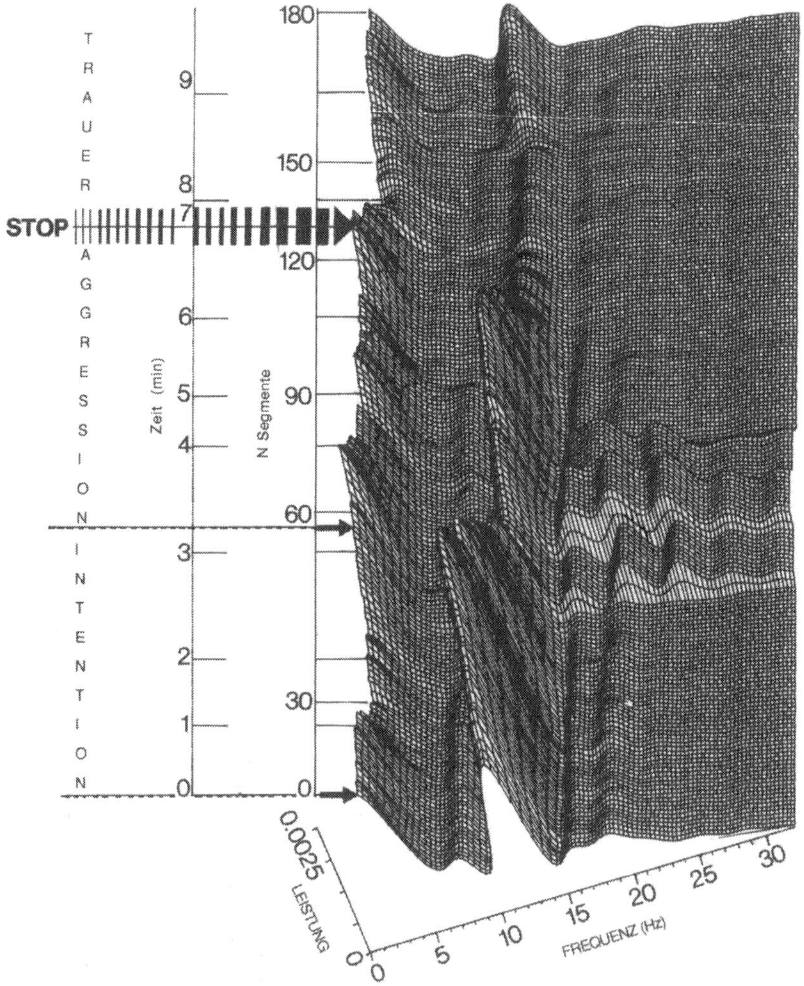


**Abb. 38**: Dreidimensionale Darstellung der spektralen Leistung, 1 Segm. = 3.3 Sec., Ableitung Fp2 - C4, FR, Fall 12, Übung 2. Anstieg von Alpha-Leistung und -Modus bei INTENTION. Bei TRENNUNGSANGST (3.-4. Min.) Abfall der Alpha-Leistung und Anstieg der Beta- und Theta-Leistung; bei TRENNUNGSWUT (5.-6. Min.) Zunahme aller Leistungsparameter; bei TRAUER (7.-9. Min.) Abnahme aller Leistungsparameter und bei neuer ZUVERSICHT (9. Min.) Profilierung eines Alpha-Gipfels.

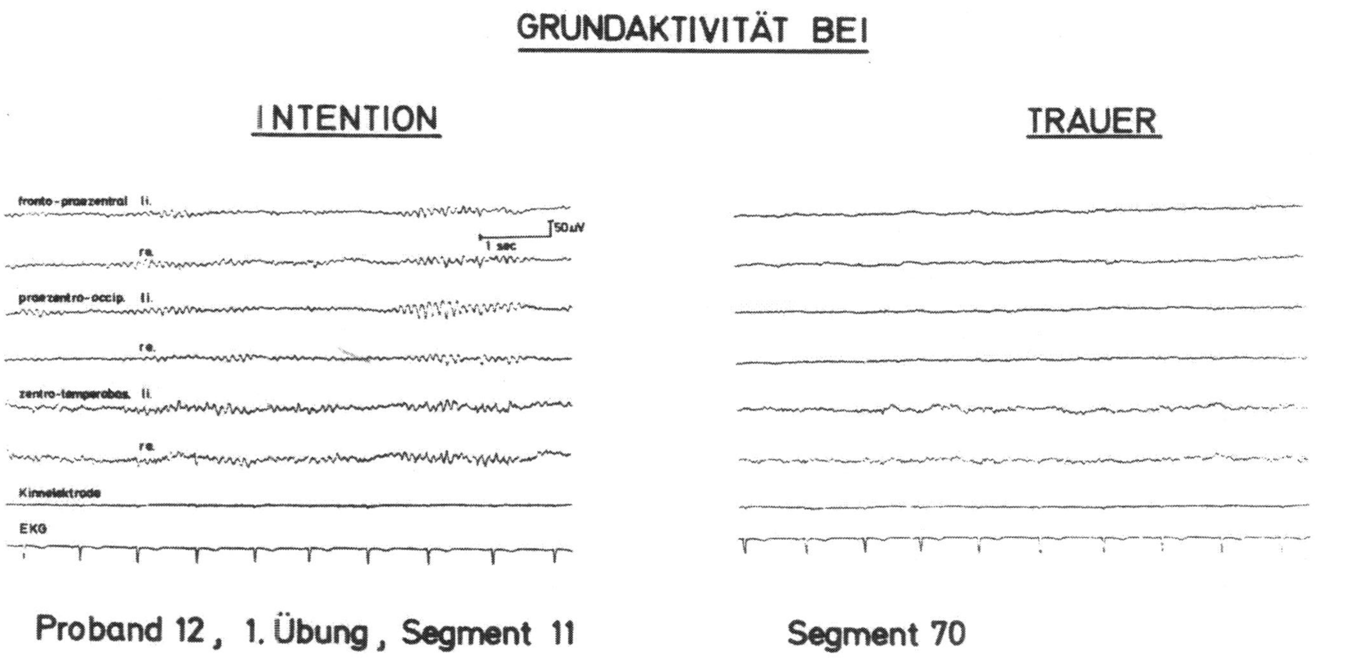


**Abb. 39**: Original EEG-Kurvenstück. Während der Proband bei positiven Erwartungsgefühlen (INTENTION) einen spindelig modulierten hochamplitudigen Alpha-Rhythmus aufweist, verschwindet dieser vollständig bei TRAUER. Es resultiert ein flaches EEG!

(Intention), die Angst vor der Trennung, Wut und Schmerz bei der Trennung, die Trauer um den Verlust des Partners und schließlich deren Überwindung und eine neue Zuversichtlichkeit.

Entsprechend der Erwartungsspannung dieses Probanden steigt die Alpha-Peakkohärenz in beiden Übungen zunächst an. Nach einem Einbruch zu Beginn der negativen Phase steigt die Alpha-Kohärenz zum Schluß, bei stark ausgeprägten Aggressionsgefühlen, zu einem deutlichen Maximum an. Nach dem STOP-Signal dokumentieren sich die schnell einsetzenden depressiven Gefühle in einem rapiden Abfall der Alpha-Kohärenz. Erst gegen Schluß und mit Beginn der Ausklangsphase ist ein erneuter Anstieg der Alpha-Peakkohärenz zu beobachten (Abb. 40).

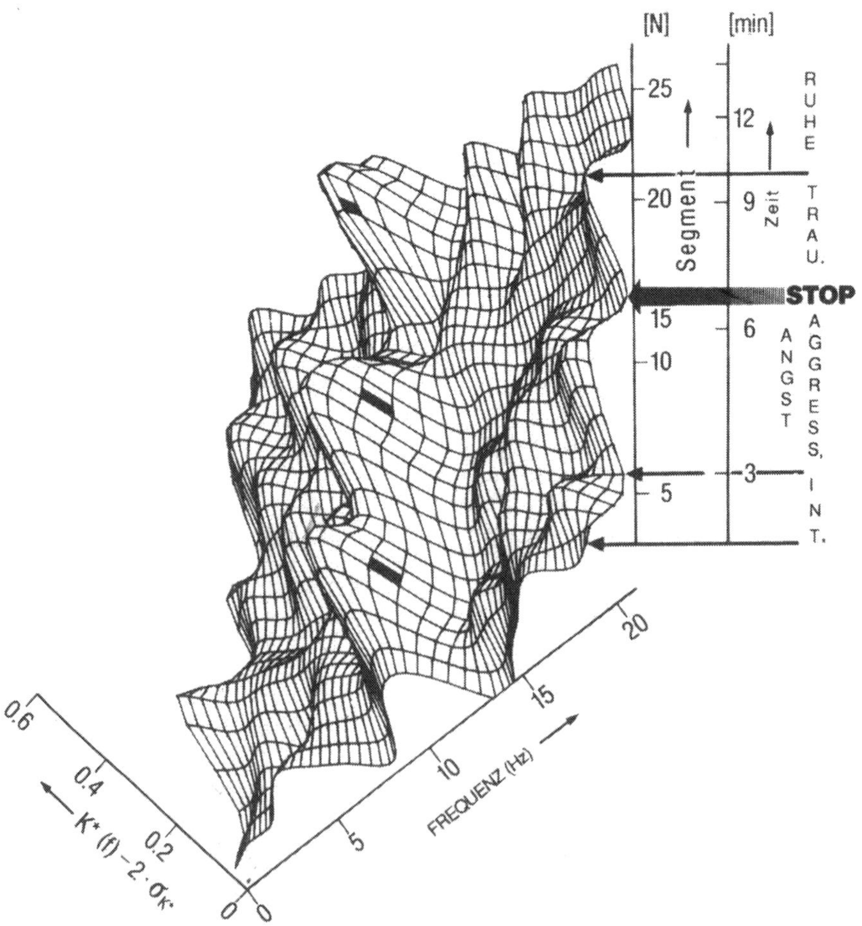


**Abb. 40**: Dreidimensionale Darstellung des frontalen Kohärenzspektrums. 1 Segm. = 30 Sec., Fall 12, 1. Übung. Anstieg der Alpha-Gipfel-Kohärenz bei INTENTION, AGGRESSION und im AUSKLANG; Abfall bei ANGST und rapide bei TRAUER. Die Theta-Kohärenz zeigte einen analogen Verlauf.

Die Konstrastanalyse zeigte die Dynamik in den drei Frequenzbändern und der Komplexität.

Proband 12: Kontrastanalyse: Vergleich Intention/Angst - Aggression/Trauer
Übung 1, Ableitung: frontal rechts

| EEG-Parameter | Int. - Angst/Agg. | Angst/Agg. - Trauer |
|---|---|---|
| Alpha-Leistung | ↓↓↓ | ↓↓↓ |
| Alpha-Modus | - | - |
| Alpha-Bandbreite | - | ↑↑↑ |
| Theta-Leistung | - | ↓↓ |
| Beta-Leistung | ↑ | ↓↓↓ |
| Komplexität | ↑↑↑ | ↑ |

## Trauerprozesse in der Spektraldarstellung des EEG

Die Probanden vollzogen bei der Imagination zurückliegender Erlebnisse Trauerprozesse, die als ein Stück nachgeholter Trauerarbeit verstanden werden können. Inhaltlich bezogen sich die Trauergefühle auf ganz unterschiedliche Objekte aus den Bereichen Beruf und Liebe. Durch die Erinnerung an den Verlust eines Arbeitsplatzes mit einem guten Chef konnte die Trauerdynamik ebenso in Gang kommen, wie bei der Trennung von Kindern und Partner, oder auch allein durch den Verzicht auf den phantasierten Idealpartner. Sie konnte auch im Gewande von Mitleid, Ohnmacht und Niedergeschlagenheit einhergehen. Der Zusammenbruch eines autosuggestiv aufrechterhaltenen Ich-Ideals als Abwehr gegen darunterliegende Selbstwertdefizite ließ eine Probandin in ein "depressives Loch" stürzen, eine andere Probandin erlebte nach panikartigen Prüfungsängsten eine depressive Reaktion mit Gefühlen von Ausgebranntsein und Leere. Trauergefühle unterschiedlicher Intensität und Art bis hin zur nicht mehr spürbaren Trauer im Sinne einer heftigen depressiven Reaktion, wurden durch die Imaginationen ausgelöst. Alle waren reversibel und in der Übung auflösbar. Die Dynamik der Trauerprozesse spiegelte sich in den katamnestischen Schilderungen der Probanden eindrucksvoll wieder. Die Schilderungen erwiesen sich als die plausibelste Beschreibung und Erläuterung der funktionellen EEG-Abläufe.

Die EEG-Dynamik zeigte trotz der Vielfalt der Anlässe und der Verschiedenartigkeit der Trauerreaktionen und deren Verlauf eine einheitliche, in allen Fällen wiederkehrende Dynamik. Es kam mit Einsetzen des Trauerprozesses zu einem Abfall der Leistung in allen Frequenzbändern, verbunden mit einem tendenziellen Abfall der Alpha-Gipfelfrequenz und einem Anstieg der Alpha-Bandweite und der Komplexität. Diese Dynamik vollzog sich fortschreitend mit zunehmender Intensität und Tiefe der Trauerreaktion, konnte aber auch sprunghaft gleich zu Beginn die größte Tiefe erreichen und dann, im Sinne positiver Trauerarbeit, nachlassend in eine Freudereaktion übergehen. Die EEG-Charakteristika der Trauerdynamik waren über allen Topographien um so

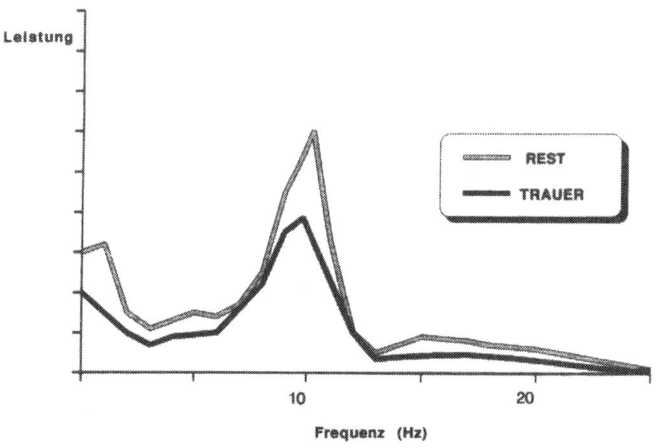


**Abb. 41**: Schemaskizze der Trauer-spezifischen Veränderungen der Autospektren: Überproportionale Abnahme des Alpha-Gipfels im Vergleich zu den Gipfeln in den flankierenden Frequenzbändern Theta und Beta, Verschiebung des Alpha-Gipfels in den langsameren Frequenzbereich und Zunahme der Alpha- (Theta-)Bandweite.

einheitlicher und stärker ausgeprägt, je intensiver sich die Trauer gestaltete. Bei Unterlagerung mit anderen Gefühlsnuancen, wie z. B. ängstlichen, aggressiven oder auch freudigen, kam es über verschiedenen Topographien zu unterschiedlich strukturierten Verläufen, in denen das unterlagerte Gefühl den Verlauf mit modulierte (s. Abschnitt Interferenzgefühle). Dadurch konnte es zu topographischen Unterschieden kommen. Bei überwiegender Trauer prägte stets die typische Dynamik die EEG-Abläufe (Abb. 41).

Diskriminanzanalytisch war das Trauergefühl von den Gefühlen Intention, Angst, Aggression und Freude mit einer Trennschärfe, die, von Ausnahmen abgesehen, zwischen 70 und über 90 % lag, abzugrenzen. Dabei fanden überwiegend die Leistungsparameter in den Frequenzbändern, die Komplexität und wahlweise die übrigen Parameter des Alpha-Bandes Verwendung.

Die Pulsfrequenz zeigte meist abfallende Tendenz. Sie lag bei Angst und besonders bei Aggression um 20 - 30 % höher.

Bei tiefen Trauergefühlen war ein Absinken der Alpha-Kohärenz festzustellen. Häufig zeigte auch die Theta-Kohärenz einen abnehmenden Verlauf. Die Synchronisation beider Hemisphären nimmt also bei traurig-depressiven Gefühlen drastisch ab.

## Das Trauerkollektiv: Statistische Ergebnisse

Der Einfluß der Trauer auf die Alpha- und Theta-Aktivität stellt sich anhand der MANOVA beim Vergleich mit Aggression (F = .54 und .57) mit Angst (F = .49 und .44) und mit Intention (F = .64 und .28) nicht jedoch gegen Freude hochsignifikant dar. Erlebten die Probanden im Zeitablauf zunehmend intensive

Trauergefühle (Zeitvariable), so änderten sich die Alpha-Größen signifikant (F= .28) (Tab. 4, Anhang).

Die individuellen Ausprägungsunterschiede bei Trauer ließen sich anhand der Wechselwirkung gegenüber allen anderen Emotionen im Alpha-Band - im Theta-Band mit Ausnahme gegen Freude - signifikant darstellen, ebenso wie die individualtypische Prägung der Trauerprozesse (F = .41 und .43). Unterschiede zwischen der Erst- und Wiederholungsübung waren gegen Intention (F = .84 und .58) und Angst (F = .83 und .30) nachweisbar.

Die univariaten Effekte mit F-Werten bis 134 differenzierten die Trauer klar gegenüber allen anderen Emotionen. Trauergefühle gingen mit den niedrigsten Alpha- und Theta-Leistungen und der breitesten Alpha- und Theta-Bandweite einher. Über allen Topographien b e i d e r Hemisphären traten diese hoch charakteristischen Parameterkonfigurationen mit frontaler Betonung auf. Demgegenüber waren die Seitendifferenzen geringfügig. Die Alpha-Leistung nahm links beim Vergleich von Trauer und Intention mehr ab (F = 4) und die Alpha-Bandweite stärker zu (F = 4) als kontralateral. Seitendifferenzen im Sinne einer Zunahme der Alpha-Bandweite traten beim Vergleich mit Angst (F = 6, TR) und beim Vergleich mit Aggression auf (F = 8, TR) (Abb. 42, Tab. 5, Anhang; Tab. 6).

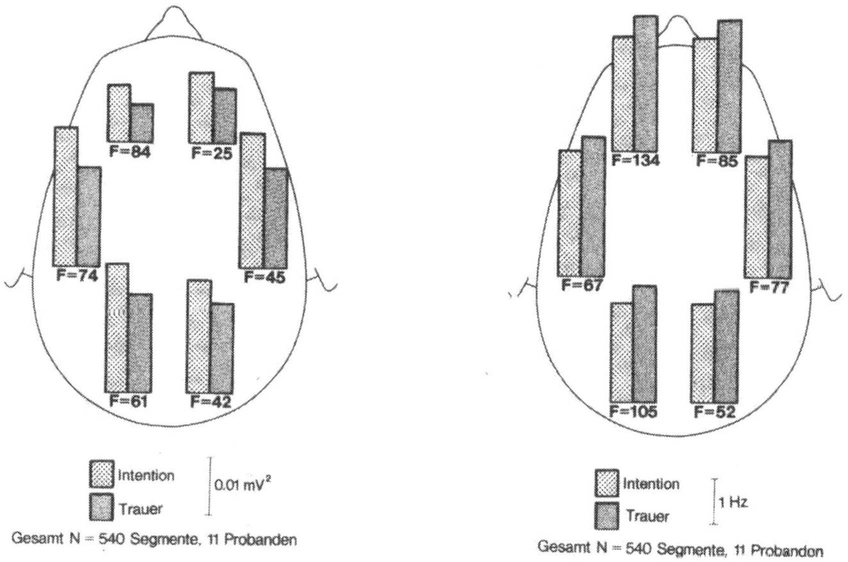


**Abb. 42**: Unterschiede der Alpha-Leistung (linkes Bild) und -Bandweite (rechtes Bild) beim Vergleich (MANOVA) von INTENTION und TRAUER. Trauerkollektiv: 11 Probanden, jeweils die 1. Übung, N = 540 Segm. Bei TRAUER ist die Alpha-Leistung niedriger und die Alpha-Bandweite größer als bei INTENTION. Die Effekte sind über allen Topographien nachweisbar mit einer diskreten Linksbetonung.

Diskriminanzanalytisch gelang die Abgrenzung der Trauer im paarigen Vergleich mit Intention zu 80 % (Reklassifikationsrate 66 %) bei einem Wilk's-Lambda von 0,58 mit Hilfe von sechs diskriminierenden Variablen. Wurde dem Rechner die Zufallsauswahl überlassen, so wurde nach Ausschluß interindividueller Unterschiede Intention und Trauer mit Hilfe von drei diskriminierenden Variablen zu 76 % richtig klassifiziert (Reklassifikationsrate 75 %) bei einem Wilk's-Lambda von 0,69. Unter denselben statistischen Bedingungen gelang die Unterscheidung von Trauer zu 82 % gegenüber Intention (70 %) und Angst (68 %) bei einer Gesamtklassifikationsrate von 75 % (Reklassifikationsrate 74 %) unter Verwendung von nur sechs Variablen mit einem Wilk's-Lambda von 0,31. Verwendung fanden folgende Variablen: Alpha-Leistung FL, Alpha-Modus OR, Alpha-Bandweite FL, OR, Theta-Leistung FL, TR (Tab. 3, Anhang). Beim diskriminanzanalytischen Vergleich von vier und fünf Emotionen wurden zwar noch hochsignifikante Unterschiede gefunden, jedoch lagen die Klassifikationsraten unter 50 %.

**Tab. 6:** Die Berechnung der Wirkung der TRAUER im Vergleich zu INTENTION erfolgte nach Ausgleich der Unterschiede zwischen den Probanden und der 1. und 2. Übung. Die Mittelung der Größen erfolgte nach Prüfung auf Normalverteilung. Die emotionsabhängigen Unterschiede der Alpha-Größen übertreffen die topographischen um ein Vielfaches. Im Theta-Band sind die Unterschiede gering.

*Topographische Unterschiede bei Trauer im Vergleich zu Intention*

Multivariater Signifikanztest für Alpha-Größen:

| | | | |
|---|---|---|---|
| Wilk's Lambda | .63 | FG (12, 498) p<.000 | |
| Canon. Korr. | .61 | | |
| Univariate F-Werte und Signifikanzen | | F | p |
| Alpha-Leistung | gemittelt* | 77.2 | .000 |
| Alpha-Leistung | Seitendifferenz | 3.5 | n.s. |
| Alpha-Leistung | frontal** | 25.0 | .000 |
| Alpha-Leistung | okzipital*** | 5.5 | .02 |
| Alpha-Modus | gemittelt* | 68.0 | .000 |
| Alpha-Modus | Seitendiffrenz | 0.2 | n.s. |
| Alpha-Modus | frontal** | 11.5 | .001 |
| Alpha-Modus | okzipital*** | 1.4 | n.s. |
| Alpha-Bandweite | gemittelt* | 187.0 | .000 |
| Alpha-Bandweite | Seitendifferenz | 3.9 | .05 |
| Alpha-Bandweite | frontal** | 6.6 | .01 |
| Alpha-Bandweite | okzipital*** | 0.4 | n.s. |

Multivariater Signifikanztest für Theta-Größen:

| | | | |
|---|---|---|---|
| Wilk's Lambda | .93 | FG (12, 481) p<.000 | |
| Canon. Korr. | .27 | | |
| Univariate F-Werte und Signifikanzen | | F | p |
| Theta-Leistung | okzipital*** | 4.4 | .04 |
| Theta-Modus | gemittelt* | 12.1 | .001 |

*gemittelt über alle Topographien
**Vergleich gegen okzipital und temporal nach Seitenausgleich
***Vergleich gegen frontal und temporal nach Seitenausgleich

Die typischen EEG-Kriterien für Trauer sind eine Abnahme der Leistungsparameter in allen Frequenzbändern, eine Verbreiterung der Alpha- und Theta-Bandweite und ein sprunghafter Anstieg der Komplexität. Der Alpha-Modus zeigt eine abfallende Tendenz. Der absolut gegenüber Intention und Angst erhöhte Alpha-Modus ist methodisch bedingt und darf nicht zu Fehlinterpretationen Anlaß geben (s. Abschnitt Intention). Die hohen Reklassifikationsraten für Trauer in der Diskriminanzanalyse, für die ja die Wiederholungsübungen Verwendung fanden, sind Ausdruck der guten "Fähigkeit zu Trauern". Die Unterschiede zwischen der Erst- und Wiederholungsübung waren, wie die Multivarianzanalyse zeigte, dann sehr gering, wenn dasselbe Erlebnis Verwendung fand. Ein Maß für die Bereitschaft, sich auf den Trauerprozeß einzulassen, stellt auch das Ausmaß der Parameterveränderungen während der Trauerepisode dar.

## Studien zur EEG-Dynamik bei Trauer und typischer Depression

Erst in den letzten Jahren hat über die nosologisch-psychopathologisch orientierte elektroencephalographische Depressionsforschung hinaus das Trauergefühl EEG-analytisches Interesse gefunden. In den bisher veröffentichten Studien wird der Versuch einer differentiellen Lateralisierung der Trauer und anderer qualitativ verschiedener Emotionen gemacht.

Der differentielle Lateralismus leitet seine Hypothesenbildungen von neuropsychologischen Experimenten mit "Split-Brain"-Patienten her. Der Logik des Lokalismus, die sinnfällig für kognitive Funktionen (sensomotorische: Wahrnehmen und Handeln) und begriffliches Denken (Erinnern und Abstraktionsvermögen) ist, folgend, werden die Postulate dieses Theorems auf die Emotionalität übertragen (SACKHEIM et al. 1982, Übersicht). Für Lokalisationsexperimente ist die Händigkeit von Bedeutung (OLDFIELD 1971). Bei der großen Mehrzahl der Rechtshänder (97 %) und wahrscheinlich auch der Linkshänder (70 %) ist die linke Hemisphäre der rechten bei der Vermittlung verbaler Funktionen, also bei der Hervorbringung von Sprache und der Wahrnehmung sensorischer Stimuli, in zeitlicher und räumlicher Zuordnung und deren Benennung überlegen. Im Gegensatz dazu ist die rechte Hemisphäre im wesentlichen zuständig für nonverbale, Wahrnehmungs- und räumliche Funktionen. Diese Hemisphärenspezifität ist jedoch noch umstritten. Angenommen wird, daß entweder die in beiden Hemisphären verarbeiteten Informationen sich unterscheiden oder die Verarbeitungsstrategien, die links als logisch-analytisch, rechts als synthetisch-holistisch angenommen werden. Pharmakologische Ausschaltungsexperimente der linken Hemisphäre verursachten emotionell Depressionen und Katastrophenängste, während eine Ausschaltung der rechten Hemisphäre zu "euphorischen" Gefühlen führte. Diesen Befunden folgend fanden DIMOND et al. (1976) bei der seitendifferentiellen Präsentation von Filmen interessante Unterschiede. Die Bilder wurden von der rechten Hemisphäre als unerfreulicher und "more horrible" erlebt als von der linken Hemisphäre. Sie leiteten daraus eine empirische Bestätigung der Hypothese ab, daß die rechte

Hemisphäre eher negative Emotionen, die linke Hemisphäre eher positive Emotionen vermittelt. Verschiedene Autoren leiten ihre kognitiv-emotiven EEG-Experimente aus diesen Befunden ab mit mit dem Ziel, eine links-rechts oder vorne-hinten Lokalisation bestimmter qualitativ verschiedener Gefühle festzustellen (TUCKER et al. 1981, TUCKER und DAWSON 1984, TUCKER 1984, DAVIDSON et al. 1985, AHERN und SCHWARTZ 1985, RAY und COLE 1985, FLOR-HENRY 1985, Übersicht). Im Sinne der Hypothesenbildungen fand SCHAFFER et al. (1983) eine rechts fronto-temporale Alpha-Verminderung bei subklinisch depressiven Probanden (nach der BDI-Skala) im Vergleich zu Normalprobanden. Bei den Normalprobanden lag das Alpha-Verhältnis umgekehrt.

Von der Hypothese ausgehend, daß eine differentielle Lateralisierung für positive und negative Emotionen möglich sei, machten AHERN und SCHWARTZ (1985) Assoziationsexperimente und fanden für Freude und Erregung eine relative Alpha-Verminderung über der linken Hemisphäre, während für Angst umgekehrt eine rechtshemisphärische relative Alpha-Erniedrigung gefunden wurde. In das links-rechts Schema war allerdings das Trauergefühl nicht einzuordnen. Im Gegensatz zu den Ergebnissen der vorgenannten Autoren war bei Trauergefühlen eine relative Alpha-Erniedrigung auf der Seite der positiven Emotionen, also links, zu finden.

In einer nicht weniger sorgfältigen Studie zur Lokalisierung kognitiv-emotiver Funktionen fanden DAVIDSON et al. (1985) sowohl die Ausgangshypothesen bestätigende als auch widersprechende Ergebnisse. Bei der Darbietung trauriger, glücklicher und neutraler Gesichter für das rechte und linke visuelle Feld (RVF, LVF) bei depressiven (laut BDI-Skala) und nicht-depressiven Probanden, zeigten die letzteren höhere glückliche Selbsteinschätzungen in Reaktion auf RVF im Vergleich zu LVF. Bei Depressiven war dies umgekehrt. Diese neuropsychologischen Ergebnisse standen in Einklang mit den Hypothesen, nicht jedoch die EEG-Ergebnisse. Bei depressiven Patienten war wider Erwarten die Alpha-Leistung links frontal (und nicht, wie erwartet, rechts frontal) niedriger als bei den nicht-depressiven. Die vorne-hinten-Unterschiede verhielten sich wie bei SCHAFFER et al. (1983) reziprok.

TUCKER und DAWSON (1984) führen Argumente an, die die Hypothese stützen, daß depressive Stimmung und erotische Phantasien (sexual arousal) unterschiedlich starke Alpha-Verminderung über der rechten Hemisphäre hervorrufen müssen (Übersichten: SACKHEIM et al. 1982, TUCKER 1984, FLOR-HENRY 1983, 1985). Im Experiment ließen sie Theaterschauspieler erotische Phantasien und depressive Erlebnisse imaginieren. Sie fanden das erwartete Ergebnis bestätigt. Erotische Phantasien gingen über der rechten Hemisphäre beim Vergleich zu Trauergefühlen mit einer Alpha-Verminderung einher. Wie eine Tabelle zeigt, traten dies Unterschiede aber über nahezu allen Topographien auf mit rechtsseitiger und posterior-beiderseitiger Betonung. Der Haupteffekt trat also über allen Regionen auf in Übereinstimmung mit unseren Untersuchungen. Er wird von TUCKER aber nur aus der Perspektive einer Lateralisierung und damit einseitig interpretiert. Darüber hinaus zeigte sich beim Vergleich der frontalen Alpha-Werte keine rechtsfrontale Alpha-Verminderung im Sinne der Hypothesenbildung.

Das Konzept der differentiellen Lateralisierung (SCHWARTZ 1986), das die unstreitige Annahme kognitiver Spezialisierung der Hemisphären auf die Emotionen zu übertragen sucht, ist den Nachweis Hemisphären-spezifischer Gefühlslokalisationen bisher schuldig geblieben. Seitendifferenzen bei Gefühlsabläufen sind, wie unsere Ergebnisse zeigen, nicht konsistent. So wird dieser Nachweis auch zukünftig nicht gelingen können. Kritisch bleibt anzumerken, daß die Fixierung und Beschränkung bei den EEG-Parametern auf die Alpha-Leistung und eine verkürzte und mißverstandene Auslegung des Arousal-Paradigmas (Alpha-Verminderung = Arousal = Gefühlsäquivalent im EEG) experimentell in eine Sackgasse geführt haben.

Der Vergleich mit unseren Studien zum Trauergefühl (MACHLEIDT et al. 1981, 1985a, 1987b, 1988, 1989) zeigt, daß die trauerspezifischen EEG-Veränderungen durch sechs Parameter charakterisiert werden können. Vergleicht man eindeutige Gefühle miteinander, die jeder der für den Gruppenvergleich herangezogenen Probanden tatsächlich erlebt hat, so sind topographische Unterschiede zwar vorhanden, im Vergleich zu den emotionellen Unterschieden jedoch nur geringfügig ausgeprägt. Sie wechseln von Parameter zu Parameter (Alpha-Leistung linksbetont, Alpha-Bandweite rechtsbetont) und waren auch von Fall zu Fall inkonsistent. Sie tragen zur parametrischen Charakterisierung der Emotionen nichts bei. Wir gehen von der Annahme aus, daß die emotionsspezifischen Charakteristika über derjenigen Hirnregion am stärksten ausgeprägt sind, wo die Verknüpfungen zu den kognitiven Assoziationsmustern stattfinden. Gemeint sind die kognitiven Assoziationsmuster, die erlebt werden, während das Trauergefühl bei simultaner EEG-Registrierung aktuell ist. In dieser Auffassung stimmen wir mit TUCKER (1984) überein. Mit dem Wandel der Assoziationsmuster während des traurig-depressiven Erlebens würde sich eine Verschiebung des topographischen Ausprägungsschwerpunktes, also eine Migration des Fokus, entsprechend der Topographie der kognitiven Funktionen vollziehen. Darüber, was der Proband während des Trauergefühls kognitiv assoziiert und weiter, wo diese Funktionen hemisphärisch lokalisiert sind (das können Gedanken sein, Musik oder Bilder), können schwerlich Voraussagen gemacht werden. Voraussetzung dafür wäre eine genaue Kenntnis der Lokalisation der kognitiven corticalen Funktionen über den beiden Hemisphären. Das allerdings überfordert unseren heutigen Wissensstandard bei weitem (GALABURDA und HABIB 1987).

## EEG bei typischer Depression

Die Untersuchungsansätze der klinisch-elektroencephalographischen Depressionsforschung sind nosologisch-psychopathologisch orientiert. Verglichen werden EEG-Ableitungen bei Patienten mit typischer Depression während einer depressiven Phase, im Intervall und unterschiedlicher Psychopathologie mit Normalprobanden, Schizophrenen, Manikern oder neurotisch Depressiven.

BENTE (1976) faßte erste Ergebnisse dieser Forschungen zusammen und konstatierte, daß die Organisation der wachen Ruheaktivität bei endogenen Depressionen eine charakteristische Abwandlung erfährt: "Die endogene Depression ist elektroencephalographisch durch eine Vigilanzdämpfung charakterisiert, die sich in einer Vermehrung langsamer Alpha- und Sub-Alpha-Frequenzen, und einer dem A-Stadium analogen Veränderung der spatialen Organisation der Ruheaktivität äußert. Im freien Intervall bilden sich diese Veränderungen zurück." "Der polyphasische Zerfall der langsamen Schlafaktivität und die Art, der beim Erwachen sich einstellenden Aktivitätsmuster, lassen sich unter entwicklungspsychologischen Gesichtspunkten als Ausdruck einer Regression auf immature Organisationsformen des Wach- und Schlafverhaltens und der Vigilanzregulierung verstehen."

Zusammenhänge zur Tagesrhythmik (WENDLAND et al. 1987) und zur REM-Aktivität wurden nachgewiesen. Bei manischen Affektverschiebungen zeigte sich eine Frequenzbeschleunigung von 1 bis 2 Hz (BENTE 1976). HUGHES et al. (1938) waren wohl die ersten, die darauf hinwiesen, daß bei Patienten während einer hypomanen Phase ein schnellerer Alpha-Rhythmus vorlag als nach Abklingen dieser Phase. In einzelnen, hinsichtlich der psychopathologischen Kriterien differenzierteren Untersuchungsansätzen (HENINGER 1969, SHAGASS 1969, SHAGASS et al. 1982, 1984, PERRIS 1975, MONAKHOV und PERRIS 1980) wurde versucht, Beziehungen zwischen Symptomskalen und EEG-Aktivität herzustellen.

HENINGER (1969) fand bei einem Vergleich von Depressiven mit den Symptomen Antriebsarmut, Zurückgezogenheit und Depression mit den Symptomen Erregung, Agitiertheit und Feindseligkeit Unterschiede im EEG. Mit den Symptomen Antriebsarmut und Zurückgezogenheit korrelierten allgemeine Leistungszunahme und Frequenzverlangsamung, mit den Symptomen Agitiertheit, Erregung und Feindseligkeit eine Zunahme der Beta-Aktivität. Die meisten EEG-Faktoren korrelierten mit beiden Symptomen, so daß wenig Spezifität gefunden wurde.

PERRIS (1975) fand eine negative korrelative Beziehung zwischen dem Schweregrad der depressiven Verstimmung und dem Ausmaß der intraindividuellen Abnahme der Varianz der mittleren Amplitude über der dominanten Hemisphäre. Mit dem Abklingen der Depression nahm die Varianz der mittleren Amplitude wieder zu. In systematisch-methodischen Schritten versuchten MONAKHOV und PERRIS (1980) (MONAKHOV 1981) die komplexen Zusammenhänge zwischen EEG-Aktivität und Depression aufzuschlüsseln. In einem ersten Schritt wurden Beziehungen zwischen EEG-Charak–teristika und einzelnen klinischen Symptomen analysiert. In einem zweiten Schritt wurden Verbindungen von diesen EEG-Charakteristika zu weiteren EEG-Merkmalen hergestellt. Diese sogenannten 'biolektrischen Strukturen' (BES) wurden dann wiederum in Beziehung zu den Symptomen gesetzt, woraus die sogenannten 'neurofunktionellen Systeme' (NFS) resultierten. Die allgemeinen aus diesen drei Analyseschritten resultierenden Ergebnisse waren wie folgt: 1. Die Verbindungen zwischen verschiedenen klinischen Symptomen bei Depression und EEG bestanden in Merkmalen der

Beta-, Alpha- und Theta-Aktivität. 2. Die verschiedenen Hirnareale leisteten zur Bildung 'biolektrischer Strukturen' bei verschiedenen klinischen Symptomen einen Beitrag. 3. Die verschiedenen 'biolektrischen Strukturen' waren Teil charakteristischer EEG-Syndrome bei verschiedenen klinischen Symptomen. Im einzelnen hieß das: Die Symptome depressive Verstimmung, Angst, Muskelspannung, vegetative Zeichen, Grübeleien und Schlafstörungen aus dem Angst-Depressionsteil der angewandten Skalen, gingen mit Beta-Charakteristika einher. Die Symptome suizidale Tendenzen, hypochondrische Gedanken, vitale und intellektuelle Hemmung, emotionelle Indifferenz, Antriebsarmut (Ruhelosigkeit) der Unterskala Retardierung, korrelierten mit überwiegender Alpha- und Theta-Aktivität. Erhöhte Angstscores, die z. B. bei agitierten Formen der Depression gefunden wurden, gingen mit einer erhöhten Beta-Aktivität einher. Niedrige Angstscores und eine Verschiebung zu den langsameren spektralen Frequenzanteilen gingen mit den Symptomen einer gehemmt-antriebsarmen Depression einher. Demnach sind agitierte von gehemmten Depressionen über die klinisch symptomatologisch hinausgehende Differenzierung auch EEG-analytisch voneinander zu unterscheiden.

Mit einer anderen differential-strukturellen Analysemethode gelang BOCHKAREV (1981) die Unterscheidung von Normalprobanden sowie leicht und schwer Depressiven unterschiedlicher nosologischer Kategorien. Dabei trugen die EEG-Signale der rechten Hemisphäre mehr zur Diagnose 'schwere Depression' bei als die der linken Hemisphäre. Eine Amplitudenverminderung und eine Frequenzabnahme im Alpha-Band war kombiniert mit dem Auftauchen langsamer Wellen. Bei schwerer typischer Depression formierte sich eine charakteristische EEG-Struktur, die sich bei leichter Depressiven nur andeutete. Darüber hinaus gelang die Unterscheidung einer adynamischen von einer agitierten Depression. Beziehungen zwischen dem Schweregrad der Depression und EEG fanden auch GRIGOREVA et al. (1981). Im Vergleich zu Normalen fanden FLOR-HENRY und KOLES (1980) bei typisch Depressiven eine Verminderung der Alpha-Leistung über der rechten Parietalregion.

Es entsteht der Eindruck, als würden NYSTRÖM et al. (1986) den EEG-analytischen Ansatz überfordern, wenn sie mit einer Zahl von nur 25 MDD Patienten diagnostische Subgruppen und vier Subsyndrome charakterisieren wollen. Die "primary MDD" zeigte eine Delta-Vermehrung, die "retarded MDD" zusätzlich eine Theta-Zunahme und eine erhöhte Variabilität im Delta-, Alpha- und Beta-Frequenzband. Bei den Subsyndromen zeigte sich, daß Angst eine Beziehung zur Asymmetrie der EEG-Muster und zur Beta-Aktivität im Sinne einer Zunahme hat. Die Zahl früherer Rückfälle korrelierte positiv mit der Beta-Amplitude und negativ mit der Symmetrie im Delta-Band. Die Verschiebung zu den langsamen Frequenzen und die Vermehrung schneller Aktivität bei Angst stimmt mit früheren Untersuchungen überein.

Wir meinen, daß die kleine Zellbesetzung bei den Subgruppen (die nicht mitgeteilt wird) keine repräsentativen Aussagen zuläßt. Da EEG-Studien immer signifikante Ergebnisse abwerfen, muß besonders sorgfältig gefragt werden, was hat das EEG-Maß mit dem in Frage stehenden Phänomen zu tun? Je präziser die Phänomenologie der emotiv-affektiven Seite eines Syndroms erfaßt wird, um so schlüssiger lassen sich die Beziehungen zu typischen EEG-Mustern herausarbeiten. Das zeigen alle Studien zur Trauer und typischen Depression, zur Angst und anderen Gefühlen. Der Bezug zur Angst kommt in der o. a. Studie klar heraus - plausiblerweise. Inwiefern aber z. B. die Beta-Amplitude in Beziehung zum Krankheitsverlauf steht, bleibt prinzipiell unklar. Wir fragen: Läßt sich den trauer- bzw. depressionsspezifischen EEG-Signalen eines Individiums Chronizität ansehen? Wir meinen, nein. Eine zuverlässige Aussage läßt sich über die Tiefe der Trauer zum Zeitpunkt der EEG-Registrierung machen und über die am Trauerprozeß zusätzlich beteiligten Affektkomponenten wie z. B. Angst und Aggression. Ein grober Beitrag zur nosologischen Systematisierung läßt sich daraus ableiten für die typische Depression. Weit weniger jedoch für den neurotisch Depressiven, der im Gegensatz zum typisch Depressiven noch ein breiteres emotionelles Spektrum zur Verfügung hat und, trivial zu sagen, aber folgenreich für sein EEG auf das taktvoll einfühlsame Agieren der EEG-Assistentin bei der Registrierung einen gut modulierten Alpha-Rhythmus als Ausdruck einer positiven Begegnung entwickelt statt der typischen Abflachung des Depressiven. Das EEG erlaubt eine ad hoc Aussage. Die klinisch nosologische Zuordnung und die Längsschnittanalyse bleibt Aufgabe des Klinikers. Große Möglichkeiten dagegen entfaltet die EEG-analytische Perspektive bei der Einzelfallanalyse Depressiver hinsichtlich der Differenzierung der am Trauerprozeß beteiligten Gefühlskomponenten und deren wechselnde Intensitäten. Den Überlegungen von FLOR-HENRY (Übersicht 1985) zur Lateralisierung und rechtshemisphärischen Entstehung der typischen Depression halten POCKBERGER, PETSCHE et al. (1985) mit einer "brain mapping"-Studie bei Depressiven nach DSM III Kriterien entgegen, daß jeweils der Cortex als Ganzes reagiert, wie unsere Analysen zur Trauer dies auch bestätigen.

Vor diesem breiten empirischen Hintergrund läßt sich mit einiger Sicherheit sagen, daß normale Traurigkeit, traurig-depressive Verstimmung und psychotische Trauer eine analoge trauerspezifische EEG-Dynamik zeigen. Auch phänomenologisch finden sich, betrachtet man das Gefühl bzw. den Affekt, nur Unterschiede in der Intensität und der 'Totalität' seines Ausmaßes nicht aber prinzipiell qualitativ. Insofern verwundert die phänomenologisch-EEG-analytische Parallele nicht. Übergangsreihen ließen sich auf beiden Analyseebenen von der episodischen Traurigkeit des Normalen bis zur phasischen Depression des typisch Depressiven unschwer unter Zuhilfenahme des Regressionsparadigmas beschreiben und auch Cluster-analytisch evaluieren (MATUSSEK et al. 1982a, 1982b). Die ektroencephalographischen Untersuchungsansätze zur typischen Depression bedienen sich in ihrer nosologischen Orientierung eines u.E. statischen Modells. Über die Dynamik depressiven Erlebens sind von daher keine Aussagen zu machen. Das Auftreten langsamer Aktivität findet eine Erklärung durch den Regressionsaspekt und steht in Übereinstimmung mit psychodynamischen und psychopathologischen Erkenntnissen und mit den Annahmen und Ergebnissen, die im Zusammenhang mit der Theta-Theorie WALTERs referiert werden (s. Abschnitt: Regression und Theta-Aktivität). Zusammenhänge zwischen Regression und EEG-Aktivität sind also auch bei der Depression ganz offenkundig.

## 5.5 Freude

### Die Freudegefühle

Freude ist die am meisten erwünschte Emotion, auch wenn sie als Dauerzustand wohl schwer erträglich wäre. In allen seinen Handlungsvollzügen und seinem Denken strebt der Mensch nach Erfüllung, Befriedigung, Zufriedenheit oder auch Lust. Dieser Gedanken liegt dem FREUDschen Lustprinzip zugrunde. Freude ist vielfältig und mit ständig wechselnden Objekten verknüpft. Ein Gedanke erfreut in diesem Augenblick, im nächsten ist es ein schöner Anblick, etwas Gehörtes oder Getastetes usw. Freude stellt sich bei Erreichung eines Zieles ein, es ist das Gefühl des Erfolges, des Sieges, des Stolzes. Ein freudiges Hochgefühl bekommt den Namen Glück, Seligkeit oder Euphorie. Freude trägt ebenso wie die Interesse-Emotion dazu bei, daß Menschen sich als eine Sozietät, eben zusammenhörig, fühlen. Freude bewirkt Freude. Heiterkeit breitet sich aus und Lachen steckt an. Das Genüßliche am Freudeerleben ist in den Begriffen Behagen, Wonne und Vergnügen enthalten. Verwandt mit dem Freudegefühl sind Gefühle wie Vertrauen, solides Selbstwertempfinden, Gefühle von eigener Größe und Bedeutsamkeit, Gefühle von Ganzsein und Vollendung und das Bewußtsein, akzeptiert und geliebt zu werden. Freude hat viele Erscheinungsformen und kann mit allen nur erdenklichen, gedanklichen und gegenständlichen Objekten in vielfältiger Weise assoziiert sein. Im Spannungsbogen zwischen dem Initialgefühl und den mit dem Handlungsablauf interferierenden Gefühlen bildet Freude als Erfüllungsgefühl den Endpunkt, an den sich neue intentionale Gefühle anknüpfen.

Ins Körperliche verlagerte Freude kann vielfältig empfunden werden, z. B. als Wärmegefühl, als Leichtigkeit, Schweben, Schwerelosigkeit, Losgelöst- oder Erlöstsein.

Wie Freude das Gefühl des Erfülltseins ist, so ist Ekel das Gefühl des "Überfülltseins", das Völlegefühl, das Gefühl der Übersättigung und des Überdrusses. Wir betrachten Ekel als Stauungsgefühl.

Verwendete Literatur: EKMAN und FRIESEN 1975, EKMAN, FRIESEN und ELLSWORTH 1972, FREUD 1920, EULER und MANDL 1983, LUNGWITZ 1933, IZARD 1977, u.a.m.

### EEG-Dynamik bei Freude: Einzelfallanalysen

### Freude und Ekel

29jähriger Orchestermusiker, ledig, alkoholkrank (Fall 24).

*Testpsychologische Ergebnisse*
Höchste Werte in der Leistungs- und Konzentrationsfähigkeit im D2 (Stanine 9). Im FPI-B entsteht das Selbstbild einer typisch depressiv-gehemmten Persön–

lichkeit mit Selbstunsicherheit, körperlichen Sensationen, Reizbarkeit und geringem Kontaktbedürfnis. Tendenzen, eigene Interessen aggressiv durchzusetzen, werden im GT-S sichtbar, wo der Proband sich als eigensinnig-streitbare Persönlichkeit darstellt. Die depressive Komponente seiner Persönlichkeit tritt auch hier deutlich hervor. Eine erhebliche Neigung zu Kontrollverlust wird sichtbar. Er erlebt sich als wenig beliebt und geachtet, traut sich aber, in bezug auf seine sozialen Fähigkeiten, Überdurchschnittliches zu.

*Erlebnisse in den Gedanken-STOP-Übungen*

NEG.E. 1. Übung: Führt den Übungsleiter an der Nase herum.
2. Übung: Am Morgen nach dem Alkoholexzess: Ekel.
POS.E. 1. u. 2. Übung: Ein Geborgenheitserlebnis im eigenen Hause.

*Emotionelles Erleben und EEG-Aktivität*

Der Proband wehrt sich dagegen, eine ängstigende Situation, die er als Beispiel ausgewählt hat, nachzuerleben. In dieser ging es darum, daß er beim Spielen eines Musikstückes an einer bestimmten Stelle durch Zittern bei der Bogenführung auf seiner Violine das Mißfallen des Dirigenten erweckt. Darin liegt seine Befürchtung. Während der Übungsleiter versucht, ihn durch Stichworte in das Nacherleben hineinzubringen, springt er aber gedanklich immer wieder zurück und wehrt dadurch das ängstigende Erlebnis erfolgreich ab. Beim Übungs–

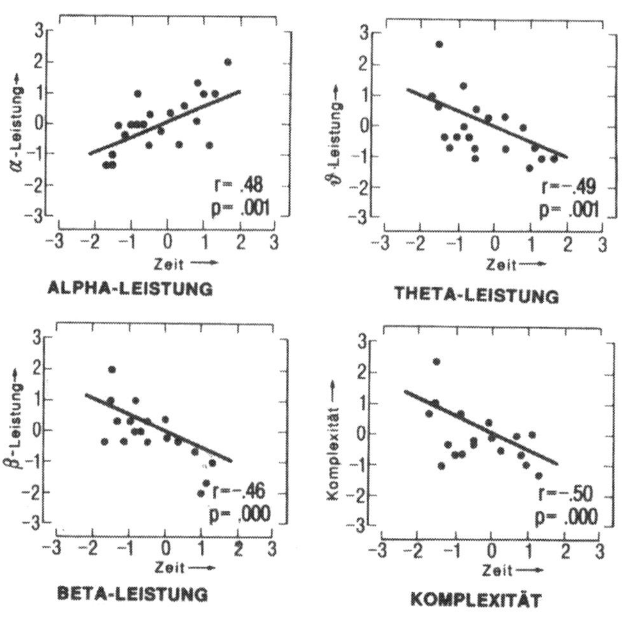


**Abb. 43**: Verlauf einzelner EEG-Parameter bei FREUDE. Bei zunehmend intensiven Freudegefühlen nahm die Alpha-Leistung erheblich zu unter Abnahme der Leistungen in den angrenzenden Frequenzbändern und der Gesamtvariabilität des Spektrums (Komplexität). Fall 24, 1. Übung, TL, Dauer: 3,5 Min.

leiter löst dies ärgerliche Gefühle aus, beim Probanden offenbar klammheimliche Freude. Denn er ist ihm entwischt. Spektralanalytisch ist eine Freudedynamik mit ansteigender Alpha-Leistung zu erkennen (Abb. 43).

In der zweiten Übung gerät der Proband in ein sehr intensives Nacherleben eines Szenariums am Morgen nach einem Alkoholexzess hinein. Vor Augen hat er eine chaotische Szene von ausgelaufenen Flaschen, überquellenden Aschenbechern, Schmutz und üblen Gerüchen. Dabei spürt er ein inneres Zittern und wie sich sein Magen zusammenkrampft. Er beschreibt sein emotionelles Erleben als "totales Ekelgefühl", ein Gefühl, das in seiner Intensität nicht zu übertreffen ist. Das totale Ekelgefühl beginnt in der Minute 5,8 und endet mit dem STOP-Signal (Min. 9).

Bei der visuellen Auswertung des EEG zeigte sich, daß die gut ausgeprägte Alpha-Aktivität des Probanden bei dem Ekelgefühl keine sichtbaren Einbußen erfuhr und andererseits auch in der Amplitude nicht zunahm. Spektralanalytisch waren die Leistungsparameter im Delta-, Theta- und Beta-Bereich gleichbleibend niedrig, während die Alpha-Leistung bei dem Ekelgefühl gleichbleibend hoch blieb, etwa auf dem Niveau des nachfolgenden Freudegefühls. Die Komplexität war so niedrig wie bei Freude (Abb. 44).

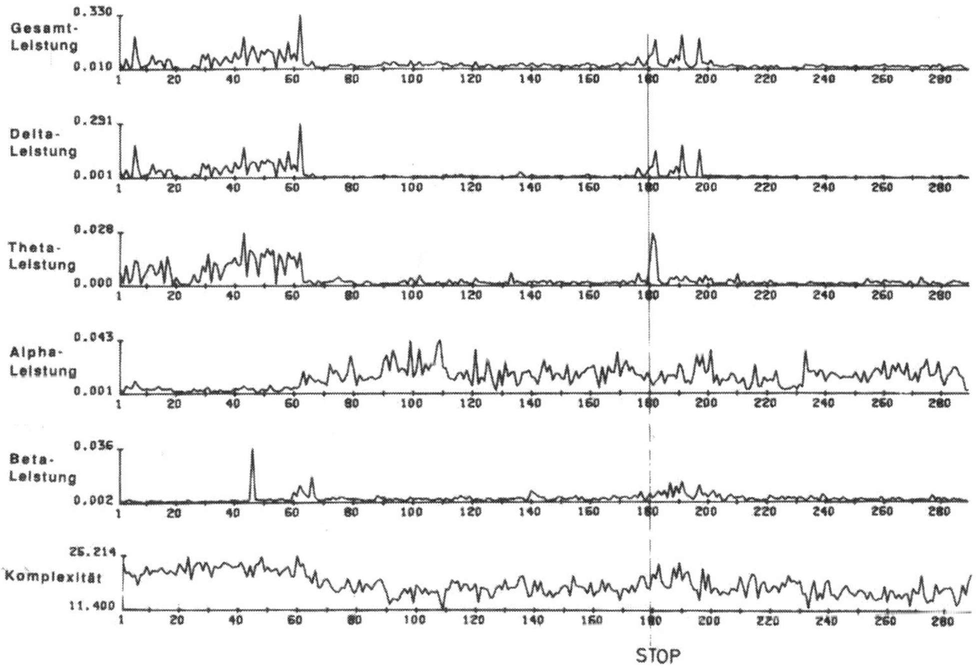


**Abb. 44**: EEG-Spektralparameter bei EKEL (Segment 70 - STOP) und nachfolgender FREUDE (ab STOP bis zum Schluß). Während die Delta-, Theta- und Beta-Leistung bei EKEL und FREUDE unverändert niedrig bleiben, waren die Alpha-Leistung und die Gesamtvariabilität des Spektrums (Komplexität) gleichbleibend hoch.

Ekel- und Freudedynamik sind EEG-analytisch sehr ähnlich oder gleich. Dieses Ergebnis muß nicht unbedingt überraschen. Betrachtet man das Ekelgefühl als ein Gefühl der Übersättigung, als ein Gefühl "gestauter" Freudegefühle, so ist eine der Freudedynamik ähnliche EEG-Aktivität zu erwarten. Die EEG-Aktivität bei Ekel muß sich nicht wesentlich von der EEG-Aktivität bei Freudegefühlen unterscheiden. Visuell und spektralanalytisch sind solche Unterschiede bei dem Probanden nicht erkennbar. Daß keine erheblichen Unterschiede zwischen Ekelgefühlen und Freudegefühlen im EEG gefunden werden, bestätigt die Hypothese, daß das Ekelgefühl dem Freudegefühl näher verwandt ist, als z. B. den Aggressionsgefühlen.

Diskriminanzanalytisch war der Freudezustand der ersten Übung vor und nach STOP gleich gut zuzuordnen (65 %). Dafür fanden der Alpha- und Theta-Modus und die Theta-Leistung Verwendung (FL).

In der Erwartungsphase (1. Übung) zeigte sich im Bereich bis 10 Hz eine ansteigende Kohärenz, die zu Beginn der netativen Phase stark absank, um dann bei zunehmendem Alpha-Modus wellenförmig einem Maximum bei STOP entgegenzustreben. Danach sank die Kohärenz zunächst kurz ab, um dann bei abnehmender Alpha-Gipfelfrequenz stark anzusteigen bis zum Ende der abschließenden Freudephase.

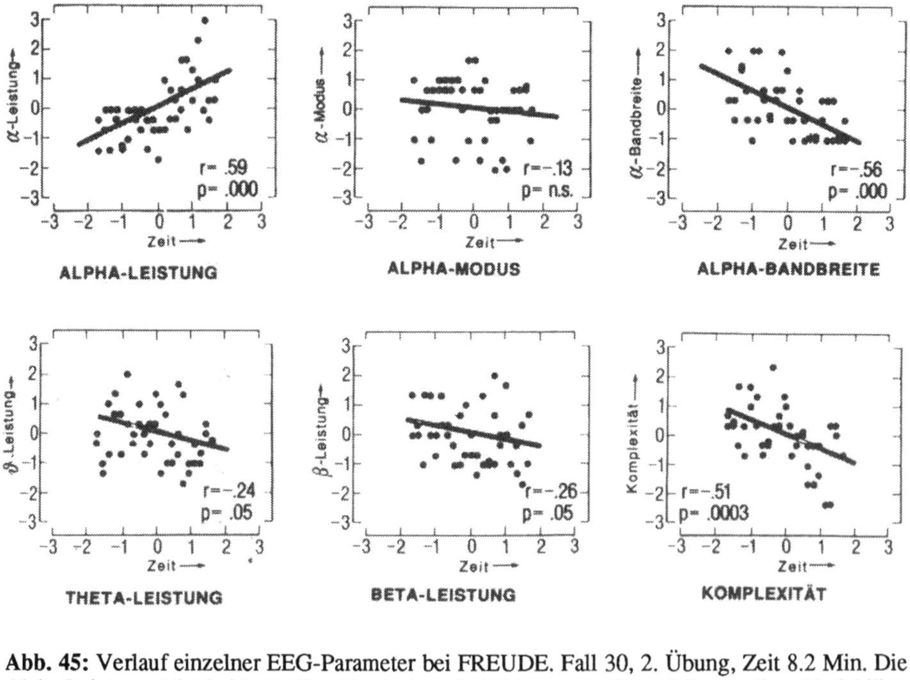


**Abb. 45:** Verlauf einzelner EEG-Parameter bei FREUDE. Fall 30, 2. Übung, Zeit 8.2 Min. Die Alpha-Leistung steigt bei lustvollen Phantasien erheblich an unter Verminderung ihrer Variabilität (Bandbreite) und der spektralen Gesamtvariabilität (Komplexität) bei stabilem Modus. Die Leistungen im Theta- und Beta-Band fallen ab.

**Lustvolle Phantasien**

Fall 30, 2. Übung, Dauer 8,2 Min.; s. a. "Ein Eifersuchtsdrama" (Abschn. 6.2)

Bei der Imagination von lustbetonten Phantasien ließ sich im EEG eine für Freude typische Dynamik erkennen mit Zunahme der Alpha-Leistung bei gleichzeitiger Abnahme der Theta- und Beta-Leistung sowie eine Abnahme der Alpha-Bandbreite und der Komplexität (Abb. 45).

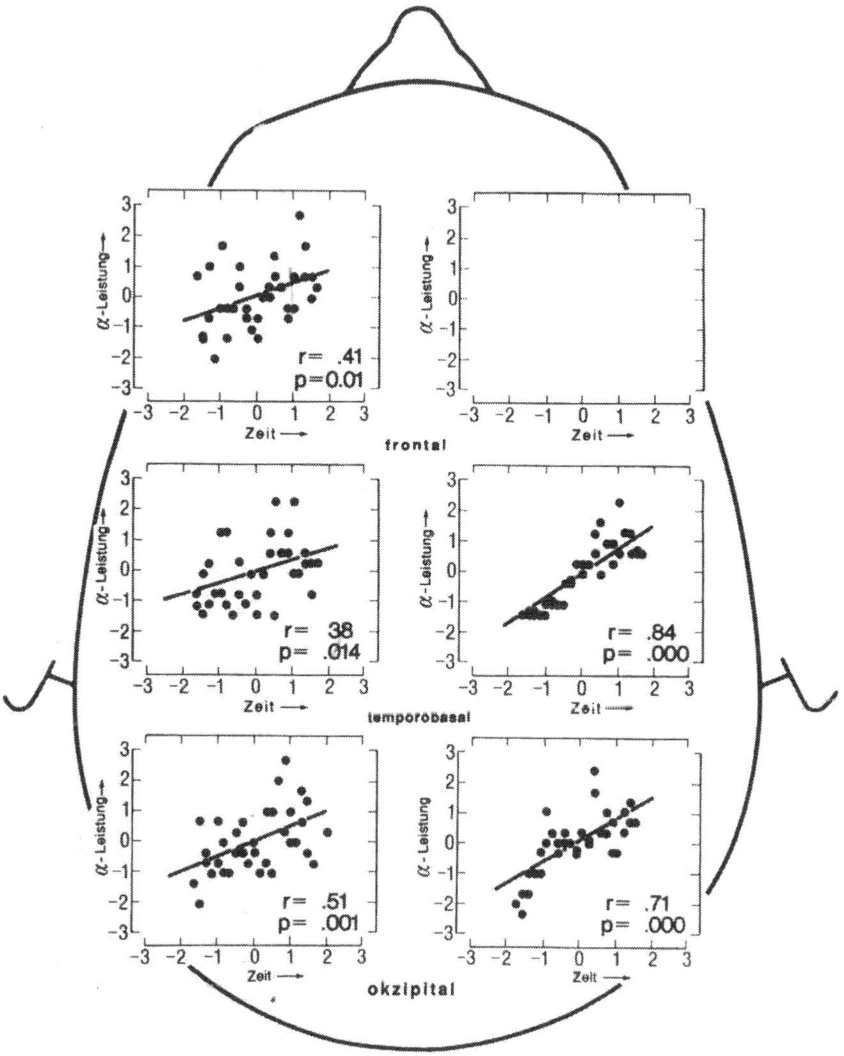


**Abb. 46a**: Verlauf der Alpha-Leistung bei FREUDE. Während der Erinnerung an einen "schönen Tanz" zeigt sich im EEG ein Anstieg der Alpha-Leistung über allen Topographien (Fehlende Werte frontal rechts durch einen Datenfehler).

## Ein schöner Tanz

Fall 25, 1. Übung, Dauer: 5,7 Min. s. a. "Angst vor Bloßstellung"(Abschn .5.2).

Der Proband "schwelgt" im positiven Erlebnisteil der Übung in freudig-lustvollen Erinnerungen an einen Tanzabend mit einer neuen Partnerin. Eine typische Freudedynamik zeigte sich im EEG: Drastischer Anstieg der Alpha-Leistung bei abfallender Theta- und Beta-Leistung und verminderter Variabilität im Alpha-Band wie im Gesamtspektrum (Komplexität) (Abb. 46a-c).

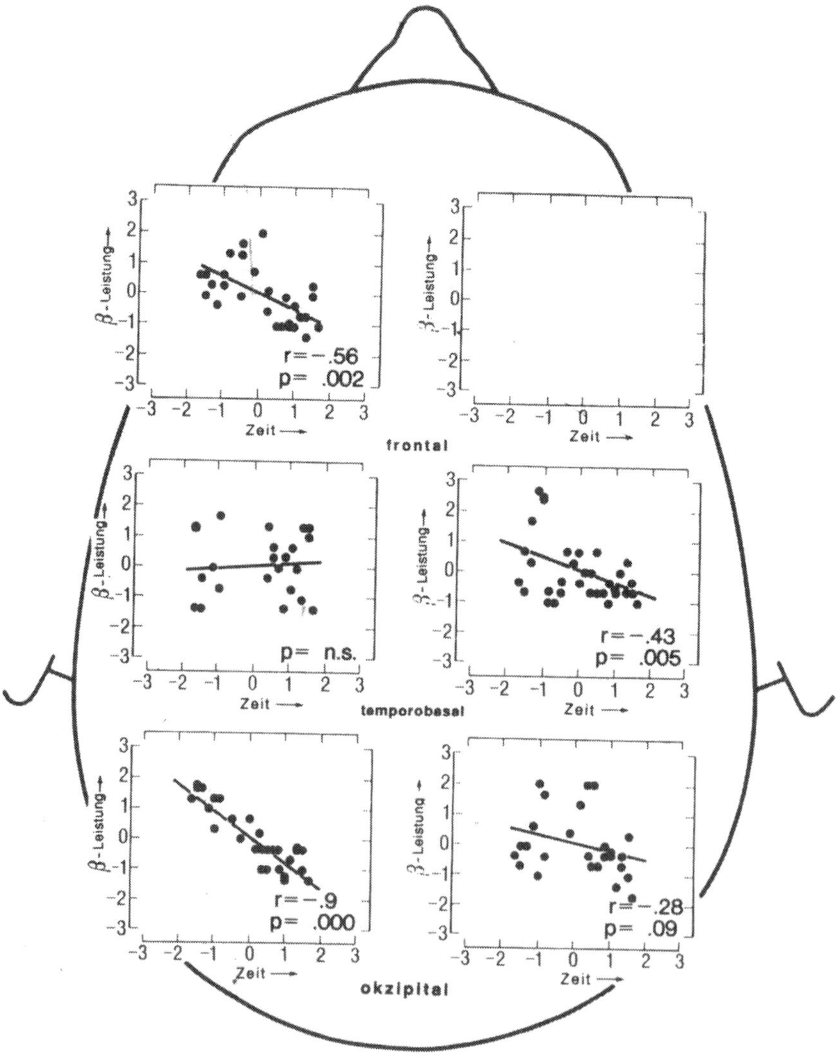


**Abb. 46b**: Verlauf der Beta-Leistung bei FREUDE. Während der Erinnerung an einen "schönen Tanz" zeigt sich im EEG ein Abfall der Beta-Leistung über allen Topographien (Fehlende Werte frontal rechts durch einen Datenfehler).

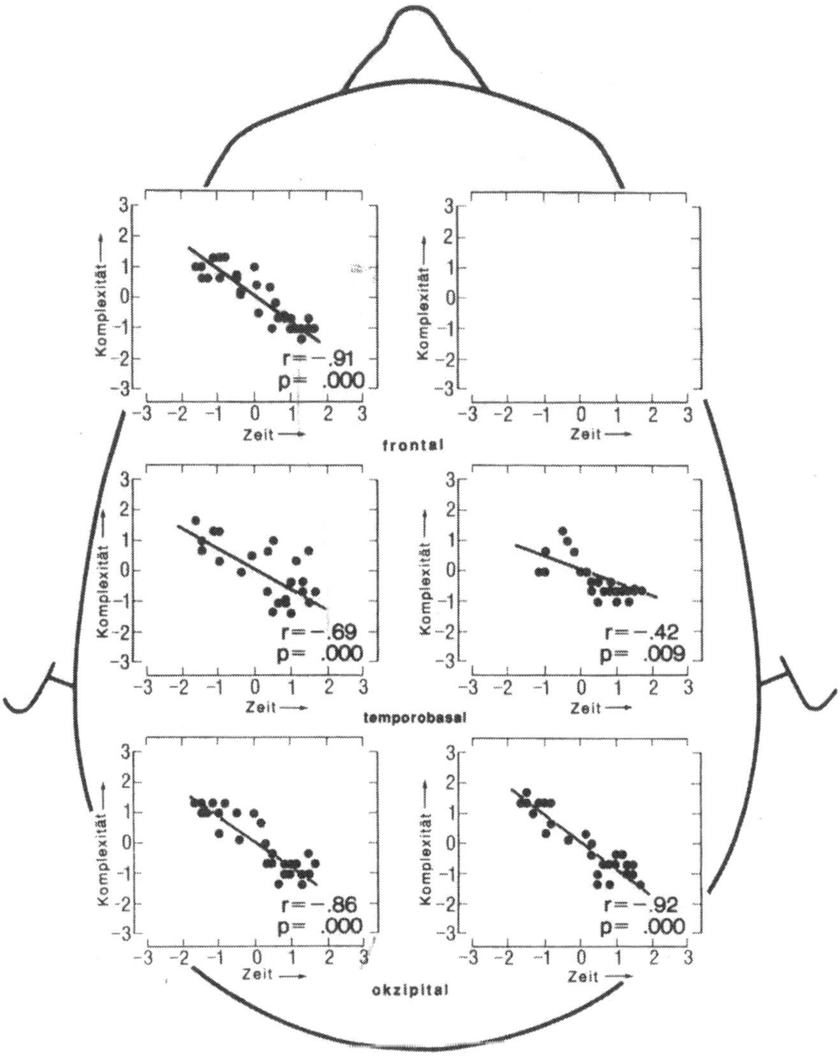


**Abb. 46c**: Verlauf der Komplexität bei FREUDE. Während der Erinnerung an einen "schönen Tanz" zeigt sich im EEG ein Abfall der Komplexität über allen Topographien (Fehlende Werte frontal rechts durch einen Datenfehler).

## Triumph über den Vater

33jähriger Stahlfacharbeiter, ledig, alkoholkrank (Fall 3).

*Testpsychologische Ergebnisse*
Im D2 überdurchschnittliche Konzentrations- und Leistungsfähigkeit (Stanine 8). Das Selbstbild im FPI-B ist durch Selbstsicherheit, Durchsetzungsvermögen

und ausgeglichene Stimmungslage charakterisiert bei einer im Normbereich liegenden selbstkritischen Haltung. Im GT-S schildert der Proband gute soziale Wirkungen auf seine Umgebung und Fähigkeiten zu erfolgreicher sozialer Interaktion sowie Offenheit und Zwanglosigkeit.

*Erlebnisse in den Gedanken-STOP-Übungen*
NEG.E. 1. Übung: Aus einer Auseinandersetzung mit dem Vater geht er als Sieger hervor.
POS.E. 1. Übung: Erfüllungserlebnis in einer positiven Partnerbeziehung.

*Emotionelles Erleben und EEG-Aktivität*
Bei einer Auseinandersetzung mit dem Vater, die Anlaß zum endgültigen Bruch zwischen beiden war, triumphiert er letztendlich über ihn. Er schildert aber weniger dieses Gefühl als vielmehr Gefühle innerer Unruhe, bedrückender Angst, Wut, Zorn und Mitleid begleitet von Körpersymptomen.

Die EEG-Dynamik war wegen des geringen Anstiegs der Theta- und Beta-Aktivität nicht charakteristisch für Aggression oder Angst. Der über allen Topographien deutliche und zum Teil hochsignifikante Anstieg der Alpha-Leistung spricht eher dafür, daß ein Triumphgefühl im Erleben des Probanden eine größere Rolle gespielt hat als dies aus seiner Selbstschilderung hervorging. Für den Probanden war es hoch tabuiert, auch in der gegebenen Situation einer Not–wehr die Hand gegen den Vater zu erheben. Von daher wäre verständlich, wenn das Triumphgefühl nicht wahrgenommen oder, wenn doch, nicht benannt werden durfte. Zeigt dieses Beispiel also die EEG-Dynamik eines "verdrängten" Triumphgefühls? Diese Frage soll offen bleiben.

Diskriminanzanalytisch war bei einer Gesamtklassifikationsrate von 74 % das Triumphgefühl zu 83 % mit Hilfe der Alpha- und Beta-Leistung, des Alpha- und Theta-Modus und der Komplexität abgrenzbar.

## Ich laß mich nicht ein

45jähriger Verwaltungsamtmann, verheiratet, alkoholkrank (Fall 5).

*Testpsychologische Ergebnisse*
Im D2 gute Konzentrations- und Leistungsfähigkeit (Stanine 6). Im FPI-B schildert der Proband eine leichte körperliche Affektresonanz bei großer Frustrationstoleranz und sehr vertrauensvoller Einstellung gegenüber seinen Mitmenschen und eine Neigung zu schüchterner Zurückhaltung. Seine sozialen Fähigkeiten bewertet er höher (GT-S ) als seine Wirkung auf die Umgebung. Er empfindet sich als emotionell ausgeglichen, zwanglos, offen und kontaktfreudig.

*Erlebnisse in den Gedanken-STOP-Übungen*

| | |
|---|---|
| NEG. E. 1. und 2. Übung: | Suizidversuch der Ehefrau. |
| POS. E. 1. Übung: | Hochzeitsreise nach Paris. |
| 2. Übung: | Überraschende Beförderung zum Amtmann. |

*Emotionelles Erleben und EEG-Aktivität*
Mit der Wahl der Erlebnisse für die Imaginationsübungen signalisiert der Proband schon seine geringe Bereitschaft, sich einzulassen. Die Erlebnisse liegen viele Jahre zurück sind, vielfach überdacht und besprochen und berühren den Probanden in der Erinnerung wenig. Er schildert Angst, Wut und Schuldgefühle, als er den Suizidversuch seiner Frau szenisch Revue passieren läßt und Gefühle von Leichtigkeit, Gelöstheit und "Körperlosigkeit" bei Gedanken an die Hochzeitsreise. Die Beförderungssituation weckt freudig-stolze Gefühle in ihm.

Während sich im EEG bei dem negativen Beispiel eine diskrete Aggressions-Trauerdynamik andeutet, ohne signifikante Grade zu erreichen und sich auch bei der Herzfrequenz nichts tat, war der herausragendere Befund die Zunahme der Alpha-Leistung bei den freudigen Gefühlen.

Auch auf den übrigen statistischen Ebenen bewirkte das "Sich-nicht-einlassen", daß nichts nachweisbar war.

Kontrastanalytisch waren keine Unterschiede schon bei der Erwartungsphase zu errechnen. Auch diskriminanzanalytisch ließ sich bei einer Gesamtklassifikation, die in beiden Übungen unter 50 % lag, das "Sich-nicht-einlassen" praktisch nicht (erste Übung 27 %, zweite Übung 45 %) von den übrigen Erlebnisphasen abgrenzen.

So hat der Proband augenscheinlich erreicht, was er wollte. Er kam ohne Erwartungen, wie die nicht vorhandene intentionale Aktivität zeigte, brauchte sich nicht einzulassen, denn das negative Beispiel berührte ihn kaum noch, und konnte danach gut gestimmt von dannen gehen. Die positiven Beispiele zeigten die größten EEG-Effekte im Sinne einer "Freudeaktivität".

## Freudegefühle in der Spektraldarstellung

Die von den Probanden imaginierten Freudegefühle stammten aus den großen Lebensbereichen Beruf und Liebe. Sie reichten vom Glücksgefühl und erotischen Phantasien mit dem Liebespartner bis zu beruflichen Erfolgserlebnissen unterschiedlichster Art. Fast allen Probanden gelang es, Freudegefühle zu entwickeln, manchen erst, nachdem der Übungsleiter sie im Ausklang verlassen hatte. Daß dies gelang, war für den therapeutischen Erfolg der Gedanken-STOP-Übung von einiger Bedeutung, da der Proband ja in die Lage versetzt werden sollte, sich selbständig negative Gefühle durch positive zu ersetzen. Die Intensität des Freudegefühls gab Auskunft darüber, wie gut dies gelang.

Die EEG-Dynamik bei zunehmend intensiven Freudegefühlen bestand stereotyp in einem Anstieg der Alpha-Leistung. Im Spektrum war erkennbar, wie sich bei Freude ein Alpha-Gipfel profilierte unter Abnahme der Leistungen in flankierenden Frequenzbändern Theta und Beta. Frequenzveränderungen waren nicht erkennbar. Die Alpha-Bandweite und die Komplexität nahmen ab (Abb. 47).
Die Pulsfrequenz fiel wieder auf ihren Ausgangswert bzw. blieb unverändert.

Die Verlaufsdynamik der Spektralparameter bei Freude kann je nach vorangehendem Gefühl variieren. Beim Übergang von Angst in Freude ändern alle

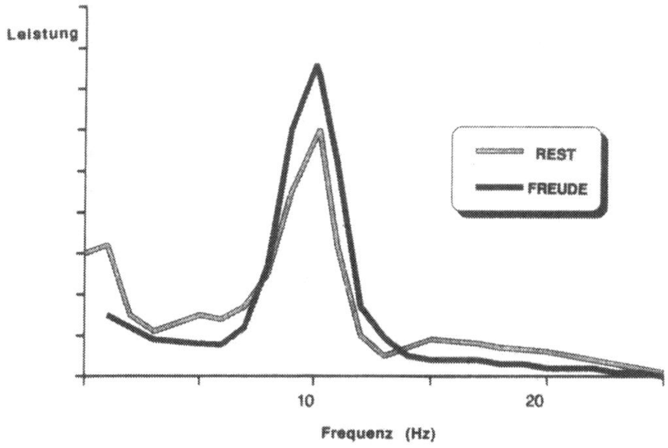


**Abb. 47**: Veränderung des EEG-Spektrums bei FREUDE (Schema). Bei zunehmenden Freudegefühlen profiliert sich der Alpha-Gipfel bei abnehmender Variabilität, Bandweite, Komplexität und geringfügigen Frequenzveränderungen. Die Leistung in den flankierenden Frequenzbändern Beta und Theta nimmt ab oder ist gleichbleibend.

Spektralparameter einschließlich der Komplexität ihre Änderungsrichtung gegensinnig.

Geht Aggression voran, so kann der Alpha-Gipfel bei Freude je nach Intensität der vorangehenden Aggression bzw. des nachfolgenden Freudegefühls höher oder niedriger ausfallen. Ein Abfall der Alpha-Leistung sagt dann nur etwas über die veränderte Gefühlsqualität. Die Leistungen in den flankierenden Frequenzbändern Theta und Beta nehmen zum Freudegefühl hin ab, während die Komplexität zunimmt, also im Vergleich zu allen anderen Emotionen den niedrigsten Wert bei Aggressionen einnimmt (Abb. 20, 23, 24, 27). Geht dem Freudegefühl ein Trauergefühl voraus, so erhebt sich aus dem abgeflachten Spektrum wie aus einer Talsohle ein zunehmend ansteigender Alpha-Gipfel. Da damit häufig auch ein geringfügiger Anstieg der Leistungen in den flankierenden Frequenzbändern Theta und Beta verbunden sein kann, ensteht die paradoxe Situation, daß bei zunehmender Freude auch die Theta- und Beta-Leistung zunimmt. Diese Parameterkonstellation, die sonst nur bei Aggression zu finden ist, kann also auch den Übergang von Trauer in Freude charakterisieren. Die Komplexität und die Alpha-Bandweite nehmen dabei ab (Abb. 35, 38).

Die intentionale Dynamik, die der Freudedynamik immer vorausgeht und sozusagen die intendierte Erfüllung, das Ziel symbolisiert, unterscheidet sich von dieser allein aber völlig ausreichend für eine Differenzierung durch die enorm ansteigende Alpha-Gipfelfrequenz und eine Alpha-Leistung, die häufig noch über der bei Freude erreichbaren liegt. Freude zeigt im allgemeinen keine Frequenzveränderungen, allein intentionale und ängstliche Gefühle führen zu einem Frequenzanstieg, während traurige einen Frequenzabfall herbeiführen. Bei anschließender Freude kehren sich diese Frequenzverläufe um und streben einer dazwischenliegenden Freudegipfelfrequenz zu (Abb. 47). Alle Emotionen können auch mit Freudegefühlen interferieren. Die Interferenzverläufe sind am besten am Übergang, meist nach dem STOP-Signal, der konflikthaften in die freudigen Beispiele zu identifizieren. Auch für diese gilt, was für andere Interferenzprozesse gilt, daß sie eine große topographische und seitenbezogene Variabilität aufweisen.

Bei reinen Freudegefühlen stieg die Alpha-Kohärenz mit zunehmender Freudeintensität an. Eine Analogie zum Anstieg der Alpha-Kohärenz bei Aggressionsgefühlen und Intention ist festzustellen. Je nach der Fähigkeit des Probanden, nach dem STOP-Signal auf das positive Erlebnis umzuschalten, durchwanderte die Alpha-Kohärenz auf dem Weg zum Freudegipfel ein mehr oder weniger tiefes Tal, das in extremen Fällen nur noch knapp auszumachen war, wie im Fallbeispiel 27,1. Das Tal entsteht am Übergang von dem bei STOP ausklingenden Gefühl und dem langsam zunehmenden Freudegefühl. Es charakterisiert kohärenzanalytisch die Interferenzphase.

## Das Freudekollektiv: Statistische Ergebnisse

Unter den multivariaten Effekten des Freudegefühls auf die Grundaktivität sind die nach Abzug der üblichen Probanden- und Übungseinflüsse großen Wirkungen auf die Alpha- und Theta-Größen beim Vergleich mit Intention cc = .39 und .14, beim Vergleich mit Angst cc = .33 und .28 und beim Vergleich mit Aggression cc = .21 und n.s. erwähnenswert. Kein Effekt war bei vorangehender Trauer vorhanden.

Die abhängig vom vorangehenden Gefühl unterschiedlich stark ausgeprägten Effekte des Freudegefühls auf die Grundaktivität bedürfen der Erklärung. Angstgefühle klangen bei Thematisierung des Freudeerlebnisses schnell ab, während aggressive Erlebnisse und besonders Trauererlebnisse die freudigen häufig bis zum Übungsende überlagerten. Die multivariaten Effekte fielen deshalb gering aus oder fehlten ganz. Es war schon bei Intention deutlich geworden, daß die nachfolgenden Gefühle die vorangehenden Erwartungsgefühle emotionell tönen konnten. Bei Freude zeigte sich jetzt der umgekehrte Effekt. Die vorausgehenden Gefühle führten zu spezifischen Veränderungen der nachfolgenden Freudegefühle. Freudegefühle zunehmender Intensität entfalteten bei vorangehender Angst cc = .29 und .32, bei vorangehender Aggression cc = .18 und .23 und zum Teil auch bei vorangehender Trauer cc = n.s. und .44, nicht aber im Vergleich zu Intention, signifikante Effekte auf die Modulation der Alpha- und Theta-Größen.

Die Wechselwirkungen waren ganz wie beim Vergleich anderer basaler Emotionen miteinander erheblich mit Ausnahme zu vorangehenden Trauergefühlen aus dem schon angeführten Grund.

Die Höhe der Alpha-Leistung differenzierte bei den univariaten Effekten alle fünf Gefühle voneinander. Sie war beim Trauergefühl am niedrigsten (F = 9, TL) und bei Intention am höchsten mit frontaler und temporaler Betonung ( F = 6-53). In zunehmender Reihenfolge folgten Angst (F = 5, FL und 11, OR) Aggression (F = 19, TL und 13, TR) und schließlich Freude mit den zweithöchsten Leistungswerten. Seitendifferenzen beim Vergleich mit Intention gingen auf eine bei Freude höhere Alpha-Leistung in der linken Okzipitalregion zurück (F = 6) (Abb. 8).

Weitere Differenzierungen gegenüber den anderen Emotionen ermöglichten die übrigen Alpha-Parameter. Die Gipfelfreqenz (F = 20-114) war bei Freude höher und die Bandweite (F = 18-65) breiter als bei Intention. Die Seitenbetonung (li.-re.) der Effekte war unterschiedlich bei der Gipfelfrequenz okzipital (F = 114 und 50) und bei der Bandweite frontal (F = 60 und 65) und temporal (F = 41 und 34). Aggression hatte eine schmalere Bandweite als Freude (F = 12, OR) wie Intention auch. Die Theta-Größen differenzierten nur unzureichend.

Freudegefühle entfalten ihre größten Wirkungen im Alpha-Bereich, und so ist es nur plausibel, daß dieses Grundgefühl durch dessen Parameter am besten differenziert werden kann.

Die diskriminanzanalytische Abgrenzung von Freude brachte gegenüber Angst die besten Klassifikationraten (75 %) bei Verwendung von 8 Variablen. Ebenso günstig gelang die Differenzierung von Freude, Intention und Angst (75 %) mit Hilfe von 14 Variablen (Wilk's Lambda 0.3). Beim paarigen Vergleich mit Intention (63 %, 8 Variable) mit Aggression (66 %, 7 Variable) und bei Hinzuziehung von Intention als dritter Emotion (51 %, 10 Variable) gelang darüber hinaus die Abgrenzung zum aggressiv-depressiven Mischgefühl sehr gut (90 %, 10 Variable, Wilk's Lambda 0.3). Der Versuch, alle 5 Emotionen voneinander abzugrenzen, ließ zwar hochsignifikante Unterschiede der Gefühle untereinander erkennen, aber erlaubte keine zuverlässige Diskriminierung mehr (Tab. 3, Anhang).

Freudegefühle entfalten ihre größten Effekte im Alpha-Band und sind durch deren Parameter, insbesondere die Alpha-Leistung, von den anderen Emotionen zu unterscheiden. Die beiderseitigen frontalen temporobasalen und okzipitalen Ausprägungsunterschiede der Parameter übertreffen die Seitenunterschiede bei weitem.

## Studien zur EEG-Dynamik bei Freude und Manie

### EEG-Dynamik bei Freudegefühlen

Je positiver die Emotion, um so geringer scheint das Interesse zu sein, diese zum Gegenstand psychophysiologischer Analysen zu machen. Einzelnen Darstellungen über EEG-Veränderungen bei Freude in verschiedenen Frequenzbändern steht die etwas zahlreichere Biofeedback-Literatur gegenüber, deren Augenmerk sich bekanntlich ausschließlich auf die quantitativen Veränderungen der Alpha-Leistung beschränkt.

BERGER (1938) hatte die Beziehung zwischen einem gut ausgebildeten Alpha-Rhythmus und psychischer Entspannung bereits beschrieben. OBERMANN (1939) untersuchte differenziert Zusammenhänge zwischen Emotionalität und Alpha-Aktivität. Während er in seinen Untersuchungen bei persön–

lichen Fragen an seine Probanden bei Falschaussagen und Herstellung von Schuldsituationen eine erhebliche Alpha-Verminderung feststellen konnte, gelang das Experiment umgekehrt mit positiven Emotionen nicht. Eine Beziehung zwischen Alpha-Aktivität und angenehmen Wörtern beim Vergleich mit unangenehmen im Assoziationstest, war nicht herzustellen.

Die Zusammenhänge zwischen positiven emotionellen Assoziationen und quantitativen Veränderungen der Alpha-Leistung zu belegen gelang bei den Feedback-Experimenten, die allerdings auf einer anders lautenden Fragestellung beruhten. Ausgangspunkt der Biofeedback-Experimente war nicht die Frage nach dem Zusammenhang zwischen freudigen Emotionen und Alpha-Aktivität, sondern die Frage, ob das Alpha-Phänomen a l s  s o l c h e s trainiert werden könne. Bei der in dieser Fragestellung zum Ausdruck kommenden Sichtweise, wird das Alpha-Phänomen nicht als Begleitphänomen bestimmter psychischer Abläufe, die ja möglicherweise therapeutisch zu fördern bzw. zu trainieren wären, sondern als eigenständiges Merkmal abgelöst von diesen zum Trainingsobjekt gemacht. Das Begleitphänomen wird in dieser Sichtweise seines begleitenden Charakters enthoben und zum eigentlichen erklärt. Das Kurzschlüssige dieser Betrachtungsweise ist seit etwa Mitte der siebziger Jahre in der Literatur als mechanistischer Denkansatz erkannt, experimentell überwunden und verworfen worden.

Schon in früheren Arbeiten (STOYVA und KAMIYA 1968, KAMIYA 1969) war aufgefallen, daß die Probanden ihren Alpha-Rhythmus nach ihrer innerlichen Befindlichkeit identifizieren lernten. Katamnestische Befragungen zeigten, daß sich die Probanden bei vermehrter Alpha-Aktivität entspannt fühlten und mit vergnüglichen Erinnerungen lange dauernde Alpha-Zustände herbeiführen konnten. Auch BROWN (1970) fand die Zunahme des Alpha-Rhythmus mit schönen Gedanken und Gefühlen verknüpft.

Das mechanistische Alpha-Feedback-Konzept wurde mit differenzierter Methodik widerlegt. Übereinstimmend kamen LYNCH et al. (1974), PLOTKIN (1976), WATSON und HERDER (1980) u.v.a.m. zu der Auffassung, daß die Alpha-Zunahme beim Feedback-Training allein auf eine positive emotionelle Einstellung des Probanden zurückzuführen ist und eben nur dann gelingen kann, wenn freudige Gefühle durch die Atmosphäre während des Experiments, die Instruktionen des Versuchsleiters, positive Erwartungen an das Training oder schöne Erinnerungen entstehen. Vermehrtes Alpha-Auftreten wird als Begleitphänomen freudiger Emotionen angesehen und darüber hinaus konstatiert, daß es weder eine notwendige, noch eine ausreichende Voraussetzung per se für Stimmungsänderungen ist.

Die Überwindung dieses Mißverständnisses hätte eines weniger großen experimentellen Aufwandes bedurft, wenn man sich über Wesen und Bedeutung der EEG-Aktivität als Begleitphänomen psychischer Prozesse der ursprünglichen Annahmen von BERGER (1938) erinnert hätte.

Aufschlußreich dürften im Zusammenhang mit der Zunahme der Alpha-Leistung bei freudigen Gefühlen Untersuchungen von HILBER und WALLNER (1981) an Musikern sein. Hochqualifizierte Musiker mit absolutem Gehör (Dirigenten, Komponisten, Berufsmusiker) zeigten hohe Amplituden und niedrige Frequenz ihres Alpha-Rhythmus beim Anhören von Musikstücken. Umgekehrt wurde bei musikinteressierten, unmusikalischen Probanden beim Anhören von Musik ein niederamplitudiger, hochfrequenter Alpha-Rhythmus gefunden. Forderte man nun die Musiker auf, ihre Emotionen beim Anhören zu unterdrücken und das Musikstück strukturell zu analysieren, so sanken die Amplituden auf das Niveau von unmusikalischen Probanden ab, jedoch ohne die bei diesen beobachtete Frequenzsteigerung.

Die Autoren selbst enthalten sich vorläufig einer Interpretation. Vor dem Hintergrund der Biofeedback-Experimente läßt sich mit ziemlicher Sicherheit sagen, daß sich in dem hochamplitudigen Alpha-Rhythmus etwas von der positiven emotionellen Beziehung des Musikers zu seiner geliebten Musik abbildet. Man hätte die Musiker leicht nach der emotionellen Tönung der Musik und den Empfindungen, die sie in ihnen hervorrief, fragen können.

Im Kalifornien der siebziger Jahre machten sich junge Leute einen Party-spaß daraus, sich durch Imagination in einen hochgestimmt-euphorischen Zustand zu versetzen. Sieger wurde derjenige, der die höchste Alpha-Leistung schaffte. Häufig dienten erotische Phantasien dazu, Hochstimmung herbeizuführen. So verwundert nicht, wenn TUCKER et al. (1981) bei Euphorie eine symmetrische Zunahme der Alpha-Leistung über der Frontalregion beiderseits fand. In einer späteren Studie (TUCKER und DAWSON 1984) stellte er bei Theaterschauspielern, die erotische Szenen imaginierten ("sexual-arousal"), eine asymmetrische Alpha-Verteilung fest. Er schloß aus einer rechtshemisphärischen Alpha-Verminderung darauf, daß eine Hochstimmung funktionsspezifisch rechts das "Arousal" erhöht. Beim Vergleich mit depressiven Gefühlen sieht er in der höheren Alpha-Leistung über der rechten Hemisphäre seine Hypothese von dem weniger stark ausgeprägten "Arousal" über der rechten Hemisphäre bei Depression im Vergleich zum "sexual-arousal" bestätigt. Wir können diese Auffassung nicht teilen, da auch anhand von TUCKERs Daten ersichtlich ist, daß die Effekte über allen Topographien mehr oder weniger ausgeprägt zur Geltung kommen. Unverständlich ist, warum bei Depression höhere Alpha-Leistungen registriert werden als bei erotischen Phantasien. Unsere Ergebnisse zeigten eine deutlich höhere Alpha-Leistung bei Freude als bei Trauer. Seitendifferenzen spielten demgegenüber eine wesentlich geringere Rolle und traten auch zwischen Topographien derselben Hemisphäre auf. Beim Vergleich der unterschiedlichen Gefühle miteinander erwiesen sie sich als inkonsistent. Daraus Rückschlüsse auf eine Lokalisation der Freudegefühle zu ziehen, verbietet sich. Dies gilt ebenso für die Studie von AHERN und SCHWARTZ (1985), die bei freudigen Gefühlen ebenfalls eine relative rechtshemisphärische Alpha-Vermehrung fanden. Korrelative Zusammenhänge zwischen den Persönlichkeitsvariablen Passivität und Ruhe und hohe Alpha-Aktivität fanden WATSON et al. (1979). Vor diesem empirischen Hintergrund kann kein Zweifel daran bestehen, daß hedonische Gefühle mit einem Anstieg der Alpha-Leistung einhergehen und umgekehrt die Alpha-Leistung ein Maß für die Fähigkeit zur Freude darstellt.

Einzelne, insbesondere aus der Biofeedback-Literatur stammende, widersprüchliche Ergebnisse lassen sich aus differenzieller Sicht aufklären. So wurde

z. B. bei negativen subjektiven Erfahrungen ein quantitiver Anstieg der Alpha-Leistung gefunden. Bei Probanden trat unmittelbar vor der Applikation eines Stromschlages k e i n e Alpha-Blockade auf, obwohl eine affektive Reaktion, Pulsbeschleunigung und GSR-Reaktionen registriert wurden.

Die spektralanalytischen Unterschiede zwischen Aggression und Freudegefühlen sind nur durch Einbeziehung des Gesamtspektrums zu erkennen; denn bei beiden Gefühlen kommt es zu einem Anstieg der Alpha-Leistung.

Über die Veränderungen der den Alpha-Bereich flankierenden Frequenzbereiche Theta und Beta bei Freude ist wenig bekannt. Es wurden sowohl Veränderungen im Theta- und Delta-Bereich gefunden (SIMONOV und MIKHAILOVA 1971) mit abnehmender Tendenz ebenso wie im Beta-Bereich (HYNEK und CERNY 1978). Die Ergebnisse unserer Studien zeigten, daß es bei Freude im Spektrum zu einer ausgeprägten Profilierung des Alpha-Gipfels kommt, unter Abnahme der flankierenden Frequenzbänder im hochfrequenten und niederfrequenten Bereich.

## EEG -Dynamik bei Manie

Wenige Studien zur EEG-Aktivität bei Manie sind verfügbar. Übereinstimmend wird berichtet, daß im Vergleich zu Depressiven eine Frequenzbeschleunigung im Alpha-Band nachzuweisen ist (HUGHES et al. 1938, BENTE 1976, WENDLAND et al. 1987). Die Alpha-Leistung manischer Patienten liegt höher als bei Schizophrenen. Der Variationskoeffizient als ein Maß für die Variabilität der Alpha-Amplituden ist bei Manikern im Vergleich zu Schizophrenen und Deressiven erhöht. Während die interhemisphärische Kohärenz etwa so niedrig liegt wie bei Schizophrenen, liegt die intrahemisphärische Kohärenz rechtsseitig höher als bei Schizophrenen. Hochfrequente Aktivität wurde in zunehmender Reihenfolge bei Depressiven, Manikern und maximal bei Schizophrenen gefunden (FLOR-HENRY 1984).

Die inhärente Problematik nosologisch orientierter Gruppenuntersuchungen liegt in ihrer phänomenologischen Unschärfe. Es ist ein Unterschied, ob Maniker hochgestimmt euphorisch, interkurrent auch Ängste zeigen oder aber manisch aggressiv gestimmt sind. Entsprechende Wandlungen vollziehen sich in den spektralanalytischen Parameterkonfigurationen. Von größerem Wert dürften zukünftig phänomenologisch-EEG-analytische Längsschnittuntersuchungen sein, die Aufschlüsse über das sich wandelnde Affektspektrum im Verlauf manischer Episoden geben können. Dadurch werden einige der Widersprüche bei den bisherigen Ergebnissen, z. B. die unerwartet niedrige Alpha-Leistung, die ein gruppenspezifisches aber nicht maniespezifisches Ergebnis sein kann, sich klären können.

# 6. INTERFERENZGEFÜHLE UND EEG-AKTIVITÄT

## Die Interferenzgefühle

Qualitativ können die fünf genannten Grundgefühle als reine Gefühle oder in allen nur denkbaren Nuancen und Übergängen zu- und miteinander auftreten. An den so entstehenden Mischgefühlen sind zwei oder mehr Gefühlskomponenten beteiligt. Es ist wohl davon auszugehen, daß überwiegend Mischgefühle im alltäglichen emotionellen Erleben auftreten. Eine Erwartung zum Beispiel kann Ausdruck "reinen" Hungers oder "reiner" Neugier sein, sie kann aber ebenso und vielleicht viel häufiger eine ängstliche, schmerzliche, traurige oder freudige Tönung haben. Die meisten der in unzähliger Vielfalt miteinander interferierender Gefühlskomponenten werden im alltäglichen Sprachgebrauch nicht mit besonderen Begriffen bezeichnet. Es werden eher die einzelnen im Mischgefühl enthaltenen Gefühlskomponenten benannt. Einige jedoch, eben die charakteristischsten Mischgefühle, werden gesondert benannt. So zum Beispiel Hoffnung oder Zuversichtlichkeit als Ausdruck freudehaltiger Intention oder Sorge als Interferenz von Intention und Angst. Im Begriff Trost ist eine traurige und eine freudige Komponente enthalten. In dem Begriff Reue haftet dem traurigen Gefühl etwas Ängstliches an usw. Die Schwierigkeit für den Betrachter liegt bei den Mischgefühlen darin, daß die enthaltenen Grundgefühlskomponenten ihr charakteristisches Profil verlieren und sich ähnlicher werden. Die Identifizierung einzelner Komponenten ist dann leichter, wenn eine überwiegt, also deutlicher hervortritt. Sind zwei oder drei Gefühlsnuancen etwa gleichstark im Mischgefühl, vertreten so ist nicht leicht zu sagen, ob zum Beispiel eine ängstlich schmerzliche Trauer, oder ein ängstlich trauriger Schmerz, oder eine schmerzlich traurige Angst vorliegt. Ein klassischer Begriff, der sich sehr wahrscheinlich aus drei Gefühlskomponenten konstituiert, ist die Eifersucht. Die Sucht als Ausdruck des unstillbaren Hungers. Dem Eiferer, also dem, der Angst hat, zuwenig zu bekommen und darum kämpft und streitet, können ängstliche und aggressive Impulse unterstellt werden. So vereinigen sich in dem Begriff Eifersucht eine hungrige, eine ängstliche und eine streitig-aggressive Gefühlskomponente. Grundgefühle können in allen nur denkbaren qualitativen und quantitativen Nuancierungen miteinander interferieren und eben diese Tatsache macht es manchmal nicht nur phänomenologisch, sondern, wie sich zeigen wird, auch EEG-analytisch unmöglich, die einzelnen Gefühlskomponenten eindeutig zu identifizieren.

## 6.1 Interferenz von Intention mit Angst, Aggression, Trauer und Freude

Die intentionalen Gefühle in der Erwartungsphase konnten, wie erwähnt, von den nachfolgenden Gefühlen sowohl phänomenologisch als auch in der Ausprägung der EEG-Parameter modifiziert werden. Die resultierenden Inter–

ferenz-Parameterverläufe enthielten sowohl Elemente der intentionalen Verlaufsdynamik als auch Elemente des interferierenden Grundgefühls.

Bei der Interferenz von Erwartungsgefühlen mit ängstlichen Gefühlen konnte es über verschiedene Abstufungen bis hin zu einem Abfall der Alpha-

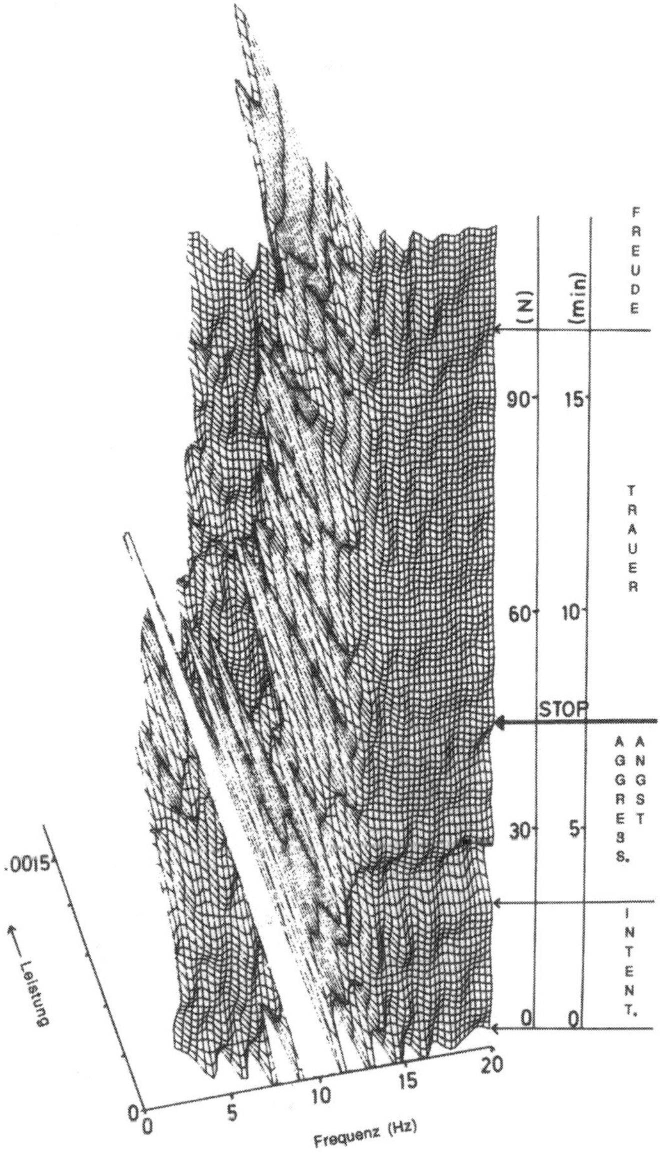


**Abb. 48**: Dreidimensionale Darstellung der spektralen Leistung 1 Segm. = 10 Sec., Fall 26, 1. Übung. Die Interferenz von INTENTION und TRAUER in der Erwartungsphase findet ihren Ausdruck in einer Abnahme der Leistungsparameter, insbesondere der Alpha-Leistung von einem hohen Niveau bei weiter ansteigendem Modus.

Leistung bei ansteigendem Modus und ansteigender Tendenz der Alpha-Bandweite und der Theta-Leistung kommen (Proband 30). Fiel also die Alpha-Leistung umgekehrt als bei "reiner" Intention ab, so bedeutete dies, daß die ängstliche Komponente am Interferenzgefühl die intentionale überwog. Bei "Lampenfieber" überwog umgekehrt die intentionale Komponente die ängstliche und ein enormer Anstieg der Alpha-Leistung und der flankierenden Beta- und Theta-Leistung resultierte (Abb. 4, 5, 6).

Wer anschließend etwas Entmutigendes oder Trauriges erwartete, reagierte in der Erwartungsphase mit einer angedeuteten oder auch ausgeprägteren depressiven Dynamik, bei der die Alpha-Leistung über alle Stufen der Ausprägung entsprechend der Intensität des interferierenden Trauergefühls und schließlich auch die flankierende Beta- und Theta-Leistung abfiel bei ansteigender Alpha-Bandweite und Komplexität - wie bei überwiegender Trauer zu erwarten. Als bleibendes Zeichen der Interferenz mit Intention jedoch stieg die Alpha-Gipfelfrequenz steil an (Pb. 18, 20, 22, 26, 29) (Abb. 48, 49).

War das nachfolgende Gefühl ein aggressives, so konnte dieses die initiale EEG-Dynamik mit einem Anstieg der Leistungen in allen Frequenzbändern unterschiedlicher Intensität und einem nicht mehr ansteigenden Alpha-Modus modulieren (Pb. 16).

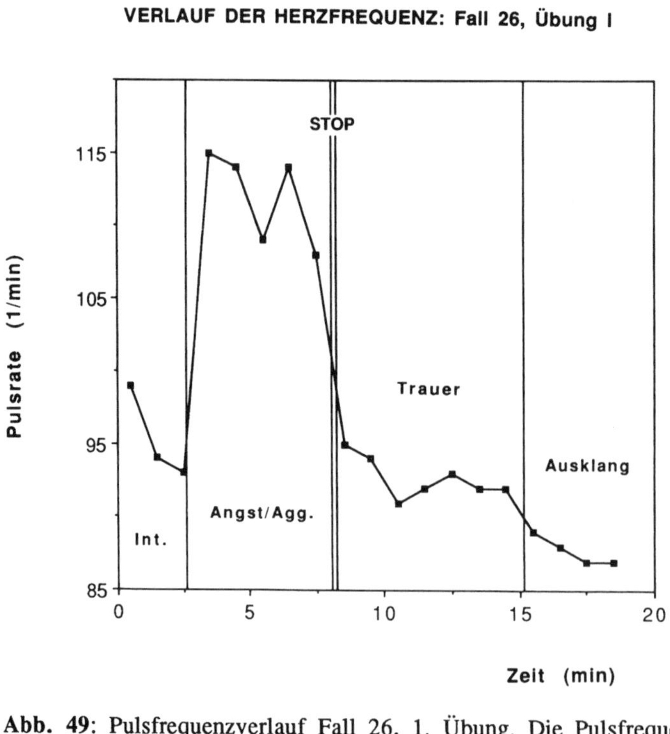


**Abb. 49**: Pulsfrequenzverlauf Fall 26, 1. Übung. Die Pulsfrequenz fällt bei depressiv unterlagerter INTENTION ab, während sie bei ängstlich-aggressiven Gefühlen ansteigt.

Interferierten intentionale und Freudegefühle miteinander, so zeigte sich dies EEG-analytisch unverändert in einem gut profilierten hohen Alpha-Gipfel mit rückläufigen Leistungen in den flankierenden Frequenzbändern und einer sich dem Horizontalverlauf zuneigenden Alpha-Gipfelfrequenz.

## 6.2 Interferenz von Angst und Aggression

### Einzelfallanalysen

### Angst und Wut über eine Zwangseinweisung

26jährige Floristin, verheiratet, alkoholkrank (Fall 16).

*Testpsychologische Ergebnisse*
Durchschnittliche Konzentrations- und Leistungsfähigkeit im D2 (Stanine 5). Im FPI-B-Selbstbild ist eine gewisse Irritierbarkeit und Besorgtheit bei größter Nachsichtigkeit und Zurückhaltung erkennbar. Im GT-S schildert die Probandin hochgradige Depressivität und Abhängigkeit. Sie schätzt ihre sozialen Wirkungen als weniger gut ein als ihre sozialen Fähigkeiten.

*Erlebnisse in den Gedanken-STOP-Übungen*
NEG.E. 1. Übung: Angst vor dem Schuldenberg und Streit mit dem Ehemann.
2. Übung: Wut und panische Ängste in einer Situation, in der die Probandin befürchten mußte, in eine geschlossene Anstalt eingewiesen zu werden.
POS.E. 1. u. 2. Übung: Schöne Urlaubserlebnisse.

*Emotionelles Erleben und EEG-Aktivität*
In der ersten Übung werden die Ängste vor einem existenziell gefährdenden Schuldenberg unter Auftreten heftiger Körpersymptome wiedererlebt. Das Herz schlägt ihr bis zum Hals, und sie bemerkt kalte schweißige Hände. Sie fühlt sich hilflos, klein, schwach und ohnmächtig. "Angst und Zittern" sei in ihr. "So stehe ich machtlos vor dem Schuldenberg". Die Alpha-Leistung fällt parallel zu diesem Erleben steil ab unter Anstieg von Frequenz und Bandweite und bei hoher Theta-Leistung. Diese Dynamik ist typisch für Angst. Von der zehnten Minute derselben Übung an phantasiert sie einen Streit mit dem Ehemann und tätliche Auseinandersetzungen. Von da ab steigt die Alpha-Leistung, wie kurz zuvor auch schon die Pulsfrequenz (+ 15 %), steil an, so wie es für eine agressive Verlaufsdynamik typisch ist (s. Abschnitt Aggression).

In der zweiten Übung vollzieht sie gedanklich eine Szene im Anschluß an einen Suizidversuch nach, als sie im Krankenhaus aufwacht. Im Krankenhaus äußert sie dem sie besuchenden Mann gegenüber Ärger über sein Verhalten. Ihr Mann kontert, indem er sie als geistig gestört bezeichnet und "reif für die Klappsmühle". Er droht ihr, sie zwangseinweisen zu lassen und verläßt dann das Zimmer. Sie befällt panische Angst, daß sie sogleich abgeholt wird, und Wut

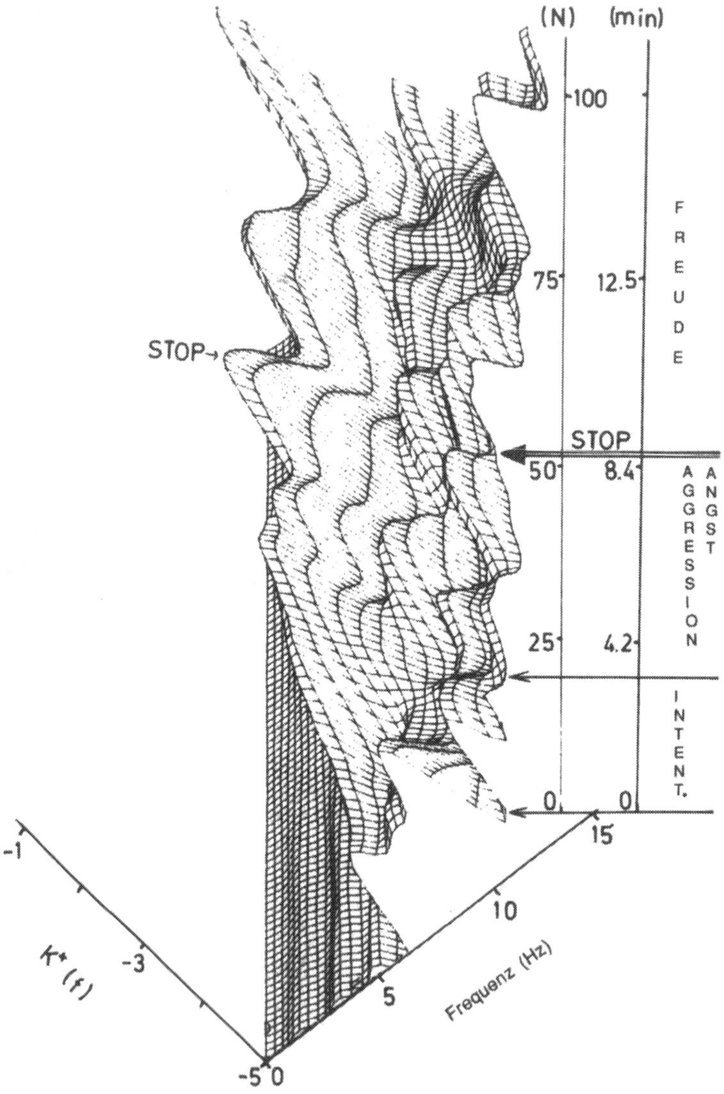


**Abb. 50**: Dreidimensionale Darstellung der temporalen Kohärenz. Fall 16, 1. Übung. Ansteigende Kohärenzen bis STOP bei abnehmenden ANGST- und zunehmenden AGGRESSIONS-Gefühlen.

über das Verhalten des Mannes. Sie flüchtet schließlich aus dem Zimmerfenster. Sie erlebt während der Übung Angst und Wut unter körperlichen Sensationen nach. Die Pulsfrequenz steigt um 21 %. Im EEG ist trotz heftiger Affekte ein relativ ebenmäßiger Verlauf der Alpha-Leistung zu erkennen. Dies als Ergebnis der Interferenz der Alpha-reduzierenden Angstkomponente mit der Alpha-erhöhenden aggressiven Komponente. Geringe Schwankungen sind dennoch beim genaueren Hinsehen auszumachen. In der dritten bis fünften Minute schildert sie

Aufgeregtheit, Herzklopfen und kaltschweißige Hände, das heißt ein Überwiegen der Angstkomponente, die mit einer abfallenden Tendenz der Alpha-Leistung einhergeht. Zwischen der fünften und siebten Minute überwiegt die aggressive Komponente mit wütenden Gefühlen dem Initiator der drohenden Einweisung gegenüber. Dies führte zu einer ansteigenden Alpha-Leistung.

Bei den positiven Imaginationen kehrte die Pulsfrequenz auf den Ausgangswert zurück und die Alpha-Leistung stieg kräftig an.

Ausgehend von einem absolut niedrigen Niveau (2. Übung) stieg die Kohärenz im unteren Alpha-Bereich kontinuierlich in den Minuten 5,5 bis 7 zunehmend stark an, um bei Minute 7 beim STOP-Signal ihr Maximum zu erreichen (Abb. 50). Der zuletzt steile Anstieg ging einher mit überwiegenden aggressiven Gefühlen der Probandin kurz vor dem STOP-Signal. In der Phase dazwischen, etwa von Minute 3 bis Minute 5,5, war im mittleren Alpha-Bereich ein deutlicher Anstieg (bei etwa 10,5 Hz) erkennbar, der sein Maximum in dem Moment erreichte, als die Probandin von überwiegenden Angstgefühlen berichtete. Danach fiel dieser Peak schnell ab, um etwa bei Minute 11 einem weiteren weniger ausgeprägten Maximum entgegenzustreben. Die Patientin erlebte in der Phase nach diesem Peak Freudegefühle, die entsprechend zu einem erneuten Anstieg der Kohärenz im unteren Alpha-Bereich führten.

Eine bis STOP abnehmende ängstliche und zunehmende aggressive Komponente zeigt der Interferenzverlauf. Die Kohärenz stellt die unterschwellige aggressive Komponente im höheren und niedrigeren Alpha-Bereich eindrucksvoll dar.

## Ein Eifersuchtsdrama

40jähriger Bäckermeister mit eigenem Betrieb, verheiratet, ein Kind, alkoholkrank (Fall 30).

*Testpsychologische Ergebnisse*
Im D2 unterdurchschnittliche Leistungsfähigkeit bei sehr guter Konzentrationsfähigkeit (Stanine 3). Im FPI-B ist eine Tendenz zu Mißstimmung und Reizbarkeit bei übersteigerter Selbstkritik (Höchstwert in der FPI-Kontrollskala 9) zu erkennen. Im GT-S schildert der Proband eine Neigung zu Gefügigkeitshaltungen bei im übrigen unauffälligem Persönlichkeitsprofil und guten sozialen Interaktionsfähigkeiten.

*Erlebnisse in den Gedanken-STOP-Übungen*

| | |
|---|---|
| NEG. E. 1. u. 2. Übung: | In einer Situation begründeter Eifersucht bedroht er einen Kollegen mit einer Waffe. |
| POS. E. 1. u. 2. Übung: | Erotische Phantasien. |

*Emotionelles Erleben und EEG-Aktivität*
Der Proband bedrohte einen potentiellen Liebhaber seiner Frau aus Eifersucht mit einer Waffe. EEG-analytisch war eine ausgeprägte aggressive Dynamik er-

kennbar, besonders von dem Punkt an, bei dem er den Rivalen mit der Waffe bedrohte. Dem voraus ging Angst vor dem aggressiven Durchbruch mit einer dafür typischen Angstdynamik im EEG.

In der 2. Übung waren die ängstliche und die aggressive Komponente, die bei der 1. Übung wie ausgestanzt zeitlich nacheinander abliefen, psychologisch nicht mehr voneinander abgrenzbar. Ärger, Ungewißheit und Mißtrauen über das Verhalten seiner Frau und die Angst vor dem aggressiven Kontrollverlust, der tatsächlich durch die dazwischentretende Tochter verhindert wurde, laufen szenisch vor den Augen des Probanden ab.

Spektralanalytisch war ein Interferenzverlauf mit nicht-signifikanten Parameterverläufen erkennbar bei einer steil ansteigenden Alpha-Gipfelfrequenz als Ausdruck der intentionalen und Angstkomponente.
Die Pulsfrequenz stieg um 11 % an.

Diskriminanzanalytisch war in den beiden Übungen das Interferenzgefühl zu 60 % bzw. 50 % abgrenzbar, bei einer Gesamtklassifikation von 46 % bzw. 61 %. Verwendung fanden in der ersten Übung nur die Alpha-Leistung und die Theta-Bandweite, in der zweiten Übung Theta- und Beta-Leistung sowie Alpha-Modus und -Bandweite. Den Abschluß der Übungen bildete eine ausgeprägte Freudedynamik (Abb. 45). Die Kohärenz war beim ängstlich-aggressiven Mischgefühl niedrig und stieg erst bei den lustvollen Phantasien an.

## Kathederangst

33jährige Diplom-Bibliothekarin, ledig, alleinlebend, alkoholkrank (Fall 13).

*Testpsychologische Ergebnisse*
Hohe Leistungfähigkeit bei gleichbleibendem gutem Konzentrationsvermögen (Stanine 8). Im FPI-B zeigt sich deutlich eine einerseits gereizt-aggressive, andererseits gehemmt-depressive emotionelle Selbsteinschätzung mit Körperbeschwerden, Impulsivität, Irritierbarkeit, Mißstimmung und geringer Frustrationstoleranz. Ihre Ungeselligkeit steht im Zusammenhang mit der unlustbetonten Kontakthemmung. Spontane Aggressivität beim Durchsetzen eigener Interessen ist erkennbar. Der Höchstwert in der Kontrollskala (FPI-Skala 9) läßt auf eine überkritische Selbstdarstellung schließen. Im GT-S erlebt sich die Probandin als unbeliebt und wenig anziehend. Ihre soziale Isolation ist als Ausdruck hochgradiger Depressivität und Verschlossenheit zu sehen.

*Erlebnisse in den Gedanken-STOP-Übungen*
NEG.E. 1. u. 2. Übung: Eine Situation von Kathederangst.
POS.E. 1. u. 2. Übung: Ein glückliches Urlaubserlebnis.

*Emotionelles Erleben und EEG-Aktivität*
Zu den Aufgaben der Probandin als Bibliothekarin gehört es, auf Mitarbeiterversammlungen wöchentlich neue Bücher vorzustellen. Ihre Befürchtung ist, dabei vor den Augen der Mitarbeiter einen "Block" zu bekommen und nicht

mehr frei sprechen zu können. Es wäre kränkend für sie, dann vom Konzept ablesen zu müssen. Genau das passierte ihr einmal und die Vorstellung, es könnte noch mal passieren, ist ein "Horrortrip" für sie. Bei der Erinnerung daran steigen alte Ängste und Ärger in ihr auf, begleitet von Körpersymptomen wie Muskelspannung, schweißigkalte Hände, Flattern, Druckgefühl, flache schnelle Atmung und Tränen.

Das freudige Erlebnis wirkt wärmend und erlösend auf sie und bringt "ruhige Gelassenheit" über sie.

Die Verlaufsdynamik der EEG-Parameter war abhängig von der Topographie überwiegend charakteristisch für Angst oder Aggression. Eine gleichbleibende oder abnehmende Leistung im Alpha-Band, verbunden mit einer Zunahme von Frequenz- und Bandweite und Theta-Leistung, war nachweisbar. Die Pulsfrequenz nahm in der zweiten Übung um 11 % zu (erste Übung 6 %).

Diskriminanzanalytisch war Angst-Aggression in der zweiten Übung wesentlich besser, zu 66 %, als in der ersten (42 %) bei einer Gesamtklassifikation von 51 % (65 %) abgrenzbar. In der zweiten Übung fanden drei Parameter Verwendung, die Alpha-Leistung und die Gipfelfrequenz und die Theta-Leistung.

## Begegnung mit mißliebigen Verwandten

37jährige Hausfrau, verheiratet, zwei Kinder, alkoholkrank (Fall 26).

*Testpsychologische Ergebnisse*
Gute Leistungs- und Konzentrationsfähigkeit im D2 (Stanine 6). Im FPI-B schildert die Probandin sich als leicht frustrierbare, selbstunsichere, depressive Persönlichkeit mit erheblichen körperlichen Sensationen, die häufig in Auseinandersetzungen vestrickt ist. Die Probandin neigt zu überkritischer Selbstdarstellung. Im GT-S wird das Depressive in der Persönlichkeit der Probandin noch unterstrichen. Ihre soziale Resonanz und ihre sozialen Fähigkeiten schätzt sie als gut ein.

*Erlebnisse in den Gedanken-STOP-Übungen*
NEG.E. 1. und 2. Übung: Treffen mit mißliebigen Verwandten
POS.E. 1. und 2. Übung: Versöhnung mit dem Ehepartner

*Emotionelles Erleben und EEG-Aktivität*
Gefühle von Unsicherheit, Unruhe und Angst stellen sich bei der Vorstellung ein, daß ihre mißliebigen Verwandten bei dem bevorstehenden Besuch über sie herfallen. Diese verhalten sich ihr gegenüber ablehnend und geringschätzig, wodurch sie sich gekränkt fühlt. Von der 5,8. Minute in der ersten Übung lehnt sie sich gedanklich gegen die Verwandten auf (Abb. 48). Sie schreit sie an und bricht einen heftigen Streit vom Zaune. Lebhafte Körpersymptome wie Herzrasen, Magendruck und "Flattermann" begleiten diese Erinnerungen. Sie bricht in Tränen aus.

Die Versöhnung mit ihrem Ehepartner vermittelt ihr ein Gefühl von Trost, bei dem zunächst noch die traurige Komponente überwiegt. Erst im Ausklang stellen sich Geborgenheit und Wärme, ein "gutes Gefühl", ein "Sonnengefühl" langsam ein. Die Pulsfrequenz nimmt in der ersten Übung um 32 % in der zweiten 29 % zu und erreicht ein Maximum jeweils beim Überwiegen der aggressiven Assoziationen.

Die EEG-Dynamik verlief in beiden Übungen analog. In der Erwartungsphase bis zu Beginn des ängstlich-aggressiven Erlebens zeigte sich eine depressive Dynamik mit der dafür typischen Parameterkonfiguration: abnehmende Alpha-Leistung und Frequenz mit zunehmender Bandweite. Danach stieg in der ersten Übung die Herzfrequenz um 32 % an (Abb. 49).

Die aggressiven Assoziationen gingen im EEG einher mit einem Anstieg der Leistung in allen Frequenzbändern. Daran schloß sich eine Trauerdynamik an (s. Abschnitt Trauer) und eine Normalisierung der Pulsfrequenz.

Anhand der Kontrastanalysen ist die EEG-Dynamik bei den unterschiedlichen Gefühlsverläufen gut nachzuvollziehen.

Proband 26: Kontrastanalyse: Vergleich: Angst/Aggression - Angst u. Trauer
Übung 1, Ableitung: frontal links

| EEG-Parameter | Angst - Angst/Agg. | Angst/Agg. - Trauer |
|---|---|---|
| Alpha-Leistung | ↓↓↓ | ↓↓↓ |
| Alpha-Modus | ↑ | - |
| Alpha-Bandbreite | ↑↑↑ | ↑↑↑ |
| Theta-Leistung | ↑↑↑ | ↓↓↓ |
| Komplexität | ↑ | - |

Diskriminanzanalytisch wurde in der ersten Übung (zweite Übung) die Erwartungsangst zu 78 % (69 %) und die ängstlich-aggressive Phase zu 63 % (71 %) zugeordnet bei einer Gesamtklassifikation von 68 % (59 %). Dabei fanden alle Alpha- und Theta-Größen mit Ausnahme der Theta-Leistung in der zweiten Übung Verwendung.

## Interferenz von Angst und Aggression in der Spektraldarstellung

Die emotionelle Dynamik während der Übungen wies bei zwei Probanden eine verblüffende Ähnlichkeit auf. Jeweils in der ersten Übung waren die ängstigenden Phantasien von den überwiegend aggressiven deutlich getrennt. Dabei ging es bei der Probandin 16 um die Befürchtung, in eine geschlossene Abteilung eingewiesen zu werden und daran anschließend um die Wut auf denjenigen, der dies veranlassen wollte. Bei dem Probanden 30 ging es im Zusammenhang mit einer Eifersuchtsszene um Ungewißheit, Unsicherheit, Mißtrauen und Befürchtungen vor Kontrollverlust, an die sich die offen aggressive Szene anschloß, bei der durch Intervention Dritter der aggressive Durchbruch verhindert wurde. Während der zweiten Übung interferierten bei diesen beiden Probanden die ängstliche und die aggressive Erlebniskomponente derart miteinander, daß sie im Zeitablauf der Übung nicht mehr voneinander abgrenzbar waren. Der Übungseffekt trug dazu bei, daß aggressive Gefühle im Zeitablauf früher erlebnisfähig wurden und dadurch ein Interferenzmuster aus einer ängstlichen und der früher einsetzenden aggressiven Komponente entstand. Auch im Angstkollektiv fiel auf, daß unterschwellige aggressive Impulse, die in der ersten Übung von Ängsten überlagert waren, sich in der zweiten Übung deutlicher profilierten. Der Interferenzeffekt könnte durchaus Ausdruck des "therapeutischen" Effektes der Übungen sein. Das hieße, die Angst vor der Aggression würde geringer und die Tabuierung aggressiver Impulse und deren ängstliche Abwehr abgebaut.

Die Interferenzgefühle korrelierten mit zum Teil erheblichen Pulsfrequenzsteigerungen, die Ausdruck der aggressiven Komponente im Erlebnisablauf sind.

Spektralanalytisch führte die die Alpha-Leistung vermindernde Angstkomponente und die die Alpha-Leistung erhöhende Aggressionskomponente zu einem in etwa horizontalen Verlauf dieses Parameters. Dies deutete darauf hin, daß die ängstliche und die aggressive Komponente im Erlebniszusammenhang etwa gleich stark ausgeprägt waren. Die Alpha-Gipfelfrequenz zeigte ansteigende Tendenz und war damit Ausdruck der Angstkomponente. Wie schon erwähnt, haben die gleichsinnigen Wirkungskomponenten der interferierenden Emotionen keine additive Wirkung auf die Spektralparameter. So ist plausibel, daß die Theta- und Beta-Leistung trotz der gleichsinnigen Wirkung der miteinander interferierenden Gefühlskomponenten nicht stärker anstiegen. Einen bei Angst ansteigenden und bei Aggression tendenziell abfallenden Verlaufsschenkel zeigten die Alpha-Bandweite und die Komplexität. Über unterschiedlichen Topographien war die Verlaufsdynamik mal mehr im Sinne der ängstlichen Komponente, mal mehr im Sinne der aggressiven Komponente nuanciert. Dadurch entstanden topographische Unterschiede und Seitendifferenzen. Besonders in den frontalen und temporalen Ableitungen zeigte sich akzentuiert die aggressive Dynamik deutlicher als in den okzipitalen Ableitungen, wo die Angstdynamik klarer hervortrat. Damit verteilten sich die emotionellen Schwerpunkte der miteinander interferierenden Gefühlskomponenten ähnlich wie bei der Interferenz von Aggression mit Trauer. Auch da lag der Ausprägungsschwerpunkt der aggressiven Verlaufsdynamik in den temporalen Topographien beider Seiten.

Diskriminanzanalytisch ließ sich das ängstlich-aggressive Interferenzgefühl nur mäßig gut von den anderen Emotionen abgrenzen. Die richtigen Zuordnungen bei der Klassifikation der Segmente lagen überwiegend zwischen 50 % und 70 %.

Die Alpha-Kohärenz scheint besonders geeignet zu sein, die unterschwelligen mal mehr mal weniger stark ausgeprägten aggressiven Komponenten im Interferenzgefühlsablauf aufzuspüren und als Gipfel zur Darstellung zu bringen. Sind beide Gefühlskomponenten etwa gleichstark vertreten, resultierte ein gleichbleibend niedriger Kohärenzverlauf. Die topographischen Unterschiede tragen dazu auch bei. Ist z. B. über der linksseitigen Region die Angstkom–

ponente, über der rechtshirnigen aber die aggressive Komponente stärker ausgeprägt, so muß eine niedrige Alpha-Kohärenz resultieren.

### Das Probandenkollektiv mit ängstlich-aggressiven Interferenzgefühlen: Statistische Ergebnisse

Die multivariaten Effekte ergaben nach Entfernung der Probanden- und Übungseinflüsse deutliche Wirkungen ängstlich-aggressiver Mischgefühle auf die Alpha- und Theta-Größen. Beim Vergleich mit Intention waren die Effekte (cc = .56 und .45) stärker ausgeprägt als beim Vergleich mit Freude (cc = .33 und n.s.). Bei zunehmend intensiven ängstlich-aggressiven Gefühlen im Zeitverlauf waren umgekehrt die Effekte beim Vergleich mit Freude (cc = .56 und .38) größer als beim Vergleich mit Intention (cc = .38 und n.s.). Bei den Wechselwirkungen fielen die großen emotionellen Ausprägungsunterschiede zwischen den Probanden mit Wirkung auf beide Frequenzbereiche auf und die ausgeprägte individualtypische Prägung der emotionellen Abläufe auf der Zeitachse.

Bei den Einzelfallanalysen waren bereits große topographische Unterschiede bei ängstlich-aggressiven Mischgefühlen aufgefallen. Dies zeigte sich in der Tat auch bei den univariaten Effekten. Beim Vergleich mit Intention zeigte sich frontal beiderseits eine Abnahme der Alpha-Leistung (F = 13), okzipital links dagegen eine erhebliche Zunahme von gut 25 % (F = 28). Dementsprechend waren die Seitenunterschiede wesentlich stärker (F = 18) als beim Vergleich der "reinen" Gefühlsqualitäten untereinander. Dies zeigte sich auch im Theta-Band (F = 5), wo eine okzipitale Verminderung der Theta-Leistung gefunden wurde (F = 10). Die Alpha-Bandweite nahm okzipital links zu (F = 4) und zeigte ebenfalls Seitendifferenzen (F = 8). Ebenso wie beim Vergleich mit Intention war beim Vergleich mit Freude die Alpha-Leistung erniedrigt (F = 15, FL). Die Theta-Leistung dagegen war erhöht (F = 5, FL und 6, OR).

Das Interferenzgefühl zeigte also im Vergleich zu Intention und Freude in abnehmender Reihenfolge die niedrigsten Alpha-Werte im Frontalbereich, dagegen die höchsten im Okzipitalbereich bei deutlichen Seitendifferenzen auch bei der Theta-Leistung und der Alpha-Bandweite. Diese Unterschiede beruhen auf der gegensinnigen Dynamik einzelner Parameterverläufe bei Angst und Aggression in unterschiedlichen Topographien.

## 6.3 Interferenz von Angst und Trauer

### Einzelfallanalysen

### Trennung von der Ehefrau

47jähriger Schweißer, in erster Ehe geschieden, 4 Kinder; jetzt in zweiter Ehe wiederverheiratet, alkoholkrank (Fall 2).

*Testpsychologische Ergebnisse*
Im D2 ist eine normale Leistungs- und Konzentrationsfähigkeit erkennbar (Stanine 4). Im FPI-B bietet sich das typische Bild einer emotionellen Labilität mit Körperbeschwerden, depressiver Stimmungsauslenkung, unsicherem Selbstwertgefühl und schüchternem Kontaktverhalten. Die deutliche Introversion ist als Kontakthemmung und unlustbetonte Einsamkeit zu verstehen. Im GT-S erlebt sich der Proband ebenfalls in hohem Maße depressiv-verstimmt und abhängig. Damit im Zusammenhang mag seine Einschätzung stehen, sozial unattraktiv zu sein und anderen Gefügigkeitshaltungen entgegenbringen zu müssen.

*Erlebnisse in den Gedanken-STOP-Übungen*
NEG.E. 1. u. 2. Übung: Trennungssituation: Seine Ehefrau verließ ihn, als er sie im Alkoholrausch geschlagen hatte.
POS.E. 1. u. 2. Übung: Miterleben der Geburt seines einzigen Sohnes, nachdem ihm drei Töchter in erster Ehe geboren worden waren.

*Emotionelles Erleben und EEG-Aktivität*
Der Proband erlebt einerseits die existentiellen Ängste in der Trennungssituation mit seiner Frau aus der gescheiterten Ehe nach. Z. B. wie sie sagt: "Du siehst mich nie mehr". Dabei spürt er Druck in der Herzgegend. Zum anderen empfindet er den großen Verlust all dessen, was ihm lieb war. "Es ist alles kaputt, du hast niemanden mehr. Kein Zuhause..."

Die Erinnerung an die Geburt seines einzigen Sohnes aus zweiter Ehe erfüllt ihn mit Stolz und rührt ihn zu Tränen.

In der Verlaufsdynamik der EEG-Parameter spiegelte sich sowohl die Verlustangst wie auch die Verlusttrauer wieder. Beide Effekte verstärkten sich in dem starken Abfall der Alpha-Leistung und dem Anstieg der Alpha-Bandweite und in geringerem Ausmaße der Komplexität. Die Interferenzen aus ansteigender Komponente bei Angst und abfallender Komponente bei Trauer zeigten sich in der Gipfelfrequenz in unterschiedlichen mehr, ansteigenden oder abfallenden Verläufen in den verschiedenen Topographien. Ein Interferenzmuster aus ansteigender und abnehmender Komponente war auch im Theta-Band erkennbar. Zu einem bimodalen Verlauf führte die Interferenz temporal links mit einer ansteigenden ängstlichen und einer abfallenden Trauerkomponente, die sich in anderen Topographien nur andeutete, wie z. B. temporal rechts. Die Interferenz im Beta-Band führte zu einem nicht-linearen U-förmigen Verlauf, wobei der abfallende Schenkel die Trauerkomponente und der ansteigende Schenkel die Angstkomponente repräsentierte (temporal rechts). In den frontalen Ableitungen war die Trauerkomponente stärker ausgeprägt als in den okzipitalen und temporalen. In der zweiten Übung stellte sich die Dynamik ganz analog dar (Abb. 51).
Die Pulsfrequenz stieg um 8 % an während des negativen Erlebnisses.

Diskriminanzanalytisch ließ sich das ängstlich-traurige Erleben in der ersten Übung (zweiten Übung) zu 92 % (71 %) bei einer Gesamtklassifikation von 79 % (77 %) abgrenzen. Verwendung fanden in beiden Übungen die Komplexi–

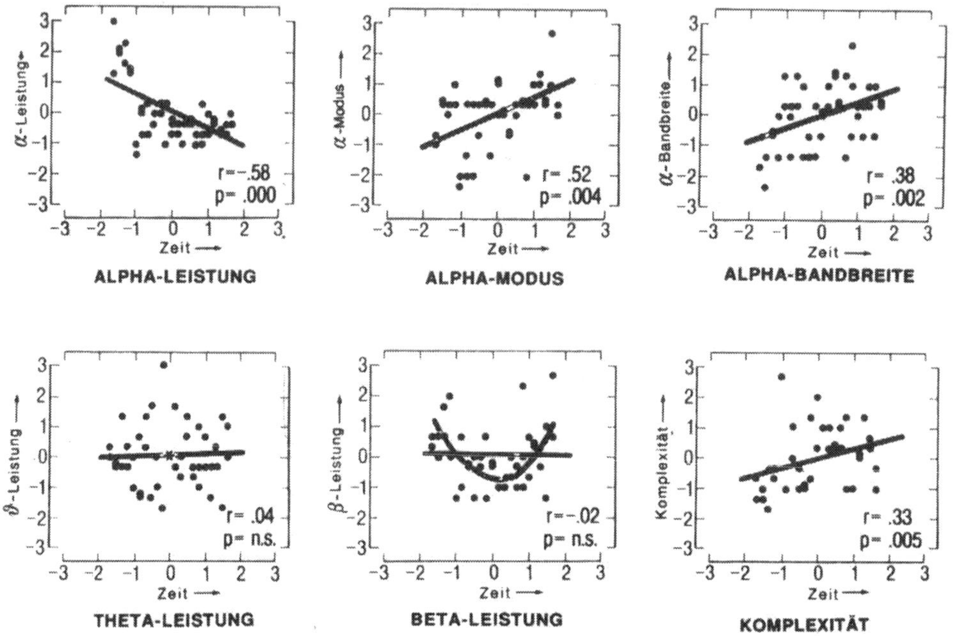


**Abb. 51**: Verlauf einzelner EEG-Parameter bei Interferenz von ANGST und TRAUER. Die Interferenz-Parameterverläufe werden dargestellt anhand von Regressionsgeraden in standardisierten Scattergrammen. Diese zeigen einen eindeutigen Verlauf, wo die Effekte von ANGST und TRAUER auf einzelne Parameter in dieselbe Richtung gehen: Alpha-Leistung, -Bandweite und Komplexität. Die Alpha-Gipfelfrequenz reagiert empfindlich auf die Angstkomponente. Als Ergebnis gegensinniger Effekte resultiert ein uncharakteristischer Verlauf der Theta- und ein nicht-linearer Verlauf der Beta-Leistung. Fall 2, 1. Übung, Dauer: 6 Min.

tät, der Alpha-Modus und die Theta-Leistung, zusätzlich in der ersten Übung die Alpha-Leistung und in der zweiten Übung die Alpha-Bandweite und die Beta-Leistung.

Die Kontrastanalysen zeigten niedrigste Werte der Komplexität bei Erwartung und Freude und eine abnehmende Alpha-Leistung zum ängstlich depressiven Erleben bei ansteigendem Modus.

## Verlustangst und Trauer

32jährige Krankenschwester, ledig, Normalprobandin (Fall 10).

*Testpsychologische Ergebnisse*
Überdurchschnittliche Leistungs- und Konzentrationsfähigkeit (D2, Stanine 7). Im FPI-B Selbstbild schildert sich die Probandin als stimmungsmäßig ausgeglichene, durchsetzungsfähige Frau mit einer leichten Neigung zu spontaner Unbeherrschtheit und Irritierbarkeit. Im GT-S wird die streitbare Eigenwilligkeit der Probandin noch deutlicher und eine Neigung zu depressiver Erlebnisverarbeitung. Im übrigen schildert sie sich als zwanglos und offen.

Ihrer sozialen Resonanzen auf die Umwelt ist sie sich sicherer als ihrer eigenen sozialen Durchsetzungsfähigkeit.

*Erlebnisse in den Gedanken-STOP-Übungen*

NEG.E. 1. Übung: Eine schwere Erkrankung des Vaters.
2. Übung: Vergiftungsängste.

POS.E. 1. u. 2. Übung: Eine schöne Urlaubsbekanntschaft.

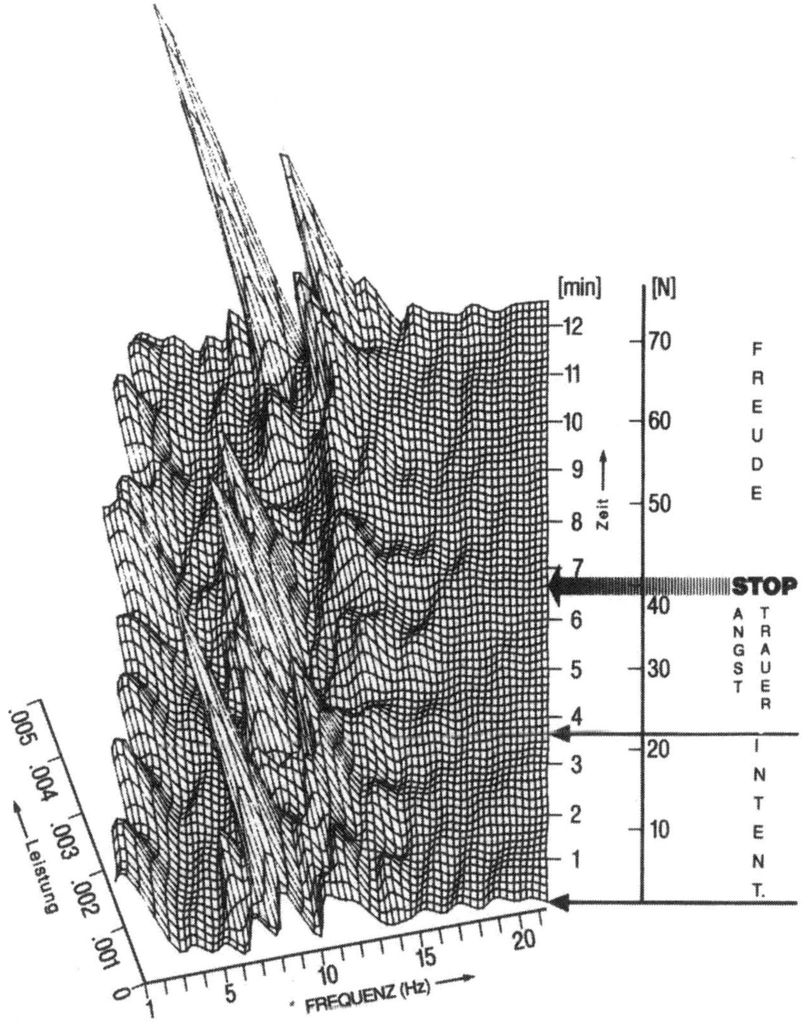


**Abb. 52**: Dreidimensionale Darstellung der frontalen Alpha-Leistung. 1 Segm. = 10 Sec.; Fall 10, 1. Übung. Bei der Interferenz von ANGST und TRAUER ist eine niedrige Leistung bei 10 Hz und eine hohe Leistung bei 7,5 Hz erkennbar, als die Probandin in Tränen ausbricht. Bei INTENTION wechselt ein Maximum der niedrigeren Komponente mit dem der höheren ab, bei FREUDE zeigen beide nach einer für Trauergefühle typischen Abflachung Maxima.

*Emotionelles Erleben und EEG-Aktivität*
Angst vor dem Verlust des Vaters und Trauer und Mitleid über seine Invalidisierung durch einen Schlaganfall lassen sie bei der Erinnerung an ihren ersten Besuch bei ihm im Krankenhaus in Tränen ausbrechen. Erst gegen Ende des positiven Beispiels findet sie in freudige Erlebnisaktualitäten hinein. Spektralanalytisch war eine 7,5 Hz und 10 Hz Komponente vorhanden. Die 7,5 Hz Komponente korrelierte am besten mit den ängstlichen Gefühlen (Anstieg der Theta-Leistung), wie zum Beginn der Erwartungsphase und bei der Angst um den Vater bis STOP, während die 10 Hz Komponente am ehesten mit der Angst und Trauerkomponente im Erleben der Patientin korrelierte (Abfall der Alpha-Leistung bei Angst und Trauer). Als die Probandin in Tränen ausbrach, war die 10 Hz Komponente niedrig, während die 7,5 Hz Komponente anstieg. Das regressive Verhalten der Probandin fand im EEG mit dem Anstieg der langsamen Frequenzkompontente eine Entsprechung (Abb. 52). Bei Freude erreichten beide Frequenzkomponenten Maxima.

Angst und Mitleidsgefühle ließen sich zu 64 % bei einer Gesamtklassifikation von 66 % von Intention (67 %) und Freude (77 %) abgrenzen, dabei fanden die Alpha- und Beta-Leistung, der Alpha-Modus und die Komplexität Verwendung.
Die Herzfrequenz stieg um 21 % an.

Das noch rezente Vergiftungserlebnis löst in der Erinnerung Angst und Wutgefühle aus. EEG-analytisch korreliert mit erheblicher Variabilität in den Topographien eine ängstlich-aggressive Interferenzdynamik (s. auch Interferenz von Angst und Aggression).

Es fällt eine extrem hohe und stark modulierte Kohärenz exakt auf der Grenze zwischen dem Alpha- und Theta-Band bei 7,5 Hz auf, die bei dem STOP-Signal, als die Probandin in Tränen ausbrach, maximal war. Sowohl in der intentionalen Phase, bei STOP und freudigeren Gefühlen lagen Maxima. Im übrigen Alpha-Bereich war zu Beginn ein kurzer Anstieg etwa bei 10 Hz zu beobachten, der Ausdruck einer leichten Erwartungsspannung sein dürfte. Danach blieb die Kohärenz im mittleren Alpha-Bereich niedrig und stieg erst ganz zum Schluß an und zwar zu dem Zeitpunkt, als die Probandin - mit erheblicher Verzögerung nach dem STOP-Signal - zu freudigen Gefühlen fand.

## Interferenz von Angst und Trauer in der Spektraldarstellung

Bei den beiden Probanden, in deren Nacherleben sowohl eine ängstliche als auch eine traurige Gefühlskomponente miteinander interferierten, ging es um Erlebnisse, bei denen Trennungsängste und Verlusttrauer aktualisiert wurden. Geliebte Personen, wie beim Probanden 2 die Ehefrau und der Sohn oder der Vater, wie bei der Probandin 10, distanzierten sich, oder der Verlust durch Krankheit und Tod wird befürchtet.

Spektralanalytisch war die Interferenz von Angst und Trauer durch einander verstärkende und einander ausgleichende Komponenten bestimmt. Während die Abnahme der Alpha-Leistung sich durch gleichsinnige Wirkungskomponen–

ten verstärkte, waren die Effekte bei den flankierenden Frequenzen im Beta- und Theta-Bereich gegensinnig. Gegensinnig waren sie auch in ihrer Wirkung auf die Alpha-Gipfelfrequenz. Jedoch zeigte sich in beiden Verläufen, daß diese als Ausdruck einer deutlichen Angstkomponente anstieg. Sowohl bei der Alpha-Bandweite als auch der Komplexität wirkten beide Emotionskomponenten in die gleiche Richtung. Es entstand allerdings nicht der Eindruck, daß es dabei zu einer Summationswirkung kam. Vielmehr entstand der Eindruck, daß die gleichsinnigen Wirkungen zweier Gefühlskomponenten einen geringfügig größeren Effekt auf die Verlaufsdynamik eines Spektralparameters haben können, z. B. die Alpha-Bandweite und die Komplexität als eine Gefühlskomponente allein. Bei dem Probanden 2 ließ sich besonders gut die Verlaufsdynamik von einer mehr ängstlich getönten in eine überwiegend traurig nuancierte Stimmung verfolgen und dabei alle Grade der Interferenz aufzeigen.

Ein bimodaler Frequenzverlauf repräsentierte, wie nicht nur bei der Probandin 10 erkennbar war, unterschiedliche emotionelle Teilkomponenten. Es hatte einige Plausibilität, die Angst in einem Anstieg bei 7,5 Hz zu vermuten und die depressive Komponente bei 10 Hz.

Anstiege der Pulsfrequenz waren feststellbar.

Diskriminanzanalytisch ließen sich bei diesen beiden Fällen die Interferenzgefühle ganz gut abgrenzen. Sie lagen zwischen 66 % und 92 %. Die Alpha-Kohärenz lag im 10 Hz-Bereich niedrig.

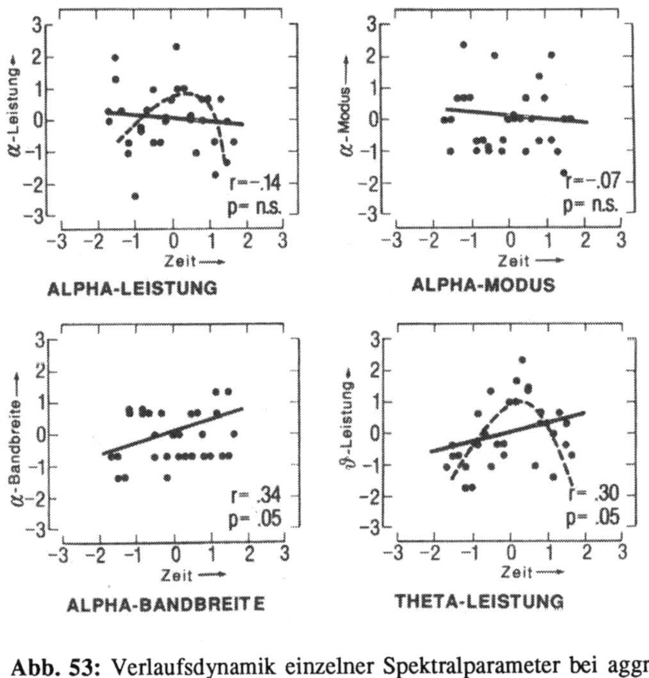


**Abb. 53:** Verlaufsdynamik einzelner Spektralparameter bei aggressiv-depressiven MISCHGEFÜHLEN (Regress. in standardisierten Scattergrammen). Fall 32, 2. Übung, OR, Dauer: 5,2 Min. Während initial die mehr aggressive und dann die mehr depressive Komponente überwiegt, zeigen die Leistungsparameter ansteigende und dann abfallende Tendenz. Die Alpha-Gipfelfrequenz fällt entsprechend der gegen Ende zunehmenden Depressivität tendenziell ab und die -Bandweite steigt an.

## 6.4 Interferenz von Aggression und Trauer

### Einzelfallanalysen

### Selbstschädigende Impulse

38jährige Hausfrau, geschieden, zwei Kinder, in zweiter Ehe verheiratet, alkoholkrank (Fall 32).

*Testpsychologische Ergebnisse*
Überdurchschnittliche Leistungsbereitschaft bei im Vergleich dazu geringer Konzentrationsfähigkeit (Stanine 7). Im FPI-B gibt die Probandin eine typisch männliche Selbstschilderung. Sie verfügt über eine geringe Erlebnisaktualität körperlicher Beschwerden, eine ausgeglichene Stimmungslage und aktive Durchsetzungsbereitschaft. Eine Neigung zu spontan-aggressiven Ausbrüchen ist erkennbar. Im GT-S fällt die Unfähigkeit zur Selbstkontrolle auf. Im emotionalen Bereich erlebt sie sich, wie im FPI-B zum Ausdruck kommt, stabil. Das Bewußtsein, nicht sehr anziehend und beliebt zu sein, aber ausgestattet mit sehr guten sozialen Fähigkeiten, bestimmen das Selbstbild der Probandin im Sozialbereich.

*Erlebnisse in den Gedanken-STOP-Übungen*
NEG.E. 1. u. 2. Übung: Inszenierung eines Suizidversuchs.
POS.E. 1. u. 2. Übung: Die Geburt ihrer Tochter und ihres Sohnes.

*Emotionelles Erleben und EEG-Aktivität*
Aus Protest gegen den Alkoholismus ihres Mannes und dem Gefühl ohnmächtiger Wut und Verzweiflung, daran nichts ändern zu können, nahm sie vor seinen Augen in suizidaler Absicht Tabletten. Nicht so sehr, um zu sterben, sondern aus Gefühlen der Ohnmacht, des Ärgers und der Ausweglosigkeit. Sie erinnert die Szene unter Tränen nach. Schuldgefühle und der Gedanke, etwas Unverantwortliches getan zu haben, stellen sich dabei ein. Sie erlebt die Szene als "furchtbar", "belastend" und "aufregend". Körpersymptome wie Herzklopfen, feuchtkalte Hände und Muskelverspannungen stellen sich ein. Auffällig ist, daß Gefühle der Wut und des Ärgers gegen den Mann ausgespart bleiben. Die Herzfrequenz allerdings erhöhte sich dabei um 33 %.

Spektralanalytisch zeigte sich in der ersten Übung eine aggressiv-depressive Interferenzdynamik. Über allen Topographien war diese mit geringen Variationen zwischen dem mehr aggressiven oder mehr depressiven Verlaufstyp erkennbar. Die Alpha-Leistung stieg überwiegend nicht signifikant an, ebenso die Theta-Leistung bei abfallender Alpha-Gipfelfrequenz und ansteigender Bandweite. Es kann also ein geringfügiges Überwiegen der aggressiven Komponente gegenüber der depressiven angenommen werden, ohne daß dies, außer im Theta-Bereich, zu signifikanten Parameterverläufen Anlaß gäbe. Die abfallende Alpha-Gipfelfrequenz sprach dafür, daß keine Angstkomponente am

Interferenzgefühl beteiligt war. Der extreme Anstieg der Herzfrequenz um ein Drittel vom Ausgangswert war typisch für aggressive Emotionen.

In der Verlaufsdynamik der Spektralparameter der zweiten Übung war zunächst ein Anstieg der Alpha- und Theta-Leistungen zu erkennen, einhergehend mit einer aggressiven Komponente, die dann in eine depressive überging

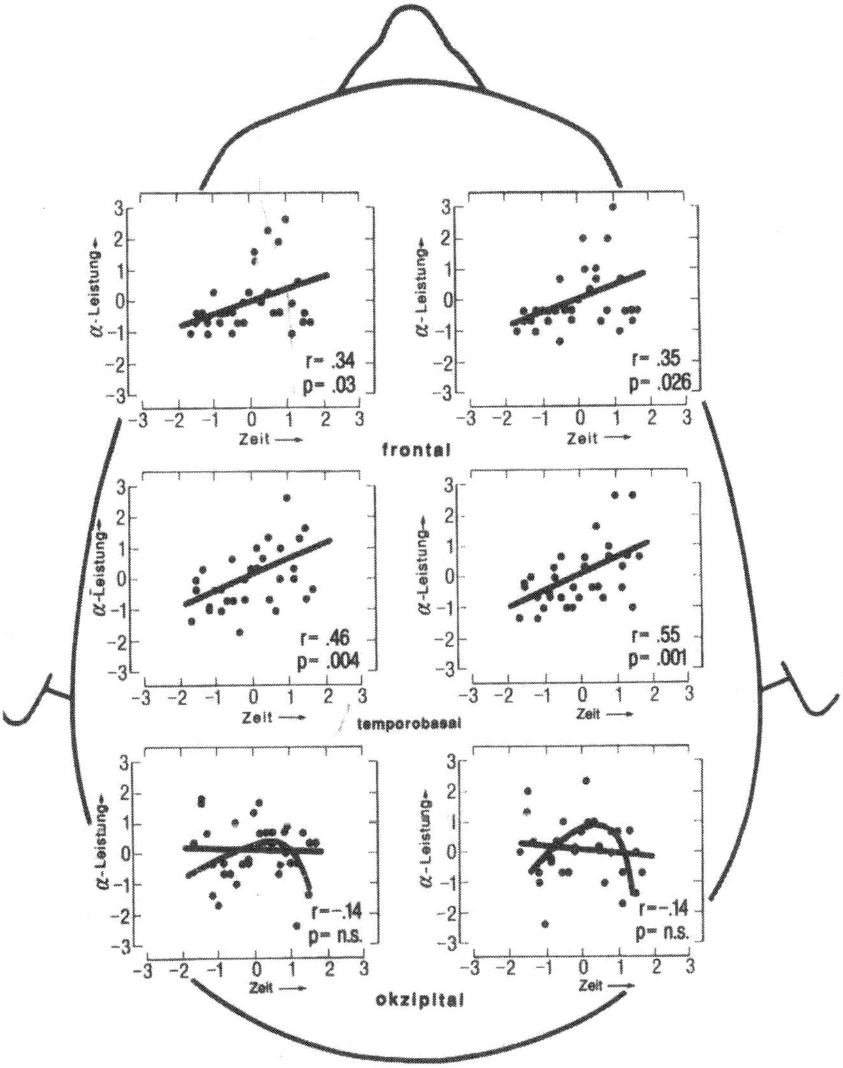


**Abb. 54**: Verlauf der Alpha-Leistung bei INTERFERENZ von AGGRESSION und TRAUER. Die nicht-lineare Verlaufscharakteristik der Alpha-Leistung bei aggressiv-depressiven MISCHGEFÜHLEN resultiert aus einer anfangs mehr aggressiv und dann mehr depressiv getönten Erlebnisweise. In der Temporalregion zeigt sich die aggressive Dynamik mit einem hochsignifikanten Anstieg der Alpha-Leistung stärker als frontal und okzipital. Fall 32, 2. Übung, Zeit 5.2 Min.

mit einem Abfall der Leistungsgrößen (Abb. 53). Der Verlauf der Alpha-Leistung zeigte beim aggressiven-depressiven Interferenzgefühl topographische Unterschiede; passend zur aggressiven Komponente stieg die Alpha-Leistung in der temporobasalen Ableitung signifikant an, während die frontalen und okzipitalen Ableitungen im Sinne der depressiven Komponente nur einen geringen oder keinen Anstieg zeigten (Abb. 54).

Bei der Erinnerung der Geburten ihrer Kinder entwickelte die Probandin langsam und erst intensiv im Ausklang eine klare Freudedynamik.

Kontrastanalytisch ließ sich das aggressiv-depressive Interferenzgefühl im Vergleich zu Intention und Freude gut darstellen.

Proband 32: Kontrastanalyse: Vergleich von Intention u. Freude gegen Agg./Trauer, Übung 2, Ableitung: temporobasal links

| EEG-Parameter | Intention - Agg./Trauer | Agg./Trauer - Freude |
|---|---|---|
| Alpha-Leistung | ↓↓ | ↑ |
| Alpha-Modus | - | ↑↑ |
| Alpha-Bandbreite | ↑↑↑ | ↓↓↓ |
| Theta-Leistung | ↑ | ↓↓ |
| Beta-Leistung | - | ↓ |
| Komplexität | ↑↑ | ↓↓↓ |

Diskriminanzanalytisch war in der ersten (zweiten) Übung bei sehr niedrigen Gesamtklassifikationen von 36 % (46 %) das Interferenzgefühl Aggression-Trauer wesentlich besser als die anderen Emotionen abgrenzbar; in der ersten Übung mit 58 % und noch besser in der zweiten mit 72 %. Berücksichtigt man, daß dafür nur zwei Parameter jeweils benötigt wurden (erste Übung: Alpha- und Theta-Leistung, zweite Übung: Alpha-Modus und -Bandweite jeweils temporal links), so ist dies ein erstaunlich gutes Ergebnis.

Kohärenzanalytisch war eine vom mehr aggressiven zum mehr depressiven Erleben hin absinkende Dynamik auf insgesamt niedrigem Niveau zu erkennen, wobei unterschiedliche Frequenzkomponenten die aggressive und die depressive Dynamik zeigten (s. Kohärenz bei Mischgefühlen, Abschnitt 6.5).

## Ärger und Mitleid

30jährige Ärztin, verheiratet, Normalprobandin (Fall 18).

*Testpsychologische Ergebnisse*

Höchstmögliche Konzentrations- und Leistungsfähigkeit im D2 (Stanine 9). Im FPI-B schildert sich die Probandin als psychosomatisch ungestörte, sehr kontaktfreudige und kontaktfähige, gesellige, aktive Frau. Im GT-S ist darüber hinaus Offenheit, Ausgelassenheit und das Vermögen Auseinandersetzungen zu führen, zu erkennen. Emotionell fühlt sie sich ausgeglichen. Ihre soziale Resonanz schätzt sie sehr hoch ein.

*Erlebnisse in den Gedanken-STOP-Übungen*

NEG.E. 1. u. 2. Übung: Die Mutter der Probandin äußert Gedanken von Lebensmüdigkeit.

POS.E. 1. Übung: Erinnerungen an den Hochzeitstag.
2. Übung: Abgabe der Doktorarbeit.

*Emotionelles Erleben und EEG-Aktivität*

Während die Probandin beim Nacherleben der Suizidphantasien ihrer Mutter in der ersten Übung "stinksauer" reagiert und dies im EEG mit einer aggressiven Dynamik und einem Pulsfrequenzanstieg von 27 % korrelierte, hat eine Woche später bei der zweiten Übung ein klärendes Mutter-Tochter-Gespräch zur Veränderung der mit dem Erlebnis assoziierten emotionellen Komponenten beigetragen. Neben der aggressiven Komponente sind jetzt Gefühle von Mitleid mit der Mutter vorhanden. Die Interferenz von Ärger und Trauergefühlen ging mit einer Herzfrequenzsteigerung von 13 % einher. In beiden Übungen schlossen sich nach STOP intensive Freudegefühle an.

Infolge der gegensinnigen Veränderungsrichtung fast sämtlicher Parameter bei Aggression und Trauer dürfte bei gleichstarker Ausprägung beider Gefühlskomponenten spektralanalytisch ein horizontaler Verlauf der Parameter resultieren. Dies war in der zweiten Übung der Fall. Obwohl heftige Emotionen geschildert wurden und mit einer Herzfrequenzerhöhung einhergingen, zeigten die Parameterverläufe im Alpha- Theta- und Beta-Bereich sowie der Komplexität keine signifikante Verlaufsdynamik. Im Zeitablauf war bei einzelnen Parametern zu Beginn eine eher aggressive Komponente zu erkennen, die gegen Ende der Übung in eine eher depressive Dynamik überging. Dies deutet darauf hin, daß am Anfang der Übung die ärgerliche Komponente die depressive leicht überwog, während es am Ende der Übung umgekehrt war. In allen Topographien kamen keine signifikanten Bewegungen der Parameter zustande, die für die eine oder die andere Emotion charakteristisch gewesen wären.

Diskriminanzanalytisch ließ sich das Interferenzgefühl nur zu 42 % (Gesamtklassifikation 55 %) mit Hilfe der Alpha- und Theta-Leistung und -Bandweite und der Komplexität abgrenzen (FR).

Die Kontrastanalyse der ersten Übung dagegen war ganz charakteristisch für EEG-Veränderungen bei Aggression, nämlich hohe Alpha- und Theta-Leistung bei niedriger Komplexität.

Proband 18: Kontrastanalyse: Vergleich Intention/Aggression/Freude
Übung 1, Ableitung: frontal rechts

| EEG-Parameter | Intention-Aggression | Aggression-Freude |
|---|---|---|
| Alpha-Leistung | ↑ | ↓↓↓ |
| Theta-Leistung | - | ↓↓ |
| Beta-Leistung | - | ↓ |
| Komplexität | ↓↓↓ | ↑↑↑ |

Während ärgerlich-trauriger Gefühle (2. Übung) blieb die Kohärenz im gesamten Alpha-Bereich absolut niedrig. Undeutliche Trends waren erkennbar. Mit dem Nacherleben der Abgabe der Doktorarbeit empfindet die Probandin sehr schnell intensive Freudegefühle, entsprechend setzte unmittelbar nach dem STOP-Signal ein deutlicher Anstieg der Alpha-Kohärenz bei etwa 10 Hz ein, der bis unmittelbar vor der Ausklangphase anhielt. Das Verhalten der Alpha-Kohärenz während der negativen Phase ließ eine zeitliche Differenzierung zwischen Ärger und Trauergefühlen nur insofern zu, als zu Beginn eine leichte Erhöhung für ein Überwiegen der ärgerlichen und eine Erniedrigung kurz vor STOP für ein Überwiegen der traurigen Komponente am Mischgefühl sprach. Diese Dynamik war auch bei den Parameterverläufen erkennbar.

## Eine Beleidigung

45jähriger Kraftfahrer, geschieden, alkoholkrank (Fall 20).

*Testpsychologische Ergebnisse*
Durchschnittliche Konzentrations- und Leistungsfähigkeit im D2 (Stanine 5). Im FPI-B und GT-S Selbstbild schildert sich der Proband als hochgradig depressiv-zwanghafter, kontaktgehemmter und selbstunsicherer Mann, mit einer ausgesprochenen Gefügigkeitshaltung und einer Neigung, psychische Konflikte zu somatisieren. Seine soziale Resonanz und Durchsetzungsfähigkeit schätzt er positiv ein.

*Erlebnisse in den Gedanken-STOP-Übungen*
NEG.E. 1. u. 2. Übung: Der Proband ertappt seine Ehefrau "in flagranti".
POS.E. 1. u. 2. Übung: Urlaubserlebnisse mit einer neuen Partnerin.

*Emotionelles Erleben und EEG-Aktivität*
Der Proband vollzieht gedanklich den Erlebnisablauf von damals nach. Wie er mißtrauisch wurde, seiner Frau dann nachging, vor der Tür stand und diese hätte einschlagen können, einen innerlichen Schmerz fühlte, dann der heftige Wortwechsel und Tätlichkeiten dann das Gefühl hintergangen worden zu sein und der beleidigte Rückzug. In diesem Erlebnisablauf zeigt sich eine aggressiv-depressive Psychodynamik, wie die testpsychologischen Profile diese auch zeigen. Die aggressive Komponente leitet in die Depression über. Darin gleichen sich die emotionellen und spektralanalytischen Verläufe beider Übungen.

Die initial aggressive Komponente geht in eine depressive im zweiten Teil der Übung über und führte zu einem nicht-linearen Verlauf der Alpha- und Beta-Leistung, verbunden mit einem Abfall des Alpha-Modus, einem Anstieg der -Bandweite und einer ansteigenden Komplexität. Der durchgängig abfallende Alpha-Modus schließt eine unterschwellige ängstliche Komponente aus (Abb. 55). Von Topographie zu Topographie fiel die Betonung der aggressiven und der depressiven Komponente an der EEG-Dynamik verschieden aus. So akzentuierte sich die depressive Komponente in den frontalen Ableitungen stärker,

während die aggressive okzipital links mehr hervortrat. Infolgedessen zeigte die Alpha-Leistung beim Vergleich der Topographien mal ansteigenden mal abfallenden Verlauf, ähnlich wie die Beta-Leistung, während die Theta-Leistung überwiegend anstieg. Der steile Anstieg der Komplexität erklärt sich daraus, daß der aggressive Impuls dem depressiven voranging und die Komplexität bei Trauer immer höher liegt als bei Aggression.
Die Pulsfrequenz stieg um 20 % an.

An das negative Erlebnis schloß sich eine ausgeprägte Freudedynamik an (s. Freude, Abschnitt 5.5).

Diskriminanzanalytisch war bei einer Gesamtklassifikation von 61 % (69 %) das aggressiv-depressive Interferenzgefühl zu 51 % (69 %) von Intention und Freude abgrenzbar. Verwendung (TR) fanden die Alpha-Bandweite, Theta-Leistung und Komplexität und zusätzlich in der ersten Übung die Alpha-Leistung.

Die Kohärenzspektren zeigten bei 9 Hz eine leicht schwankende Dynamik auf mittlerem Niveau entsprechend der mehr oder weniger im Erlebnisablauf dominierenden emotionellen Einzelkomponenten.

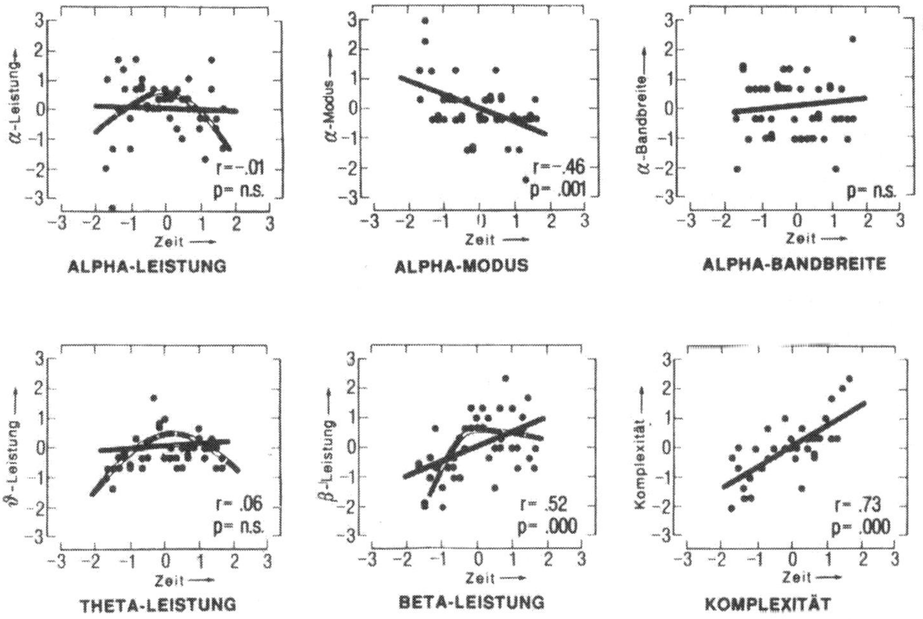


**Abb. 55**: Verlauf einzelner EEG-Parameter bei INTERFERENZ von AGGRESSION und TRAUER. Fall 20, 1. Übung, Zeit 7.5 Min., OR. Die Parameterverläufe bei Interferenz von aggressiven und depressiven Emotionen lassen aufgrund ihrer gegensinnigen Effekte auf die Leistungsparameter nicht-lineare Verläufe erkennen. Die abnehmende Alpha-Gipfelfrequenz und die ansteigende Komplexität resultieren aus der stärker depressiven Tönung gegen Ende des Erlebnisablaufes, ebenso wie die abfallenden Leistungsgrößen.

## Ärger über eigenes Fehlverhalten

26jähriger Facharbeiter, ledig, alkoholkrank (Fall 8).

*Testpsychologische Ergebnisse*
Normale Konzentrations- und Leistungsfähigkeit im D2 (Stanine 6). Im FPI-B bietet der Proband das typische Selbstbild emotioneller Labilität mit Körperbeschwerden, depressiver Stimmungsauslenkung, geringer Frustrationstoleranz, Ungeselligkeit aus Kontakthemmung und Irritierbarkeit. Dementsprechend ist eine deutliche Introversion erkennber. Der hohe Stanine-Wert (9) in der Kontrollskala (FPI-Skala 9) läßt auf eine überkritische Selbstdarstellung schließen. Im GT-S ist die deutliche depressive Selbsteinschätzung verbunden mit der Wahrnehmung sozialer Isolation und mangelnder Selbstkontrolle im Sinne eines "laissez faire".

*Erlebnisse in den Gedanken-STOP-Übungen*
NEG.E. 1. Übung: Ärger über eine Zwangslage durch angesammelte Schulden.
2. Übung: Ärger über eigenes Ungeschick in einer Bewerbungssituation.
POS.E. 1. Übung: Ein schönes Beziehungserlebnis.
2. Übung: Eine erfolgreiche Bewerbungssituation.

*Emotionelles Erleben und EEG-Aktivität*
In der ersten Übung reagiert der Proband auf den Schuldenberg zunächst mit Angst und Atemnot (abfallende Tendenz der Alpha-Leistung), fühlt sich dann provoziert und wird ärgerlich (ansteigende Alpha-Leistung) und wehrt dann resignativ ab (abfallende Tendenz der Alpha-Leistung).

Es resultierte eine nicht-lineare aggressiv-depressive Verlaufsdynamik der Leistungsparameter mit einem initial ansteigenden und zu STOP hin abfallenden Schenkel, der bei der Komplexität umgekehrt ausfiel. Besonders gut war dieser Interferenzverlauf in den frontalen Ableitungen erkennbar, jedoch auch in den okzipitalen und weniger gut in den temporalen.

Der Proband imaginierte in der zweiten Übung, wie er sich erfolgreich um eine Stelle bewarb und ein gutes Angebot des Personalchefs bekam, dieses aber aus Arroganz ablehnte, woraufhin der Personalchef seinen Personalbogen zerriß und ihn davonschickte. Ärger über das selbstzerstörerische Verhalten und Niedergeschlagenheit bestimmten seine emotionelle Reaktion.

Die Interferenz war in dieser Übung noch stärker ausgeprägt und der ansteigende und der abfallende Schenkel der Verlaufsdynamik deshalb weniger profiliert. Es resultierten nahezu horizontale Verläufe der EEG-Leistungsparameter. Die Herzfrequenz nahm in der ersten Übung um 16 %, in der zweiten um 21 % zu.

Das Interferenzgefühl war in der ersten und zweiten Übung diskriminanzanalytisch nur unzureichend (58 %, 50 %) von Intention (90 %, 100 %) und Freude (85 %, 60 %) abgrenzbar.

In den Kontrastanalysen zeigten sich gleichbleibende oder abfallende Leistungen und der Komplexität beim Vergleich von Intention mit dem Interferenzgefühl und eine gute Freudedynamik.

Proband 8: Kontrastanalyse: Vergleich Intention und Freude mit Aggression/Trauer, Übung 1, Ableitung: okzipital rechts

| EEG-Parameter | Intention - Agg./Trauer | Agg./Trauer - Freude |
|---|---|---|
| Alpha-Leistung | - | ↑↑ |
| Alpha-Modus | ↑↑↑ | ↓ |
| Alpha-Bandbreite | ↓↓↓ | ↓↓↓ |
| Theta-Leistung | ↓↓↓ | - |
| Beta-Leistung | ↓↓ | - |
| Komplexität | ↓↓ | ↓↓ |

## Interferenz von Aggression und Trauer in der Spektraldarstellung

Die Phänomenologie der Probandenerlebnisse läßt bei den vorangegangenen Beispielen im wesentlichen zwei emotionelle Komponenten erkennen, eine aggressive und eine traurig-depressive. Testpsychologisch haben die meisten Probanden mit einer in dieser Weise ablaufenden Erlebnisdynamik unübersehbar stark ausgeprägte depressive Persönlichkeitsanteile. In vier von fünf Beispielen ging es um Suizid oder selbstschädigendes Fehlverhalten. Typischerweise und durch die Psychodynamik der Probanden determiniert, ging ein aggressiver Impuls in eine depressive Dynamik über, bzw. "verendete" dort. Ein Proband wehrte dies ganz ab, indem er sich gar nicht erst einließ. Sowohl bei inhaltsgleichen wie auch bei inhaltsverschiedenen Beispielen war eine ganz ähnliche aggressiv-depressive Erlebnisdynamik zu erkennen. Diese war unabhängig davon, ob z. B. Ärger über einen selbstverschuldeten Schuldenberg oder eine verpatzte Bewerbungssituation imaginiert wurde, oder etwa die Inszenierung eines Suizidversuches aus ohnmächtiger Wut und Ausweglosigkeit. Oder ob der Proband sich, als er seine Frau "in flagranti" ertappte, zunächst wütend und mit Tätlichkeiten wehrte, um dann resignativ in die Rolle des Hintergangenen und Beleidigten hineinzurutschen, oder auch, als die Mitteilung von Suizidabsichten in erpresserischer Absicht zunächst "Sauersein" und dann Mitleid hervorrief. Die gedanklichen Assoziationsmuster können als die der emotionellen Dynamik aufmodulierten Erlebnisaktualitäten verstanden werden. Sie kennzeichnen die kognitive Seite der psychodynamischen Verarbeitungsmechanismen, die dem Probanden jeweils zur Verfügung standen. Dabei spielen die aggressiven und depressiven Strukturanteile der Persönlichkeit eine basale Rolle.

Spektralanalytisch zeigte sich ein Interferenzmuster. Dabei konnte je nach dem chronologischen Ablauf der überwiegend aggressiven oder depressiven emotionellen Komponente ein ansteigender und ein absteigender Schenkel bei den Leistungsparametern beobachtet werden. Bei der Komplexität verhielt sich dies umgekehrt. Je mehr beide emotionellen Komponenten miteinander interferierten, um so weniger waren die Gefühlskomponenten am Verlauf der Spektralparameter zu identifizieren. Es resultierten aufgrund der gegensinnigen Komponenten, die auf die Leistungsparameter einwirkten, nämlich der aggressiven zunehmenden und der depressiven abnehmenden horizontale Verläufe, d. h. Verläufe, in denen sich die zunehmende und abnehmende Komponente ausglichen. Da nur für den Idealfall anzunehmen ist, daß beide Gefühlskomponenten genau gleich stark gegensinnig wirken, was einen ideal horizontalen Verlauf des Parameters erwarten ließe, zeigte sich bei den Spektralanalysen der Probandenbeispiele, daß zeitlich und topographieabhängig unterschiedliche Verläufe erkennbar waren. Die meist vorausgehende aggressive Komponente war z. B. bei einigen Probanden in den temporalen Ableitungen stärker ausgeprägt als die nachfolgende depressive, die wiederum in den okzipitalen und frontalen Topographien stärker zum Ausdruck kam. So dominierte topographieabhängig bei ein und demselben Probanden eher die aggressive oder die depressive Verlaufsdynamik. Die stärkste Interferenz beider Komponenten war in der zweiten Übung des Probanden 8 mit nahezu horizontalen Verläufen der Leistungsparameter bei einem Anstieg der Herzfrequenz von 21 % zu beobachten.

Herzfrequenzanstiege waren bei allen Probanden deutlich ausgeprägt, lagen aber um 10 % niedriger als bei "reiner" Aggression (30 %) bei 20 %. Sie sind als Ausdruck der aggressiven Komponente interpretierbar, da Trauer ohne Herzfrequenzveränderungen bzw. mit einem Abfall der Herzfrequenz einherging.

Bei den Einzelfallanalysen war das Interferenzgefühl diskriminanzanalytisch nur mäßig gut abgrenzbar. Die Zahl der richtig klassifizierten Segmente lag zwischen 40 % und 70 %. Dies mag Ausdruck der großen Variabilität der miteinander interferierenden Gefühlskomponenten sein. Eine Folge davon war auch das Auftreten größerer topographischer und Seitenunterschiede. In den Verläufen der Alpha-Kohärenz war sowohl die aggressive wie die depressive Komponente identifizierbar. Bei gleichstarker Beteiligung beider Komponenten am Mischgefühl resultierte ein gleichbleibender Verlauf auf niedrigem oder mittlerem Niveau.

## Probandenkollektiv bei Interferenz von Aggression und Trauer: Statistische Ergebnisse

Die multivariaten Analysen zeigten nach Entfernung der Probanden- und Übungseinflüsse große Effekte des aggressiv-depressiven Interferenzgefühls auf die Alpha- und Theta-Aktivität. Die Effekte lagen beim Vergleich mit Intention bei cc = .66 und .39 und beim Vergleich mit Freude bei cc = .50 und .47. Bei zunehmender Intensität im Zeitverlauf waren die Wirkungen gegenüber Freude (cc = .70 und .61) größer als gegenüber Intention (cc = .37 und .35).

Die Wechselwirkungen ließen die beim Vergleich anderer Emotionen schon geschilderten Ergebnisse erkennen. Auffällig ist allenfalls, daß die individualtypische Prägung der emotionellen Abläufe beim Vergleich mit Intention nicht nachweisbar war. Die größere Uniformität der aggressiv-depressiven Erlebnisabläufe, die dadurch zum Ausdruck kommt, war ja auch bei den Einzelbeispielen in der typischen Abfolge durch anfangs mehr aggressiv, später mehr depressiv getönte Erlebnisse zu erkennen.

Anhand der univariaten Effekte waren die Interferenzphänomene im EEG bei dem aggressiv-depressiven Mischgefühl im Alpha-Band differenzierter im Vergleich mit Intention als mit Freude abgrenzbar. Gegenüber Intention war die Alpha-Leistung des Mischgefühls in allen Topographien mit frontaler und temporaler Betonung (F = 8-75) erniedrigt, während sie gegenüber Freude topographieabhängig mal erhöht (F = 19, FL) und mal erniedrigt war (F = 6, TR). Seitendifferenzen in einer Höhe, wie sie bei "reinen" Gefühlsqualitäten nicht gefunden wurden, zeigten sich gegenüber Intention (F = 10) und ganz besonders gegenüber Freude (F = 33). Rechts okzipital fiel die Alpha-Leistung beim Vergleich mit Intention stärker ab und beim Vergleich mit Freude links frontal.

Der Alpha-Modus (F = 4-8) und die -Bandweite (F = 6-17) lagen niedriger als bei Freude und höher als bei Intention (F = 28-34 und 6-21). Das Mischgefühl unterscheidet sich im Alpha-Band dadurch, daß es, wie alle anderen Grundgefühle auch, eine niedrigere Alpha-Leistung aufweist als Intention, die etwa im Bereich des Freude-Niveaus lag. Es wies die langsamste

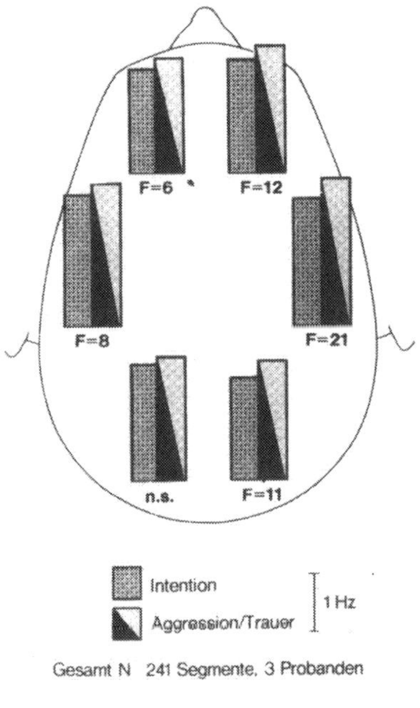


**Abb. 56**: Vergleich der Alpha-Bandweite zwischen INTENTION und dem aggressiv-traurigen MISCHGEFÜHL. Die Alpha-Bandweite liegt beim aggressiv-depressiven Interferenzgefühl im Vergleich zu Intention in nahezu allen Topographien höher. Die Unterschiede sind rechts ausgeprägter. Bei der Alpha-Leistung ist es umgekehrt, sie ist linksbetont niedriger.

Gipfelfrequenz auf, Freude die höchste, und lag etwa in der Mitte zwischen der schmalsten Bandweite bei Intention und der breitesten bei Freude (Abb. 56). Seitendifferenzen der beiden letztgenannten Parameter waren gar nicht vorhanden oder nur geringfügig ausgeprägt. Im Theta-Bereich profilierte sich beim Vergleich mit Intention in nahezu allen Topographien nur der Theta-Modus. Dieser lag niedriger als bei Intention (F = 4-10). Gegenüber Freude nahm die Theta-Leistung analog zur Alpha-Leistung topographieabhängig mal zu (F = 7, FL), mal ab (F = 7 und 39, OR und OL). Der Theta-Modus (F = 8-19) und die - Bandweite (F = 4 und 10) lagen in einigen Topographien niedriger. Genauso wie das Mischgefühl beim Vergleich mit Intention und Freude eine Mittelstellung zwischen beiden in seiner Wirkung auf die Alpha-Größen einnahm nimmt es diese ein in bezug auf die Theta-Größen. Zur Interpretation der topographischen Unterschiede ist noch folgendes anzumerken. Die aggressive Komponente am Mischgefühl wird von der gegenüber Freude frontal links erhöhten Alpha-Leistung repräsentiert. Die depressive Komponente wird durch die temporal im Vergleich zur Freude niedrigere Alpha-Leistung repräsentiert. Es resultierten Freude gegenüber also gegensinnige Verläufe in unterschiedlichen Topographien im Vergleich zum Mischgefühl. Eine ähnliche Dynamik vollzog sich im Theta-Band. Jedoch war die depressive Komponente mit niedrigsten Werten der Theta-Leistung in der Okzipitalregion lokalisiert. Die Anstiege der Alpha- und Theta-Gipfelfrequenz beim Vergleich mit Freude waren beim Mischgefühl ausgeprägter als bei den beteiligten Einzelemotionen. Bei der Modulation der Bandweiten im Alpha- und Theta-Bereich machte sich der Einfluß der Aggression deutlich bemerkbar. Bei Trauer allein ließen sich im Vergleich zu Freude keine wesentlichen Unterschiede finden, während beim Vergleich von Aggression mit Freude sehr ausgeprägte auftraten. Beim Mischgefühl resultierten jetzt stärkere Unterschiede zu Freude - aggressionsbedingt. Diese bestehen darin, daß die Bandweiten beim aggressiv-traurigen Mischgefühl schmaler sind als bei Freude und Trauer. Aus dem differenzierten Einzelvergleich, wie er hier einmal exemplarisch vorgenommen wurde, lassen sich die Interferenzverläufe der Spektralparameter und der Einfluß ihrer bei Aggression und Trauer unterschiedlichen Einzelkomponenten auf die Modulation der EEG-Aktivität beim Mischgefühl ablesen. Die Dynamik der gegensinnigen und der gleichsinnigen Effekte genauso wie ihre topographiebezogene Modulation.

Diskriminanzanalytisch ließ sich das aggressiv-depressive Mischgefühl von Freude sehr gut zu 90 % abgrenzen (Reklassifikationsrate 60 %) bei einem sehr günstigen Wilk's Lambda von 0.3 (Tab. 3, Anhang).

Das Mischgefühl läßt sich als zusammengesetzte Qualität psychodynamisch wie EEG-analytisch von den "reinen" Gefühlsqualitäten gut unterscheiden.

## 6.5 Kohärenz bei Mischgefühlen

Verschiedene Paare miteinander interferierender Grundgefühle zeigen unterschiedliche Verläufe der Alpha-Kohärenz.

Beim ängstlich-aggressiven Mischgefühl war bei den Fällen 16,2 und 30,2 ein Anstieg der Kohärenz im unteren Alpha-Bereich bis zum Maximum der aggressiven Komponente feststellbar, im übrigen war die Kohärenz beim Überwiegen der ängstlichen Komponente am Mischgefühl niedrig. Es entstand jedoch der Eindruck, daß unterschwellige aggressive Komponenten besonders signifikant zur Darstellung kamen, auch wo eine solche Komponente in den Autospektren wenig hervortrat. Die Alpha-Gipfel-Kohärenz scheint eine besondere Sensibilität für das Aufspüren unterschwelliger aggressiver Komponenten am Mischgefühl zu haben.

Waren beide Gefühlskomponenten etwa gleich stark vertreten, so lag die Kohärenz auf einem gleichbleibend niedrigen Niveau. Die topographischen Unterschiede bei Mischgefühlen spielen insofern eine Rolle für die Kohärenz, als die beteiligten Gefühlskomponenten in ihrer Intensität über den verschiedenen Hirnregionen ebenfalls variieren und nur bei annähernd gleichen Intensitäten über beiden Ableitepunkten deutliche Effekte im Sinne eines Anstiegs oder eines Abfalls hervorrufen.

Bei der Beteiligung einer ängstlichen und einer traurigen Komponente am Mischgefühl lag die Kohärenz im Alpha-Bereich durchgängig auf einem niedrigen Niveau. Dieser Effekt ist auf die gleichsinnige Alpha-reduzierende Wirkung von Angst und Trauer zurückzuführen. Hoch war die Kohärenz dagegen im Theta-Bereich in beiden Fällen (Fall 2 und 10). Hierin dürfte ein Effekt der Theta-aktivierenden Angstkomponente zu sehen sein.

War an dem Mischgefühl eine aggressive und eine depressive Komponente beteiligt, also zwei Grundgefühle, die auf die Parameterkonfiguration gegensinnige Effekte ausüben, so zeigten sich je nach Intensität der beteiligten Komponenten unterschiedliche Verläufe. Im Beispiel 18,2 zeigte die Alpha-Kohärenz bereits in der vorausgehenden Erwartungsphase einen niedrigen Wert, auf dem sie, nur unterbrochen von einem leichten Anstieg bei aggressiver Tönung, durchgehend bis zum Stop-Signal blieb. Beim Beispiel 20,1 lag die Kohärenz mit geringen Schwankungen auf einem gleichbleibend mittleren Niveau offenbar im Zusammenhang mit einer stärkeren aggressiven Komponente als im Beispiel 18,2, wo die Trauerkomponente die aggressive Komponente überwog. Beim Fallbeispiel 32,2 jedoch äußerte sich in der Erwartungsphase ein ausgeprägtes Intentionsgefühl durch eine sehr hohe Kohärenz bei etwa 9 Hz, die mit Beginn der negativen Phase immer stärker absank und ihr Minimum zum Zeitpunkt des Stop-Signals erreichte. Umgekehrt setzte mit Beginn der negativen Phase bei 10 Hz ein weiterer Peak ein, der kontinuierlich bis zum Stop-Signal zunahm. Hier kann die Hypothese aufgestellt werden, daß die Abnahme des 9 Hz Peaks bis zum Stop-Signal Ausdruck der zunehmenden Trauerkomponente, ist während die Zunahme des 10 Hz Peaks den gleichzeitig intensiver werdenden Aggressionsgefühlen entspricht. Diese Hypothese wird dadurch gestützt, daß die 9 Hz Komponente nach Einsetzen der positiven Phase schnell ansteigt und lange entsprechend dem langanhaltenden Freudegefühl auf hohen Niveau verharrt, während die 10 Hz Komponente absinkt und auf niedrigem Niveau verbleibt.

Die EEG-analytische Differenzierung der Einzelkomponenten bei Mischgefühlen erfährt durch die Alpha-Kohärenz eine Bereicherung, als sie besonders geeignet ist unterschwellige aggressive Komponenten im Mischgefühl zur Darstellung zu bringen. Durch Überlagerung ängstlicher und depressiver Komponenten werden extrem niedrige Werte erreicht. Darüber hinaus kommt in besonderen Fällen die Verlaufsdynamik unterschiedlicher emotioneller Komponenten durch Frequenzkomponenten innerhalb des niedrigen und hohen Alpha-Bereiches zur Darstellung.

# 7. EMOTIONSSYSTEMATIK MIT FUNKTIONELLEN EEG-MUSTERN

## 7.1 Historisches

Die Entdeckung des Elektroenzephalogramms beruht auf dem wissenschaftshistorisch interessanten Mißverständnis, daß sich die Erlebnisqualität auf Physikalisch-Chemisches reduzieren ließe und dergestalt im Biologischen aufgehe. BERGER beschritt mit dieser Überzeugung den Weg eines biologischen Monismus.

Ursprünglich zielten seine Ideen auf die Klärung des psychophysischen Problems ab - eine heute weitgehend in Vergessenheit geratene historische Tatsache. Eine umfassende Erkenntnistheorie, die die Zusammenhänge zwischen Bewußtsein und EEG psychobiologisch klarstellte, fehlte damals wie heute. BERGERs Entdeckung als Ergebnis langjähriger und hartnäckiger experimenteller Arbeit brachte ihm Weltruhm, befriedigte ihn aber theoretisch bis zu seinem Lebensende keineswegs. Jenseits von seinen theoretischen Erwartungen schätzte er die Hirnströme wie seine Zeitgenossen und Nachfolger ein: Als ein reines Begleitphänomen psychophysiologischer Abläufe im Cortex. Ungeachtet dieser Einsicht sah er keinen Anlaß, seine Idee von einer eigenständigen 'Psychischen Energie' zu modifizieren bzw. fallenzulassen. Seinen Energiebegriff leitete er aus der Thermodynamik ab, ähnlich wie FREUD, bei dem dieser Ausgangspunkt für Modellvorstellungen von der freien und gebundenen Energie im psychischen Apparat wurde.

BERGER nahm eine gesetzmäßige Beziehung zwischen den psychischen Vorgängen und den physiologischen Prozessen in der Großhirnrinde an, als deren Begleitphänomen die EEG-Aktivität gilt. Diese Einschätzung hat sich bis heute als unumstößlich erwiesen. Ebenso gilt bis heute Bergers Feststellung, daß das EEG im wesentlichen in der Hirnrinde selbst entsteht und Rückschlüsse vom EEG auf subcorticale Funktionsabläufe spekulativen Charakter haben (BERGER 1938; S. 188).

Von diesen Annahmen her war es also nur folgerichtig, die Gesetzmäßigkeiten der Beziehungen zwischen EEG-Aktivität und zentralnervösen Funktionen bzw. seinen Störungen zu untersuchen. Die praktischen Nutzanwendungen, die daraus resultierten, sind überwiegend der Neurologie zugute gekommen, der damit eine diagnostische Methode mit vielfacher Verwendbarkeit an die Hand gegeben wurde. In der Epileptologie, der Schlaf- und Psychopharmakaforschung wurde die Elektroenzephalographie ihrer eigentlichen Aufgabe, Funktionsveränderungen zu registrieren, zugeführt. Die Aufwartung, daß das EEG visuell erkennbar Funktionsveränderungen bei psychischen Erkrankungen zeigte, und damit den Weg zu einer nosologisch-psychopathologisch-psychophysiologischen Systematik und Diagnostik eröffnete, wurde enttäuscht. Die originäre Aufgabe des EEG, Funktionsveränderungen bei intakten zentralnervösen Strukturen zu erfassen, war für die klinische Psychiatrie nicht von Nutzen.

Trotzdem blieb das theoretische und experimentelle Interesse daran, Zusammenhänge zwischen EEG und Emotionalität zu finden, wach. Mit seinen psychophysiologischen Beobachtungen gab BERGER den Anstoß für die Erforschung dieser Zusammenhänge. Er beschrieb in allen Einzelheiten die Veränderungen des Alpha-Rhythmus bei Angst und Schreck: mehr oder minder ausgeprägte Blockierung mit Abflachung der Amplituden und Frequenzanstieg und rhythmische Wiederkehr der Alpha-Aktivität bei abklingender Angst. Er stellte einen gesetzmäßigen Zusammenhang zwischen der Stärke der Affektwirkung und den EEG-Veränderungen fest. Die Veränderungen bei anderen Emotionen im EEG blieben unberücksichtigt. Die Frage, wie Kognitivum und Emotionalität im EEG vertreten sind, blieb bis heute ungeklärt.

Neben den theoretischen Annahmen blieben auch die empirischen Untersuchungen zum Zusammenhang zwischen EEG-Aktivität und Emotionalität in den Anfängen, solange keine Methode zur Verfügung stand, die eine ("mikroskopische") exakte quantitative Analyse der EEG-Kurven ermöglichte. BERGER hatte bereits in den dreißiger Jahren den Anstoß zu einer mathematischen Analyse des EEG gegeben. Die breitere Anwendung der EEG-Analyse auf psychophysiologische Fragestellungen ist erst nach der Entwicklung der methodisch-statistischen Grundlagen und erheblichen Fortschritten in der Computertechnik seit nunmehr über eineinhalb Jahrzehnten möglich. Die Voraussetzungen dafür, funktionelle Veränderungen im EEG im Zusammenhang mit emotionellen Einstellungen quantitativ exakt zu erfassen, war noch nie so günstig wie heute. Obwohl heute zum einen mit der EEG-Analyse ein hochdifferenziertes Instrument zur Verfügung steht, und zum anderen die Zusammenhangsfrage zwischen EEG und emotionellen psychischen Abläufen positiv beantwortet wird (JUNG 1980, KÜNKEL 1980, MACHLEIDT et al. 1987, 1988), gibt es noch keine Klarheit darüber, wie die Grundgefühle im EEG vertreten sind. Die emotionssystematische Dechiffrierung der EEG-Aktivität ist allerdings in den vergangenen Jahren zu einem der wichtigsten Forschungsziele in der Psychophysiologie geworden.

## 7.2 Lokalismus und Ganzheitlichkeit

Die topographischen Befunde und interhemisphärischen Kohärenzanalysen geben nähere Aufschlüsse über die corticale Verteilung emotioneller Abläufe. Wie wir zeigen konnten, sind die EEG-Muster der Grundgefühle über allen untersuchten corticalen Regionen in analoger emotionsspezifischer Konfiguration mit geringen Ausprägungsunterschieden nachweisbar. Bezugspunkte für Vergleiche bieten jeweils das aktuelle Gefühl und seine funktionellen EEG-Muster mit einem profilierten vorausgehenden oder nachfolgenden Gefühl. Bei solchem Vorgehen ist eine frontale und temporale Betonung der korrelierenden EEG-Merkmale mit geringen inkonsistenten Seitendifferenzen zu beobachten. Einen Beitrag zur Systematisierung der Grundgefühle leisten diese Unterschiede nicht. Sie fallen um so weniger ins Gewicht, je intensiver und reiner sich die aktuelle Gefühlsqualität profiliert. Bei Mischgefühlen dagegen zeigen sich über unterschiedlichen Topographien mal mehr dem einen, mal mehr dem anderen der interferierenden Gefühle zugehörige Verlaufsdynamiken der Spektralparameter und dementsprechend deutliche Differenzen bei seiten- und frontoposterioren Vergleichen. Auch diese leisten keinen Beitrag zur Systematisierung der Grundgefühle.

Unsere Hypothese von der stärksten Ausprägung der gefühlsspezifischen funktionellen EEG-Muster am Ort der corticalen Verknüpfung mit den kognitiven Assoziationen erhält durch diese Befunde Untermauerung. Bei Mischgefühlen sind zwei oder mehr Gefühlssysteme in etwa gleichstarker Funktion verknüpft mit verschiedenen gedanklichen Inhalten in unterschiedlicher Lokalisation. Am Ort der Verknüpfung tritt das Gefühl in seiner stärksten Intensität auf, so die Annahme. Dadurch erklären sich die bei Mischgefühlen besonders ausgeprägten regionalen Unterschiede der EEG-Muster. Sie sind passager und einem Wandel unterworfen, genauso wie das Mischgefühl und seine gedanklichen Assoziationsmuster.

Das Phänomen der Alpha-Kohärenz bedarf in diesem Zusammenhang noch einiger methodischer und inhaltlicher Erläuterungen. Die Ergebnisse bestätigen allerdings unsere bisherigen Befunde von der gleichsinnigen gefühlsspezifischen Veränderung der funktionellen EEG-Muster über den Cortexarealen beider Hemisphären. Die Alpha-Kohärenz spiegelt im wesentlichen das Verhalten der Alpha-Leistung der jeweils beteiligten Autospektren wider: Eine Zunahme der Alpha-Leistung führt zu einem Anstieg der entsprechenden Alpha-Kohärenz und umgekehrt. Dieser Zusammenhang läßt sich signaltheoretisch plausibel erklären, wenn man etwa das von DUMERMUTH und MOLINARI (1987) vorgeschlagene Modell für EEG-Signale oder EEG-Autospektren zugrunde legt, bei dem das Signal bzw. Spektrum als Überlagerung eines breitbandigen Grundrauschens schmalbandiger farbiger Rauschanteile verstanden wird. Letztere sind als Gipfel im Spektrum erkennbar, wie am Beispiel des Alpha-Grundrhythmus erkennbar.

Wie beschrieben, zeigen sich die Korrelate psychodynamischer Effekte in den Autospektren am deutlichsten als Amplitudenmodulation des Alpha-Gipfels, während das Grundrauschen (Basislinie des Alpha-Gipfels) vergleichsweise wenig variiert. Wenn sich nun der Wert der interhemisphärischen Alpha-Kohärenz synchron mit der Alpha-Leistung ändert, läßt dies folgende Erklärung zu: Der den Alpha-Gipfel bildende Alpha-Grundrhythmus ist interhemisphärisch in hohem Maße kohärent, d. h. synchronisiert. Je größer die Amplitude des Grundrhythmus im Vergleich zum - nicht synchronisierten - Hintergrundrauschen ist, um so höher wird die Kohärenz. In diesem Sinne wird also die Alpha-Leistung interhemisphärisch synchron in Abhängigkeit von psychodynamischen Effekten moduliert. Dies Ergebnis sagt auch aus, daß die Alpha-Kohärenz eben nur eine mathematisch-statistische Beschreibung der elektrophysiologischen Begleitphänomene emotioneller Abläufe darstellt und nichts über die Inhalte, die in den corticalen Arealen der linken und der rechten Hemisphäre gleichermaßen ablaufen. Eine Desynchronisation, wie die abfallende Kohärenz bei Angst- und Trauergefühlen anzeigt, kann nicht als "Entkoppelung" der Hemisphären interpretiert werden, wie dies häufig geschieht. Im Gegenteil, die abfallende Kohärenz bei Angst und Trauer zeigt, daß die linke Hemisphäre genausoviel Angst hat oder nicht weniger traurig ist als die rechte.

Die EEG-analytischen Unterschiede zwischen den Grundgefühlen sind über allen Cortexarealen nachweisbar und übertreffen die geringfügigen topographischen Unterschiede bei weitem, so läßt sich zusammenfassen. Letztere sind Funktionen des jeweiligen Vergleichsgefühls und der gewählten EEG-Parameter. Die Unterschiede sind darüber hinaus inkonsistent und tragen nichts zur Systematisierung emotioneller Abläufe bei, wie dies in vielen Arbeiten zum differentiellen Lateralismus der Gefühle zur Zeit behauptet wird (s. "Studien zur Trauer und typischen Depression", Abschnitt 5.4). Die Versuche, Gefühle zu lokalisieren, gehen von zwei aus der grobanatomischen Symmetrie des ZNS abgeleiteten irrationalen Extrempositionen aus. Einmal ist es der idealtypische Gedanke, lebendige neuronale corticale Systeme müßten setengleiche EEG-Muster produzieren, was nach neueren Forschungen aufgrund der seitendifferenten feinanatomischen unf funktionell-biologischen Verhältnisse nicht zu erwarten ist (GESCHWIND und GALABURDA 1987, GALABURDA und HABIB 1987, TUCKER und WILLIAMSON 1984). Da sich diese Erwartung EEG-analytisch nicht erfüllte, gab dies der ins andere Extrem gehenden Annahme Auftrieb, dem derzeitig mit viel experimentellem Aufwand betriebenen emotionellen Lokalismus. Dieser folgt ganz den Konzepten von der funktionellen Hemisphären-Asymmetrie, der auf die Zusammenhänge von Händigkeit, Lokalisation des Sprachzentrums und Hemisphärendominanz zurückgeht. Diese Konzepte haben durch Befunde an Split-Brain-Patienten neue Aktualität erhalten. Für die kognitiven Funktionen haben sich solche Forschungsansätze als fruchtbar erwiesen (BRADSHAW und NETTLETON 1983), in der psychophysiologischen Emotionalitätsforschung führt dieser Ansatz aber augenscheinlich in die Irre. Die Ergebnisse zu Seitenunterschieden - schon von Geburt an beim Menschen vorhanden (FOX und DAVIDSON 1986), sind selbst widersprüchlich hinsichtlich des postulierten konsistenten Zusammenhangs zwischen emotionellen Qualitäten und Seitigkeit (COLE und RAY 1985, MEYERS und SMITH 1986, 1987). Die Seitigkeit variiert auch während eines affektiven Ablaufs (COHEN et al. 1976) und ist nicht immer vorhanden (MEYERS und SMITH 1986, COLLET und DUCLAUX 1987, DE PASCALIS et al. 1987). Uniforme Interpreta–tionsfiguren, die sich am Arousal-Paradigma ausrichten, verhindern neue Einsichten, weil das Gefühl stereotyp dort lokalisiert wird, wo die Alpha-Leistung am niedrigsten ausfällt. Selbst bei höchsten Lustgefühlen während des sexuellen Orgasmus wird die intensivste Gefühlsausprägung nicht dort vermutet, wo die höchstamplitudige EEG-Aktivität zu finden ist, sondern dort, wo die niedrigste auftritt (links parietal) (COHEN et al. 1976). Dies Beispiel zeigt besonders eindrücklich, wie notwendig eine innovative umfassende Theorie für die Interpretation von EEG-Ergebnissen zur Emotionalität gebraucht wird.

Wie wir zeigen konnten, sind die Grundgefühle cortical nicht lokalisierbar, allenfalls in ihren Ausprägungsschwerpunkten. Die Unmöglichkeit einer Lokalisation erweist sich auch bei den subcorticalen Reizversuchen, die immer mal wieder Aufsehen erregende Einzelergebnisse hervorgebracht haben, aber keine Lokalisation emotioneller Systeme zulassen, auch nicht im sogenannten "limbischen" System (ADLER 1979, MOYER 1976, SCHULZ 1987).

Der Logik der empirischen Ergebnisse folgend ist es schlüssig, von einer ubiquitären Verteilung neuronaler Netzwerke der Gefühlssysteme mit geringen quantitativen und passageren funktionellen Unterschieden in Cortex, Subcortex und Peripherie auszugehen (TUCKER und WILLIAMSON 1984). Unsere EEG-analytischen Befunde bestätigen diese Hypothese ohne Widerspruch.

Wenn es integrative funktionelle Abläufe im zentralen Nervensystem gibt, dessen phänomenologische Entsprechungen in dem Begriff der Ganzheitlichkeit ihren Niederschlag finden, dann müssen diese funktionellen Muster auch im ganzen zentralen Nervensystem nachweisbar sein. Sie können also keine partikulare Funktion, also keine lokalisierbare Funktion sein, wie z. B. die kognitiven. Die corticalen EEG-Abläufe wiederum zeigen die jeweilige Gefühlsstörung der wahrgenommenen Objekte und der damit assoziierten gedanklichen Muster. Die EEG-Abläufe sind die physiologische Entsprechung der emotionellen Komponenten des Erlebens des Individuums, dessen emotionelle Tönung die Ganzheitlichkeit seiner Ausdrücke ausmacht. Bei Trauer z. B. sind die Bereiche des Denkens, der Wahrnehmung und des Verhaltens trauernuanciert, genauso wie die corticalen EEG-Abläufe dieses zeigen. In konsequenter Verlängerung der diesem Denkansatz zugrundeliegenden Logik ist damit Ganzheitlichkeit nicht nur eine hermeneutische, sondern eine psychobiologische Tatsache.

## 7.3 Regression und Theta-Aktivität

Nachdem WALTER 1943 die langsame EEG-Aktivität im Frequenzbereich von 3,5-7,5 Hz, die Theta-Aktivität, entdeckt hatte, war für ihn die Erforschung der psychologischen Ursprünge und Zusammenhänge am wachen, organisch gesunden Individuum ein wichiges Anliegen. In den folgenden Jahren erarbeitete er eine empirische Grundlage, die Aufschlüsse über die Zusammenhänge zwischen Emotionalität und Theta-Aktivität gab, und formulierte daraus eine Theorie. Die Theta-Theorie von WALTER besteht aus zwei Teilen: Einer theoretischen Diskussion über die Ursprünge der Theta-Wellen und das Zusammenwirken von subcorticalen und corticalen Strukturen. Im zweiten, wichtigeren Teil beschreibt WALTER (1953) seine experimentellen Beobachtungen über gesetzmäßige Zusammenhänge zwischen emotionellen Reaktionen und Theta-Aktivität. Seine wesentlichen Feststellungen lassen sich in fünf Thesen zusammenfassen:

1. Das kindliche EEG besteht in verschiedenen Phasen seiner ontogenetischen Entwicklung aus Frequenzkomponenten mit unterschiedlich hohem Theta-Wellen-Anteil (DUMERMUTH 1976, Arbeitskreis für pädiatrische klinische Elektroencephalographie 1967). Neugeborene bis zum 2. Monat haben eine unregelmäßige Mischaktivität ohne dominante Frequenz über allen Hirnregionen. Es überwiegen die polymorphen niedrigen Delta-Wellen von 0,5 - 2 Hz, denen Theta-Wellen (3,5-7,5 Hz) beigemischt sind. Säuglinge vom 3. bis

12. Monat haben deutlich hervortretende höheramplitudige Delta-Aktivität von 2-3,5 Hz. Subdominant ist die Theta-Aktivität, die an Ausprägung und Amplitude im 5. bis 7. Monat zunimmt und im 2. Halbjahr eine Frequenzzunahme von 4-5 Hz auf 5-7 Hz zeigt. Kleinkinder vom 2. bis 5. Lebensjahr zeigen eine dominante Theta-Aktivität, die sich als eigentlicher Grundrhythmus etabliert hat. Sie nimmt auf 6-7,5 Hz zu. Ein subdominanter Alpha-Rhythmus beginnt sich zu formieren. Jüngere Schulkinder vom 6. bis 10. Lebensjahr haben über den vorderen Regionen eine noch dominante Theta-Aktivität; über den okzipitalen Topographien ist jetzt der Alpha-Rhythmus dominant. Ältere Kinder und Adoleszenten zwischen dem 10. und 18. Lebensjahr zeigen einen dominanten stabilen Alpha-Rhythmus. Die Theta-Aktivität, die in der Pubertät erneut eine leichte Zunahme erfährt, bildet sich weitgehend zurück. Erwachsene zeigen einen dominanten stabilen Alpha-Rhythmus in etwa 70 % der Fälle. Die Theta-Aktivtät ist nur noch in Spuren und insbesondere in basalen Ableitungen nachweisbar.

2. Bei Kindern besteht eine deutliche Korrelation zwischen Veränderungen emotionellen Erlebens und Auftreten von Theta-Aktivität. Ausmaß und Dauer der Theta-Aktivität stehen in einem korrelativen Zusammenhang zur Intensität und Dauer des erlebten Gefühls. Bei ärgerlichen Unmutsentäußerungen von Kindern treten (ohne Hyperventilation) vermehrt Theta-Wellen auf, die bei deren Stimmungswandel wieder verschwinden.

3. Eine ausgeglichene Gemütslage geht bei Erwachsenen mit einem Alpha-Grundrhythmus ohne visuell erkennbare Theta-Aktivität einher. Bei Erwachsenen mit einer Neigung zu aggressivem Verhalten überwiegen im EEG häufig Theta-Wellen mit unterschiedlich starker topographischer Ausbreitung.

4. Unangenehme Reize können bei gutgestimmten Erwachsenen mit vermehrter Theta-Wellenproduktion beantwortet werden. Diese bleibt bei als angenehm empfundenen Reizen aus. Allerdings kann das Ausbleiben oder Fehlen von freudigen Empfindungen bei bestimmten Probanden stereotyp zu Theta-Aktivität führen.

5. Unwillen und aggressive Gefühle treten in unterschiedlicher Intensität bei Probanden auf, die unter Fotostimulation Lichtblitze im Frequenzbereich von 4-7 Hz ertragen müssen - allerdings bei geschlossenen Augen. Im EEG sind dann simultan Theta-Wellen zu beobachten, die beim Versuch der Probanden, sich zu beherrschen, partiell oder vollständig blockiert werden.

WALTERs weiterführende These ist, daß ein korrelativer Zusammenhang zwischen dem Reifungsgrad des Individuums und seinem Theta-Wellen-Anteil im EEG besteht. Seine Begründung erhält ihre Evidenz aus der ontogenetischen Entwicklung der EEG-Phänomene beim Kinde. In den Theta-Wellen des Kindes sieht WALTER eine quantitative und funktionelle Entsprechung zu den Theta-Wellen des Erwachsenen und insbesondere auch zu den Theta-Wellen des neurotisch oder psychopathisch gestörten Erwachsenen. In Analogie zu WALTERS Thesen steht die in den psychologischen Wissenschaften allgemein akzeptierte Feststellung, daß jeder erwachsene Mensch Anteile emotionellen Erlebens aus seiner Kindheit, insbesondere in regressiven Phasen, wiederbelebt und daß neurotisches und psychotisches Verhalten kindliche Erlebens- und

Verhaltensrudimente unterschiedlicher frühkindlicher Entwicklungsstufen enthalten. WALTERs Theta-Theorie bereichert die elektroencephalographische Emotionalitätstheorie um den Aspekt der Regression und seiner zugehörigen EEG-Signale.

Nach WALTERs Hypothesen müßten die Theta-Wellen bei jedem normalen erwachsenen Menschen "durch irgendeine entsprechende Gemütsbewegung hervorgerufen werden". Unter 'entsprechenden Gemütsbewegungen' versteht WALTER das Erleben von Unlustgefühlen, und er illustriert diesen Zusammenhang an einem anschaulichen Beispiel. Eine hübsche junge Dame aus Wales streichelt einem jungen Studenten eine Zeitlang den Kopf und unterbricht dann abrupt ihre Zuwendung. Während das Streicheln selber zumindest EEG-analytisch keine nachweisbare Wirkung erkennen ließ, trat allerdings einige Sekunden nach der Unterbrechung ein vorübergehender Ausbruch von Theta-Wellen mit sechs Schwingungen pro Sekunde auf. WALTER : " Der Entzug eines leichten Lustgefühls, das Entstehen der Situation der Versagung und der Enttäuschung geht bei Menschen, die dieses besonders empfindlich erleben, regelmäßig mit Auftreten von Theta-Wellen einher" (WALTER 1953).

Das Auftreten solcher Theta-Wellen interpretiert WALTER als eine erneute Suche nach anderen Lustgefühlen, ihr plötzliches Erlöschen nach einigen Sekunden als ein " Maß für den Stoizismus und die Resignation des Individuums, eine bewunderungswürdige und mühsam erworbene Abschirmung gegen fruchtlosen Kummer" (WALTER 1953).

Ob WALTERs Interpretation auf eine Befragung des Studenten nach seinen Emotionen im Anschluß an den Zuwendungsentzug zurückgeht, ist aus seiner Darstellung nicht zu entnehmen. Nach WALTERs Interpretation tritt der Proband in eine Trauer-Reaktion ein. Naheliegend wäre auch eine ärgerliche Reaktion auf den Zuwendungsentzug. Diese Frage muß offen bleiben, da katamnestische Angaben nicht mitgeteilt werden.

WALTERs Annahmen beruhen zum einen auf Erkenntnissen, die er aus dynamischen experimentellen Konzeptionen gewann und zum anderen auf dem statischen Ansatz einer Beziehungssetzung zwischen EEG-Aktivität und Persönlichkeit. In der Tatsache, daß bei aggressiven antisozialen Persönlichkeiten besonders häufig uni- und bilaterale langsame Theta-Wellen gefunden wurden (HOAGLAND 1938, HILL 1944, FAURE 1950, KENNARD et al. 1956, MUNDY-CASTLE 1957), sah er eine Bestätigung seiner Annahmen. Bei Menschen mit einer hohen Bereitschaft zu Feindseligkeit und Destruktion wurden neben vermehrter Theta-Aktivität auch gruppierte Dysrhythmien festgestellt (ELLINGSON 1954, LINDSLEY 1957, HILL 1963, WILLIAMS 1969).

WALTER macht in seinen Annahmen im wesentlichen zwei einseitige Hervorhebungen. Zum einen, daß im Zusammenhang mit Emotionen, die Unlustcharakter, haben Theta-Wellen auftreten. Ließe sich seine Annahme, daß das Theta-Frequenzband gegenüber anderen Frequenzbändern eine gewisse Eigenständigkeit aufweist (Walter 1949), auch aufgrund neuerer Untersuchungen hinsichtlich der rhythmologischen Eigenschaften von gruppierten Dysrhythmien (KÜNKEL 1969) und der Tagesstruktur der Theta-Aktivität (MACHLEIDT 1980a, 1980b, MACHLEIDT und GUTJAHR 1984) untermauern, so hatte schon BERGER beobachtet, daß der Alpha-Rhythmus im Zusammenhang mit Angst- und Schreckreaktionen gesetzmäßige Veränderungen aufweist. Die zweite einseitige Hervorhebung bezieht sich auf die Emotion Aggression. Auch bei anderen Emotionen können vermehrt Theta-Wellen auftreten. Dazu einige Beispiele aus der Literatur.

Im Zusammenhang mit intensiven Ängsten wurde von BECKER (1972) über eine Zunahme der Theta-Aktivität berichtet. Bei einer Probandin aus seinem Kollektiv trat beim Anhören einer spannenden Kriminalgeschichte eine panikartige Reaktion auf. Katamnestisch stellte sich heraus, daß durch die Kriminalgeschichte unbewältigtes traumatisches Material aus ihrer Lebensgeschichte schockartig wiederbelebt wurde. Visuell waren im EEG gruppierte Theta-Wellen zu erkennen. EEG-analytisch war nicht nur bei der Probandin, sondern bei dem Gesamtkollektiv eine Zunahme der Theta-Aktivität zu beobachten beim Vergleich mit Geschichten ohne Spannungsprofil. BECKER (1972) fand darüber hinaus Frequenz- und Ausprägungsveränderungen im Alpha- und Beta-Frequenzband.

Beim Lösen kognitiver Aufgaben, insbesondere solcher, bei denen Lösungsversuche einige Schwierigkeiten bereiteten, traten erhebliche Aktivitätsunterschiede auch im Theta-Frequenzband auf (SCHACHTER 1977).

Bei den vorgenannten Beispielen kann der "Unlustcharakter" der erlebten Situationen bejaht werden. Läßt sich aber bei befriedigenden freudigen oder auch ausgesprochen lustvollen Erlebnissen eine Vermehrung von Theta-Aktivität finden?

KINSEY et al. (1967) stellten bei höchsten sexuellen Lustempfindungen im Orgasmus charakteristische EEG-Veränderungen fest: "Schließlich zeigen auch die Encephalogramme,..., daß im Verlauf der sexuellen Reaktion starke Veränderungen im Hirnpotential auftreten und daß ihre Entwicklung und plötzliche Entspannung die typischsten Symptome der sexuellen Reaktionen des Orgasmus darstellen."

Bei der visuellen EEG-Auswertung sind im wesentlichen drei Phasen zu unterscheiden: 1. Phase: "Mit Beginn der sexuellen Stimulierung entwickeln sich im Gehirn schnelle (kleine) Spannungswellen. Es ist bekannt, daß solche Wellen bei Aufregung auftreten..." 2. Phase: "Beim Orgasmus, bei sehr hoher Spannung, entwickeln sich langsame (große) Wellen im Gehirn... Diese Phase ähnelt der Petit-Mal-Epilepsie oder den späteren Stadien des Grand-Mal, wenn die Versuchsperson von tonischer Starre zu klonischen Spasmen übergeht." 3. Phase: Die großen langsamen Wellen verschwinden später und die niedrige Spannung mit schnellen kleinen Wellen tritt wieder auf...".

Aus den abgebildeten Kurvenstücken (KINSEY et al. 1967, Abb. 107, S. 482) geht hervor, daß überwiegend hochamplitudige Theta-Wellen unterschiedlicher Frequenz, untermischt von einzelnen Delta-Wellen, während des Orgasmus auftreten.

Eine seitenbetonte Zunahme von Theta-Aktivität beim Orgasmus, bei Männern ebenso wie bei Frauen, mit rechts-parietaler Betonung fanden COHEN et al. (1976). Eine Zunahme von Delta-Aktivität und inter- und intrahemisphärischer Kohärenz rechtsbetont fanden TUCKER und DAWSON

(1984) bei Probanden, die sexuelle Phantasien entwickelten. Aber nicht nur sexuelle Befriedigung und lustvolle Phantasien gehen mit charakteristischen Veränderungen im Theta-Band einher.

MAULSBY (1971) beschreibt eindrucksvoll, wie bei einem neun Monate alten Kind Theta-Aktivität spontan durch Zuwendung der Mutter, Streicheln, Küssen und Flaschegeben deutlich vermehrt auftrat, während bei Abwendung solche Aktivität nicht zu registrieren war.

Bei Astronauten, die nach Verlassen des erdnahen Raumes in die Schwerelosigkeit eintraten, wurde vermehrte Theta-Aktivität beobachtet. Dieses EEG-Phänomen wurde nicht nur bei dem amerikanischen Astronauten Frank Borman (ADEY et al. 1967), sondern auch bei seinem sowjetischen Kollegen, dem Kosmonauten Nikolayev (SISAKAYAN und YAZDOVSKY 1964, zit. nach ZWEIZIG et al. 1972) während der ersten Tage der Schwerelosigkeit beobachtet. Auch in einem anderen Zustand der Schwerelosigkeit, beim Tauchen, wurde eine 9-Hz-dominante Alpha-Aktivität durch eine 5-7 Hz Theta-Aktivität ersetzt (ZWEIZIG et al. 1972).

ADEY et al. (1967) interpretieren die Theta-Wellen-Aktivität bei Schwerelosigkeit einerseits als Orientierungsverhalten und heben damit den kognitiven Aspekt der Schwerelosigkeit hervor, zum anderen betonen sie aber auch, daß der Astronaut sich in einer Phase des Ausruhens nach einer anstrengenden aber geglückten Beanspruchung befindet. Der Befriedigungsaspekt ist ein wichtiges Erklärungsmoment. Daß Schwerelosigkeit regressives emotionelles Erleben wiederbelebt, dürfte psychologisch aus der ontogenetischen Analogie zur intrauterinen Situation verstehbar sein. Theta-Aktivität tritt bei Erwachsenen bei schön erlebten regressiven Zuständen auf, z. B. bei Meditation (AKERS et al. 1977, HEBERT und LEHMANN 1979, WACHSMUTH und DOLCE 1980, WEST 1980, Übersicht SCHUMAN 1983) und auch bei autogenem Training (BOSTAN und DEGOSSELY 1969) und bei Hypnose (SCHACHTER 1977). Die Probanden beschreiben ihr emotionelles Erleben dabei häufig als Körperlosigkeit, Schweben oder Leichtigkeit.

Bemerkenswert erscheint an diesen Untersuchungen, daß bei physikalischer Schwerelosigkeit, ähnlich wie bei phantasierter Schwerelosigkeit, analoge EEG-Veränderungen in Form vermehrter Theta-Aktivität auftreten.

Nicht unerwähnt bleiben soll das von der japanischen EEG-Schule besonders sorgfältig untersuchte Fm-Theta-Phänomen (frontal-midline-Theta-Aktivität). Es findet sich verstärkt bei Meditation sowie auch nach Alkohol- und Tranquilizergenuß und nach Placebo-Gabe (MUKASA et al. 1981). Bei Neurosekranken mit Angstsymptomatik und vor konflikthaften Träumen wurde dieses Phänomen nicht oder nur vermindert gefunden, dagegen trat es vor normalen Träumen auf (INANAGA et al. 1981). Diese Befunde können die Annahme stützen, daß das Fm-Theta-Phänomen auch im Zusammenhang mit regressivem Erleben steht, zu dem ja auch die Fähigkeit, sich zu entspannen, gehört, wozu bekanntlich geängstigte Menschen weniger fähig sind. Die Tatsache, daß Fm-Theta-Aktivität auch bei geistiger Arbeit interkurrent auftritt, muß kein Widerspruch sein. Immerhin ist die diskrete Natur geistiger Prozesse nachgewiesen worden (BECHTEREVA 1970, 1983). Ein schneller Wechsel von Konzentration und Entspannung wird angenommen.

Subjektiv wird das Fm-Theta-Phänomen als Versenkung in die geistige Aufgabe empfunden (TAKII et al. 1981, YASUMO et al. 1981, YAMAGUCHI 1981). Bei normalen Probanden tritt die Fm-Theta-Aktivität im Rhythmus von 50-160 Sekunden auf. Es liegt damit in einem ultradianen Frequenzbereich, in dem auch andere EEG-Rhythmen anzutreffen sind (ALADZHALOVA 1964, KÜNKEL 1969, MACHLEIDT 1980a, YAMAGUCHI 1981, MIZUKI et al. 1981). Zusammenhänge zwischen rhythmologischen EEG-Veränderungen und Entspannung sind von KLEITMANN (1969) mit einer Periodenlänge von 1-2 Stunden gefunden und mit dem Namen 'basic rest activity cycle' (BRAC) bezeichnet worden.

Theta-Aktivität tritt offenbar im Zusammenhang und rhythmischen Wechsel zwischen differenzierter kognitiver Leistung und Entspannung im Sinne von Regression und Progression auf.

Die von LARBIG (1985) beschriebenen transkulturellen Schmerzbewältigungsrituale von Feuerläufern in Griechenland, Fakieren und Hakenschwungzelebranten in Ceylon sind im Zusammenhang mit dem Entwurf eines psychophysiologischen Regressionskonzeptes besonders interessant. Die Schmerzbewältigung bei den Auserwählten dieser Zeremonien gelingt in einem Zustand der religiösen Ekstase oder Trance. Die in solchen Zuständen antizipierte oder tatsächliche Schmerzapplikation geht mit zum Teil sehr hochamplitudiger Theta-Aktivität einher. Für die Interpretation dieses Phänomens und die Hypothesenbildungen spielen zwei Aspekte, nämlich der affektive und der der Bewußtseinsveränderung eine Rolle.

Die religiöse Imagination ruft einen archaischen Freudeaffekt, die Ekstase, hervor. Unter ontogenetischem Aspekt betrachtet, sind die dabei auftretenden EEG-Muster für die Entwicklungsstufe des etwa 2-jährigen Kindes typisch. Wie MAULSBY zeigen konnte, gehen elementare Befriedigungshandlungen durch die Mutter mit hochamplitudiger Theta-Aktivität einher. Man kann sagen, daß dies der "Freuderhythmus" des Säuglings bzw. Kleinkindes ist, der sich erst beim Erwachsenen in den Frequenzbereich des klassischen Alpha-Bandes hineientwickelt. Je archaischer und heftiger der Freudeaffekt erlebt wird, um so hochamplitudiger, langsamer und andauernder fällt die EEG-Aktivität aus. Dabei kann das Delta-Frequenzband mit einbezogen werden, wie EEG-Analysen beim sexuellen Orgasmus und heftigen sexuellen Phantasien zeigen. Sanftere Techniken, die "schöne Gefühle" wie Leichtigkeit, Schwerelosigkeit, Schweben, Beglückung u. a. hervorrufen, wie z. B. Selbstversenkungstechniken bei Meditation, autogenes Training und Selbst- oder Fremdhypnose, aber auch Schwerelosigkeit im Weltraum und Schweben im Wasser gehen mit charakteristischen Theta-Bursts einher, einer Verlagerung der spektralen Frequenzen in infantile Bereiche.

Als zweiter Aspekt des Regressionsphänomens wurden die damit einhergehenden kognitiven bzw. Bewußtseinsveränderungen genannt. Präziser ausgedrückt, das mehr oder weniger umschriebene und in seiner Intensität unterschiedlich ausgeprägte Absinken der corticalen Bewußtseinshelligkeit. Für die

"Schmerzartisten" geschah dies mit dem Erfolg, daß die bewußte Schmerzwahrnehmung und deren kognitive Weiterverarbeitung durch einen "Mikroschlaf" umschriebener Hirnareale unterbleibt (LARBIG et al. 1981, LARBIG 1982, LARBIG und SCHRODE 1985). Auch das Fm-Theta-Phänomen kann durch diese Theorie der differentiellen Dissoziation corticaler Funktionen begründet worden. Neben Hirnarealen mit konzentrierter kognitiver Tätigkeit sind Bereiche mit herabgesetzter Bewußtseinsintensität anzutreffen oder stehen mit diesem im Wechsel. Von diesen stammen die langsamen Wellen.

Der affektive und der kognitive Beitrag zum Erlebnis ist aber nur ex post analytisch, nicht jedoch im Erlebnisablauf voneinander zu trennen. Regression ist darüber hinaus nicht abrufbar, sondern nur von dem zu leisten, der dazu in der Lage ist. So können normale Schmerzprobanden nicht "ekstatisch regredieren" und so dem Schmerzgefühl entgehen. Im Gegenteil, sie zeigen bei Schmerzzufügung das typische Schmerzmuster im EEG und empfinden subjektiv den Schmerzpunkt. "Lustvoll zu regredieren" um "Unlustvollem" zu entgehen, impliziert den positiven Affekt und die Ausgestaltung dessen, also den Akt, die Prozedur oder Technik, auf die hin er auftritt. Der Freudeaffekt und die absinkende Bewußtseinsintensität der kognitiven Anteile sind dabei unauflösbar miteinander verbunden. Insofern enthält das EEG integrativ sowohl die Kriterien der verminderten Bewußtseinsintensität als auch die der affektiven Gestimmtheit, in unserem Beispiel die der Ekstase und Trance.

Nach derselben Modellvorstellung lassen sich andere archaische Gefühle differenzieren, wie die psychotische schizoide Angst, habituierte Aggression-Destruktion und tiefe Melancholie (s. Abschnitte "Angst", "Aggression", "Trauer"). Der regressive Charakter des Erlebens ist an den Anteilen langsamer Wellen am Frequenzmuster zu erkennen und der Affekt selbst an der spezifischen Modulation des Gesamtfrequenzbandes.

Was der Feuertänzer mit ekstatischer Religiösität erreicht, läßt sich biologisch mit einer verstärkten Endorphin-Produktion erklären. Diese ruft eine analoge Verschiebung zu den langsamen Frequenzen im EEG-Spektrum hervor, wie die Einnahme synthetischer Morphine bei Normalprobanden zur Unterdrückung von Schmerzreizen oder die Einnahme des Antidepressivums Imipramin (BROMM et al. 1986). Neuroleptika führen bei Schizophrenen und Diazepame bei Angstpatienten zu ähnlichen Verschiebungen im langsamen Frequenzspektrum. Selbstversenkungstechniken und Trance, die in alten Kulturen Mittel waren, um Schmerz, Zukunftsängste und Depression zu bewältigen, der sich Schamanen und nicht zuletzt die Pythia in Delphi durch Einatmen von Schwefeldämpfen bediente, sind in zivilisierten Kulturen aus der Mode gekommen. Medikamente, insbesondere Psychopharmaka, rufen psychologisch und EEG-analytisch ganz ähnliche Effekte hervor. Die Diazepame wahrscheinlich durch Endorphinstimulierung und die Neuroleptika umgekehrt durch Blockierung der "Angstneurone". Die innere Dynamik, die dadurch in Gang gesetzt wird, ist, wie das EEG wahrscheinlich macht, immer dieselbe und bringt analoges regressives Erleben und dementsprechende EEG-Muster hervor. Unterschiedlich ist die transkulturell gesellschaftlich und zivilisatorisch sich wandelnde Vielfalt der Ausgestaltungen und Bewältigungsstrategien. LARBIG

(1985) schließt seinen Aufsatz mit dem Zitat: "Religion ist Opium fürs Volk". Er schließt eine psychobiologische Interpretation an: ... "Daß Religion als Beruhigungs- bzw. Betäubungsmittel oder Glaube an eigene Selbstkontrollfähigkeiten endogene Opiate stimuliert und damit Schmerzen und alltägliches Leid erträglich macht". Das kann aber nur, wer diesen speziellen hedonischen Bereich zur Verfügung hat.

WALTER hat die EEG-Theorie um einen wichtigen Beitrag bereichert: Die Theta-Wellen im EEG symbolisieren kindliches regressives Erleben. In Erweiterung dieser Theorie, die ubiquitär EEG-analytisch Bestätigung findet, kann aus der spezifischen Modulation der "regressiven" EEG-Abläufe auf den zugrundeliegenden Affekt geschlossen werden. Die EEG-Analyse muß dabei das Gesamtspektrum einbeziehen. Eine positive Korrelation zwischen dem Ausmaß regressiven Erlebens und dem Anteil langsamer Frequenzkomponenten läßt auf den Grad der Regression schließen.

## 7.4 Grundgefühle und funktionelle EEG-Muster

Das Paradigma von den Grundgefühlen bedarf der Fundierung auf drei Analyseebenen. Die Existenz von Grundgefühlen als funktionelle Entitäten und Grundelemente des Gefühlserlebens erfordert über die phänomenologische und Verhaltenstypisierung hinaus die empirische Evidenz eines spezifischen physiologischen Ausdrucksmusters. Universelle Gültigkeit können nur Gefühlstheorien beanspruchen, die sich über die psychologischen Phänomene hinausgehend der biologischen Grundlagen schlüssig versichern. Die Grundgefühle können nach den vier Strukturdimensionen Qualität, Intensität, Zeit und Raum voneinander unterschieden werden. Qualitativ wurden Intention, Angst, Aggression, Trauer und Freude phänomenologisch voneinander unterschieden. Für ihre Charakterisierung werden Begriffe aus verschiedenen Sprachebenen verwandt. Der Begriff Angst z. B. entstammt der Gefühlssprache, Flucht der Verhaltenssprache und Furcht der Begriffssprache. Solche Beispiele ließen sich für alle Grundgefühle nennen. Sie werden auch hier nicht streng voneinander geschieden gebraucht.

Die Emotionen können als reine Gefühle oder als Mischgefühle unter Beteiligung von zwei oder mehr Gefühlsnuancen auftreten. Die Interferenzen zwischen den Gefühlen können theoretisch in allen nur denkbaren graduellen Abstufungen erfolgen. Maximale Interferenz zweier Emotionen ist dann erreicht, wenn beide emotionelle Komponenten gleich stark vertreten sind, d. h. beide Emotionen maximale Ähnlichkeit erreicht haben. Bei abnehmender Interferenz werden sie einander wieder unähnlicher. Der höchste Grad der Unähnlichkeit ist dann erreicht, wenn die emotionellen Grundqualitäten als reine Gefühle vorliegen. Unabhängig von der Qualität kann sich die Intensität der Gefühle in ansteigender und absteigender Funktionskurve verändern. Je stärker die Intensität reiner Emotionen, um so deutlicher unterscheiden sie sich voneinander. Die Unterscheidung der Grundgefühle nach der räumlichen und zeitlichen Strukturdimension anhand der Erst- und Wiederholungsübungen zeigte, daß kein Gefühl mit dem nachfolgenden sowohl phänomenologisch wie auch EEG-analytisch identisch war, sondern jeweils nur mit sich selbst. Die Grundgefühle veränderten sich ständig im Zusammenhang mit den situativen, interaktiven und funktionell-biologischen Zusammenhängen (Abb. 57).

Die größte Reagibilität war im Alpha-Frequenzband und u. E. im Beta-Frequenzband erkennbar, je langsamer die beteiligten Frequenzkomponenten, um so mehr "verliefen" sich die emotionellen Effekte.

## Intention und Hunger

Die intentionalen oder Hungergefühle stehen als Initialgefühle am Anfang aller Erlebnisabläufe. Sie charakterisieren das Gefühl der Leere schlechthin, das auf Erfüllung abzielt. Der Gefühlsanteil am intentionalen Erleben wird durch Begriffe wie Wunsch, Begehren, Begierde, Gier, Neugier, Sehnsucht, Trieb, Lust auf, Drang usw. erfaßt. Der kognitive Anteil durch Begriffe wie Wille, Interesse, Motivation.

In der intentionalen Phase der Versuchsanordnung kam die neugierige Erwartung der Probanden und ihr Wunsch nach Überwindung persönlicher Probleme, ihr therapeutisches Interesse also, zum Ausdruck. Charakteristisch für zunehmend intensive intentionale Gefühle im EEG ist ein Anstieg von Alpha-Leistung und -Gipfelfrequenz bei verminderter Variabilität. Je ausgeprägter die intentionalen Gefühle sind, um so stärker zeigt sich die Abnahme der Variabilität im Gesamtspektrum (Abfall der Komplexität). Im wesentlichen führen intentionale Gefühle zu charakteristischen Veränderungen, die sich auf das Alpha-Band beschränken. In ihrer EEG-Dynamik unterscheiden sie sich darin von allen anderen untersuchten Grundgefühlen.

In vielfältiger Weise können intentionale Gefühle mit anderen Gefühlen interferieren und Mischgefühle bilden. Dabei entstehen charakteristische Interferenzmuster im EEG, die die parametrischen Einzelkomponenten der beteiligten Gefühle erkennen lassen. Bei heftigem Lampenfieber z. B. zeigten sich die typischen Charakteristika der intentionalen EEG-Aktivität in Interferenz mit denen, die für heftige Angst typisch sind. Es resultierte ein breitbasiger spektraler Gipfel, der sich über das Alpha-, Theta- und Beta-Frequenzband erstreckte. Zu dem intentionalen Alpha-Gipfel also kam ein für Angst typischer Beta- und Theta-Leistungsanstieg hinzu. Bei Interferenz der beiden Gefühle Intention und Angst kann bei zunehmender Angst ein Punkt erreicht werden, bei dem der Angstanteil am Mischgenühl den intentionalen Anteil übersteigt. Dieser Punkt war spektralanalytisch charakterisiert durch ein Umkipp-Phänomen. Die zunächst ansteigende Alpha-Leistung ging an diesem Punkt in einen abfallenden Verlauf über. Typische Parameterverläufe charakterisierten die Interferenz von Intention mit Trauer und mit Aggression.

Die statistischen Analysen für das Gesamtkollektiv zeigten überzeugend, daß Intention von allen anderen Grundgefühlen allein durch die Alpha-Parameter unterschieden werden kann. Seitendifferenzen waren uncharakteristisch und wechselhaft und trugen nicht zur Unterscheidung bei. Einflüsse der nachfolgenden Gefühle auf die emotionelle Tönung der intentionalen Gefühle waren im EEG eindrucksvoller nachweisbar als phänomenologisch. Mit Vergleichen zwischen inhaltsgleichen und inhaltsverschiedenen Übungsabschnitten und ihren EEG-Parametern konnte gezeigt werden, daß die emotionelle Tönung und nicht die gedanklichen Inhalte die EEG-Dynamik modulieren. Die diskriminanzanalytische Unterscheidung von Intention und Trauer lag je nach Methode zwischen 76 % und 80 %; wurde zusätzlich Angst unterschieden so lag die Gesamtklassifikation bei 75 % und ebenso hoch, wenn statt Trauer Freude einbezogen wurde. Diese Ergebnisse zeigen, daß die statistische Diskriminierungsfähigkeit von drei Grundgefühlen hoch liegt und nicht ungünstiger sein muß als in paarigen Vergleichen.

Die sorgfältige Analyse der Verlaufsdynamik der EEG-Spektralparameter bei intentionalen Gefühlen und ein statistischer Gruppenvergleich erlauben eine klare Differenzierung intentionaler EEG-Aktivität von der vergleichbarer anderer Gefühlsqualitäten. Die gefundene Dynamik erwies sich als spezifisch für Intention, eine Tatsache, die durch das Auftreten von Interferenzphänomenen im EEG bei intentionalen Mischgefühlen zusätzliche Fundierung erhält. Herzfrequenzveränderungen konnten wir nicht beobachten. In der psychophysiologischen EEG-Literatur hat dieses Grundgefühl bisher noch keine Beachtung gefunden.

## Angst

Die Angst hat viele Gesichter und kann im Erlebnisablauf auf die unterschiedlichsten Ziele gerichtet sein. Die qualitativen Nuancen der Angst und auch ihre Unterschiede in der Intensität kommen in den folgenden Begriffen zum Ausdruck: Besorgnis, Beengungsgefühl, Aufgeregtheit, Ungewißheit, Unsicherheit, Bedrohung, Feindseligkeit, Schreck, Entsetzen, Panik, Scham, Scheu, Verlegenheit, Kleinheitsgefühl, Zurückhaltung, Vorsicht, Furcht, Flugangst, Hundeangst, Existenzangst usw.

Unabhängig von den gedanklichen Inhalten ging Angst zunehmender Intensität mit einer charakteristischen EEG-Parameterkonfiguration einher. Während die Alpha-Leistung abnimmt, steigen alle anderen EEG-Parameter an, wie Alpha-Gipfelfrequenz und -Bandweite, Theta-, Beta-Leistung und Komplexität. Diese Dynamik ist über allen Topographien nachweisbar. Die Alpha-Kohärenz sinkt ab. Außer gegenüber Aggression war Angst bei den statistischen Gruppenanalysen von allen anderen Grundgefühlen zu unterscheiden. Unterschwellige aggressive Impulse nivellierten die Unterschiede zu Angst im Gruppenvergleich. Die individuelle Verlaufsdynamik der EEG-Spektralparameter bei Angst ist dennoch in typischer Weise und reproduzierbar verschieden von der bei Aggression. Seitendifferenzen und vorne-hinten Unterschiede waren gering ausgeprägt und trugen nicht zu Differenzierung der Angst bei. Bei Wiederholungsübungen konnte nicht nur eine Abnahme der Neugier auf das Kommende, sondern auch eine Angstverminderung als therapeutischer Effekt nachgewiesen werden.

Diskriminanzanalytisch gelang die Abgrenzung der Angst unter Verwendung verschiedener Verfahren zu etwa 75 % gleich gut zu Intention, Trauer und Freude.

Das EEG-Muster bei Angst erwies sich als identisch mit dem sogenannten "Arousal"-Phänomen (vgl. auch FAHRENBERG 1979). Angst ist normal-psychologisch ubiquitär anzutreffen. Beim Wahrnehmungsvollzug tritt sie bei Annäherung an das Objekt häufig unbewußt auf und korreliert mit dem typischen EEG-Muster. Bewußte Ängste zunehmender Intensität und ganz besonders existenzielle Ängste sind mit dem typischen EEG-Muster korreliert. Die EEG-Dynamik bei normaler Angst, bei Angstzuständen, Panik und schließlich bei Schizophrenie unterscheidet sich nicht prinzipiell, sondern nur graduell entsprechend den unterschiedlichen Intensitätsgraden. Das "Angstmuster" im EEG ist bei Schizophrenen am stärksten ausgeprägt und aus unserer Sicht Ausdruck existenzieller schizoider Ängste. Ängste existenziellen Ausmaßes, auch schizoide, sind aber nicht Schizophrenie-spezifisch und auch kurzzeitig bei anderen Individuen anzutreffen. Wie die Ergebnisse zeigen, kann ein Ausprägungkontinuum der EEG-Charakteristika von leichter Angst bis zu stärksten existenziellen Ängsten hysterischer, paranoischer oder schizoider Prägung angenommen werden. Das EEG-Muster ist deshalb kein Spezifikum für eine nosologische Kategorie, sondern vielmehr für das Grundgefühl Angst in seinen normalen und pathologischen Intensitäten und den entsprechenden phänomenologischen Ausgestaltungen.

Mischgefühle mit Angst gehen im EEG mit typischen Interferenzverläufen einher, aus denen die Einzelkomponenten der interferierenden Grundgefühle hervorgehen. Dabei kommt es topographieabhängig zu Unterschieden, in denen sich mehr die Dynamik des einen oder anderen Grundgefühls repräsentiert. Es resultieren daher größere topographische Unterschiede.

## Aggression und Schmerz

Ein umfassendes Schmerzkonzept enthält die Begriffe Aggression und Schmerz gleichermaßen. Aggression ist der nach außen abgegebene Schmerz, dessen intentionaler Anteil im Herangehen an das Objekt besteht, an dem dann der schmerzhafte Akt vollzogen wird. Aggression ist das Kampf-, Streit-, Kränkungs- oder Verletzungsgefühl. Der Begriff Schmerz steht für das Gefühlserlebnis sowohl des somatischen wie des psychischen Schmerzes auch in seinen kognitiven Ausgestaltungen (schmerzhafte Einsichten u. ä.). Einige Varianten des Schmerzes sind in den Begriffen Kränkung, Verletzbarkeit (Vulnerabilität), Frustrationsschmerz, Ärger usw. enthalten.

Die EEG-Verlaufsdynamik zeigt bei unterschiedlichsten Schmerzgefühlen zunehmender Intensität in der aktiven oder in der passiven Rolle ein stereotypisches Ausdrucksmuster. Die Leistungen im Alpha-, Theta- und Beta-Frequenzband steigen in Abhängigkeit von der Intensität des erlebten Gefühls drastisch an, bei geringer Abnahme der Gesamtvariabilität des Frequenzspektrums (Komplexität). Je heftiger das Gefühlserlebnis, um so deutlicher ist diese Dynamik über allen Topographien erkennbar. Die Kohärenz im Alpha-Bereich steigt bei zunehmender Gefühlsintensität ebenfalls an. Unbewußte "verdrängte" Schmerzgefühle sind ebenso typisch im EEG repräsentiert wie Streitgefühle bei Partnern, Ärgergefühle oder die somatischen Schmerzen bei Schmerzartisten (Fakiren, Feuerläufern) oder freiwilligen Probanden. Bei habituell aggressiven Menschen findet man vermehrt kontinuierliche oder gruppierte langsame Aktivität.

Anhand der statistischen Gruppenergebisse ließen sich Aggressions- und Schmerzgefühle gegenüber Intention und Trauer, weniger gut gegen Freude, mit Hilfe der Alpha-Größen und der Theta-Leistung differenzieren. Eine diskriminanzanalytische Abgrenzung von Intention im paarigen Vergleich gelang zu 71 % und von Freude zu 66 %.

Unterschwellige aggressive Impulse bei ängstlichen Probanden hatten zur Folge, daß Angst und Aggression als Mischgefühle folgerichtig im statistischen Gruppenvergleich nicht differenzierten. Die Interferenz beider im EEG findet hauptsächlich in der gegensinnigen Modulation der Alpha-Leistung ihren Ausdruck.

Im Übungsverlauf konnte anhand der Parameterveränderungen und der Erlebnisanalyse die ängstliche von der aggressiven Komponente und deren Interferenzen gut unterschieden werden. Wenn im Sinne eines therapeutischen Effektes in der zweiten Übung die Angst abgenommen hatte, trat die aggressive Komponente früher auf und verstärkte die Interferenz mit der Restangst. Dies führte bei der Alpha-Leistung zu horizontalen Verläufen als Ausdruck der Beteiligung etwa gleichstarker Gefühlskomponenten. Die topographischen Unterschiede der Parameterverläufe im Einzelfall und bei den statistischen Gruppenergebnissen waren beträchtlich beim Vergleich mit den "reinen" Gefühlsqualitäten. Gute statistische Abgrenzungen des Mischgefühls gelangen zu Intention und Freude. Die zum Teil erheblichen Pülsfrequenzsteigerungen waren zum größeren Teil dem aggressiven als dem ängstlichen Gefühl zuzurechnen.

Eindrucksvoll gestalteten sich die Interferenzverläufe bei Aggression und Trauer sowohl psychodynamisch wie spektralanalytisch. Erkennbar war, wie ein aggressiver Impuls depressiv "verendete", oder eine Kränkung in traurig-depressive Resignation überging. Spektralanalytisch sind die Interferenzmuster durch die gegensinnige Veränderungsrichtung bei den Leistungsparametern charakterisiert. Je mehr also ein aggressives Gefühl in ein traurig-depressives Gefühl überging, um so stärker setzte sich die Abnahme der Leistung in allen Frequenzbändern durch. Dabei wurde der Punkt durchlaufen, an dem beide Gefühlskomponenten etwa gleichstark ausgeprägt waren und horizontale Parameterverläufe resultierten. Darüber hinaus zeigte sich, wie bei anderen Mischgefühlen auch, die topographisch unterschiedlich starke Ausprägung der Verlaufsdynamiken einzelner EEG-Parameter. Häufig war die vorausgehende aggressive Komponente in den temporalen Ableitungen stärker ausgeprägt, die nachfolgende traurig-depressive in den okzipitalen und frontalen Topographien. Es dominierte topographiabhängig eine eher aggressive oder eine eher depressive Verlaufsdynamik. Dadurch ließen sich Seitendifferenzen erklären.

Im statistischen Gruppenvergleich ließ sich das aggressiv-depressive Mischgefühl am besten von Intention und Freude abgrenzen. Diskriminanzanalytisch gelang die Abgrenzung des Mischgefühls zu Freude zu 90 %. Die Kohärenzanalysen erwiesen sich als nützlich im "Aufspüren" von aggressiven Komponenten, bei denen ein deutlicher Kohärenzanstieg erkennbar war.

Die heftigsten Herzfrequenzanstiege traten beim Aggressions-Schmerzgefühl auf von 30 %, beim Mischgefühl von 20 %. Der Herzfrequenzanstieg beim aggressiv-depressiven Mischgefühl ist auf die aggressive Komponente zurückzuführen, da Trauer nicht mit Herzfrequenzveränderungen einhergeht.

## Trauer

Ein umfassendes Trauerkonzept zu umreißen, macht vergleichsweise wenig Schwierigkeiten. Trauer wird als das Verlustgefühl bezeichnet, als das Gefühl des Verlassenseins, des Alleinseins, des Abgelöstseins, der Armut, der Ermattung, der Erschöpfung, der Müdigkeit, des Ausgelaugtseins, der Einsamkeit, der Enttäuschung, der Niedergeschlagenheit, der Mut- und Trostlosigkeit, der Niederlage, der Resignation, der "Melancholie", der Verzweiflung, des Kummers, der Depression, des Verzichts usw. Dabei kann es sich um Verluste realer Objekte oder von liebgewonnenen Vorstellungen gleichermaßen handeln.

Trotz der Vielfalt der Anlässe und der Verschiedenartigkeit der Trauerreaktionen und deren Verlauf zeigte sich in allen Fällen eine einheitliche stets wiederkehrende Dynamik. Mit dem Einsetzen des Trauerprozesses fiel die Leistung in allen Frequenzbändern ab, verbunden mit einem tendenziellen Abfall der Alpha-Gipfelfrequenz und einem Anstieg der Variabilität im Alpha-Band (Bandbreite) und im Gesamtspektrum (Komplexität). Die zunehmende Tiefe der Trauerreaktion entsprach der Intensität der parametrischen Veränderungen. Über allen Topographien waren die Parameterverläufe um so einheitlicher, je stärker ausgeprägt die Trauerprozesse sich gestalteten. Die Alpha- und häufig auch die Theta-Kohärenz nahm mit zunehmenden Trauergefühlen drastisch ab. Bei Interferenzen mit anderen Gefühlsnuancen kam es über verschiedenen Topographien zu unterschiedlich strukturierten Verläufen, bei denen das unterlagerte Gefühl die Parameterkonfiguration mit modulierte.

Anhand der statistischen Ergebnisse des Trauerkollektivs konnte Trauer klar von allen anderen Grundgefühlen hochsignifikant differenziert werden. Trauergefühle gingen mit der niedrigsten Alpha- und Theta-Leistung und der größten Variabilität in den Frequenzbereichen und dem Gesamtspektrum einher. Im Vergleich zu den Unterschieden zwischen den Grundgefühlen und Trauer waren die Seitendifferenzen verschwindend klein. Diskriminanzanalytisch war Trauer im paarigen Vergleich zu Intention mit über 80 %, und unter Hinzunahme von Angst mit einer Gesamtklassifikationsrate von 76 % zu unterscheiden. Fanden dieselben Trauererlebnisse in der Erst- und Wiederholungsübung Verwendung, dann waren die EEG-analytischen Unterschiede bei den Trauerprozessen minimal. Man kann die parametrischen Veränderungen während der Trauerepisoden als ein Maß für die Bereitschaft, sich auf den Trauerprozeß einzulassen, verstehen als einen Anhalt für die aktuelle "Fähigkeit zu trauern".

Ein Proband (Fall 12) erlebte eine noch frische Trennungssituation vollständig nach. Psychodynamisch wie EEG-analytisch war die Ablösungsdynamik objektivierbar. Auf den initialen Wunsch nach Überwindung des Trennungstraumas folgte die Angst vor der Trennung, der Schmerz bei der Vergegenwärtigung der Trennung, die Trauer um den Verlust und schließlich das Auftauchen zuversichtlicher Gefühle bei der Überwindung des Verlustes. In diesem experimentellen Glücksfall zeigte sich zeitgerafft die systemgenetische Verlaufsfolge der Grundgefühle am Beispiel eines Trennungserlebnisses. Mit einiger Sicherheit läßt sich heute sagen, daß normale Traurigkeit, traurig-depressive Verstimmung und psychotische Trauer eine analoge trauerspezifische EEG-Dynamik zeigen. Die phänomenologischen Unterschiede, die die Trauer in ihren Erscheinungsformen charakterisieren, können demnach als Varianten der Intensität, der Dauer und des Ausmaßes, in dem sie das Individuum beherrschen, angesehen werden. Die EEG-Muster bei Trauer und Melancholie unterscheiden sich nur hinsichtlich der Verschiebung zu langsamen Frequenzanteilen, nicht aber prinzipiell qualitativ. Insofern muß die phänomenologisch-EEG-analytische Parallele nicht verwundern. Von der normalen über die neurotische Traurigkeit bis zur phasischen Depression des typisch Depressiven lassen sich unschwer Übergangsreihen unter Zuhilfenahme des Regressionsparadigmas beschreiben.

## Freude

Ein umfassender Freudebegriff ist treffend charakterisiert durch die alltäglicheren Freudegefühle wie Befriedigung, Zufriedenheit, Erfüllung oder Lust, aber auch durch die nicht alltäglichen Hochgefühle Glück, Seligkeit, Euphorie, Ekstase und wie elysische Gefühle noch heißen mögen. Die vielen Gesichter der Freude sind an den Begriffen Behagen, Wonne, Vergnügen, Vertrauen, Stolz, Gefühl des Ganzseins oder der Vollendung abzulesen. Die Freudegefühle sind auf die Objekte der beiden großen Lebensbereiche Beruf und Liebe gerichtet.

Die EEG-Verlaufsdynamik bei Freuden unterschiedlichster Art und Stärke ist stereotyp und sehr einfach. Freudegefühle gehen mit einer Zunahme der Alpha-Leistung bei abnehmenden Leistungen in den flankierenden Frequenzbändern einher. Im Spektrum profiliert sich mit zunehmender Freudegefühlsintensität ein hoher Alpha-Gipfel. Im Kohärenzspektrum zeigt sich im Alpha-Bereich eine analoge Dynamik. Freude kann, wie alle anderen Gefühle auch, Mischgefühle bilden und zeigt dann Interferenzverläufe im EEG mit den typischen topographischen Unterschieden, die für alle Interferenzverläufe gelten. Bei einem statistischen Gruppenvergleich konnte Freude von den anderen Grundgefühlen plausiblerweise am besten durch die Alpha-Größen unterschieden werden.

Diskriminanzanalytisch ließ sich Freude von Angst im paarigen Vergleich und ebenso günstig bei Hinzunahme von Intention mit 75 % abgrenzen. Während die Unterscheidung von Aggression zu 66 % gelang, zeigte die vom aggressiv-depressiven Mischgefühl das beste Ergebnis mit 90 %.

Im Gegensatz zu widersprüchlichen Ergebnissen in der Literatur, zeigten alle unsere Ergebnisse zum Freudegefühl bei erotischen Phantasien ebenso wie bei Freudegefühlen anderen Inhalts die typischen Phänomene über beiden Hemisphären mit nur geringen Unterschieden.

Bei Manikern, die schwer mit so einer hochempfindlichen Methode wie dem EEG abzuleiten sind, ist im Vergleich zu Depressiven eine Frequenzbeschleunigung, im Vergleich zu Schizophrenen eine Erhöhung der Alpha-Leistung und eine Zunahme der Variabilität der Alpha-Amplituden erkennbar. Den Ergebnissen dieser Studie folgend würden wir erwarten, bei einem manisch-depressiven Patienten in der manischen Phase eine höhere Alpha-Leistung zu finden als in der depressiven.

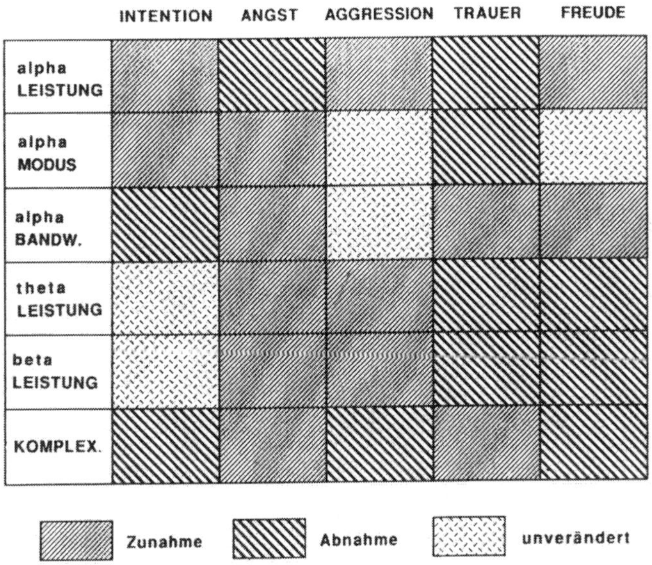


**Abb. 57**: EEG-spektralanalytische Differenzierung von fünf Grundgefühlen mit sechs EEG-Parametern. Kriterien der Verlaufsdynamik bei zunehmenden Gefühlsintensitäten. Gegensinnige Parameterveränderungen charakterisieren ANGST und FREUDE, sowie AGGRESSION und TRAUER. Für INTENTION sind die Veränderungen der Alpha-Größen typisch. Die Komplexität zeigt der Alpha-Leistung analoge Veränderungen.

## 7.5 Gefühlssysteme: Tatsachen und Thesen

Die Begriffe von den Dingen können sich im Spezialfall zu einer gesetzmäßigen Systematisierung verdichten und als schlüssige Theorien formuliert werden. Die Methode dieser Theoriebildung ist die des logischen Schlusses. Die Thesen solcher Theorien sind solange richtig, wie sie zu allen bekannten Tatsachen stimmen. Taucht dabei eine einzige unumstößliche Tatsache auf, zu der sie nicht stimmen, so muß die Theorie neu formuliert und in Übereinstimmung mit den neuerlich bekannten Tatsachen gebracht werden. Empirische Tatsachen und Theorie bilden notwendigerweise immer eine phänomenal-phänomenologische Entsprechung. Die Dynamik dieser Entwicklung ist in vielen Nachbarwissenschaften zu beobachten. Häufig haben Psycho- und Neurophysiologen den Bezug von der Empirie zur Philosophie gesucht, wie z. B. R. JUNG zur Schichtentheorie Nicolai HARTMANNs (JUNG 1980) oder ECCLES (1975, 1980) zum Modell der Drei-Welten von POPPER (1977). Einen praktischen oder theoretischen Wert hat eine Theorie nicht, die den Anforderungen nach Modifikation und Differenzierung nicht gerecht und so zum Dogma und zur Ideologie gebeugt wird. Die psycho- und neuro-physiologischen Bemühungen, eine schlüssige Emotionstheorie zu entwerfen, waren nicht erfolgreich. Ihre Theoreme scheitern einmal an der Frage der Grundgefühle, d. h. an einer differenzierten Sichtweise der Emotionen, denen auf formal-deskriptiver Ebene die EEG-Signale zugeordnet werden können. Zum anderen an einer theoretischen Konzeption, die den Zusammenhang zwischen emotionellem Erleben und physiologischem Ausdruck widerspruchsfrei zu lösen vermag. Unter dem Vorbehalt der Veränderung werden im folgenden unsere Thesen vorgestellt.

### Empirische Tatsachen

1. Die fünf Grundgefühle Intention, Angst, Aggression, Schmerz, Trauer und Freude lassen sich sowohl phänomenologisch als auch anhand spezifischer EEG-Spektralmuster voneinander unterscheiden (Abb. 57).
2. Die phänomenologische und EEG-analytische Unterscheidungsfähigkeit der Grundgefühle untereinander nimmt mit zunehmender Intensität zu.
3. Interferenzen durch Gefühlsnuancen zwischen den Grundgefühlen und ihren funktionellen EEG-Spektralmustern erhöhen den Grad ihrer Ähnlichkeit bis maximal zur Gleichheit.
4. Die Grundgefühle und ihre spektralen EEG-Muster sind unter zeit-räumlichem Aspekt immer verschieden und nur mit sich selbst identisch.
5. Aktuelle Grund- oder Mischgefühle sind mehr oder weniger ausgeprägt über dem gesamten Kortex nachweisbar. Sie sind nicht lokalisierbar.
6. Es ist anzunehmen, daß die EEG-Spektralcharakteristika eines Grundgefühls topographisch dort am intensivsten ausgeprägt sind, wo die während des emotionellen Erlebens assoziierten gedanklichen Inhalte kortikal lokalisiert sind.

## Hypothesen

### Die Gefühlssysteme

Der Aufbau der Gefühlssysteme orientiert sich an den drei Bewußtseinsmodalitäten, deren Existenz in der Neurophysiologie und aus anderen theoretischen Denkrichtungen nicht mehr in Zweifel gezogen wird (BECKER 1978). Für das Gefühlserleben, das in der Ontogenese des Individuums als erstes und schon intrauterin entwickelt wird, sind die Gefühle die Objekte der bewußten oder unbewußten Wahrnehmung. Schon intrauterin, mit Sicherheit aber postnatal, entwickelt sich lebhaft die Sensomotorik, deren Wahrnehmungsfeld die gegenständlichen Objekte sind. Dann entwickelt sich schrittweise die Begriffssphäre, d. h. die Fähigkeit, für Gefühls- und gegenständliche Objekte Begriffe zu finden. Die Begriffe also sind die Objekte der Begriffssphäre.

Für die drei Wahrnehmungssphären wird eine neuronale Grundlage gefordert. Während die sensomotorischen und begrifflichen Funktionen im Kortex als Organ des Bewußtseins lokalisiert sind, wird dies für die Gefühle noch nicht angenommen. Die emotionelle Modulation der EEG-Aktivität aber läßt den Schluß zu, daß die Grundgefühlssysteme unmittelbar an der Kortexoberfläche neuronal repräsentiert sind und darüber hinaus, wie bekannt, subkortikal und peripher. Die morphologische Grundstruktur für die drei Bewußtseinsmodalitäten sind die kortikalen Module (ECCLES 1972, 1984), in denen deren Verschaltungen miteinander stattfinden. Alle drei Bereiche funktionieren nicht unabhängig voneinander, sondern als ein "Assoziatives System". Das Zusammenspiel der drei Bewußtseinsmodalitäten wird am jeweiligen Erlebnisablauf deutlich, an dem stets alle drei beteiligt sind.

Die Funktionen der Gefühlssysteme bestimmen als "Grundschwingung" (CIOMPI 1986, 1988) Erleben, Verhalten und Denken des Individuums. Je nach Gefühlstönung werden reflektorisch unbewußt bestimmte Muskelgruppen, z. B. der mimischen Muskulatur (EKMAN et al. 1972, EKMAN und FRIESEN 1975), innerviert und darüber hinaus des gesamten Körpers. Ebenso werden die glatte Muskulatur der inneren Organe und die innersekretorischen Vorgänge spezifisch von den Gefühlssystemen moduliert (OOMURA, 1986). Nachdem sich die Annahme von den multimodalen Leitungseigenschaften der Neuronensysteme in der Retikulärformation nicht mehr hat aufrecht erhalten lassen, sondern, wie man heute weiß, auf bestimmte Reize jeweils nur bestimmte Neuronenpopulationen in Funktion sind, postulieren wir für jedes Gefühlssystem spezifische neuronale Netzwerke mit kortikaler, subkortikaler und peripherer Vertretung. Die gefühlsspezifischen neuronalen Netzwerke verfügen über je spezifische Transmittersubstanzen und -rezeptoren. Wahrscheinlich stehen die Dopamin-Rezeptoren im Dienste des Angstsystems, Adrenalin im Zusammenhang mit dem Aggression-Schmerz-System, Serotonin als Mediator im Trauersystem und die endogenen Opiate in enger Beziehung zum Freudesystem. Analog der Spezialisierung und Faserentwicklung der sensorischen Systeme ist die der Gefühlssysteme zu denken. Genauso wie ein Neuron des visuellen Systems keinen Ton zu Gehör bringen kann, so kann ein "Angstneuron" kein Freudegefühl zum Schwingen bringen. Die neuronalen Netzwerke der Gefühlssysteme sind kortikal und subkortikal ubiquitär im ganzen ZNS vertreten, so daß die Gefühle, von Schwerpunkten abgesehen, nicht lokalisierbar sind.

Die Gefühlssysteme gelangen im Erlebnisablauf sequentiell in Funktion. Der Erlebnisablauf beginnt mit dem Initialgefühl, dem intentionalen oder Hungergefühl, und den dazugehörigen motorischen und vegetativen sowie innersekretorischen Ausdrucksbewegungen, woraufhin bei Annäherung an das intendierte Objekt der "Widerstand" größer wird als Ausdruck der physiologischen Angst vor dem Objekt. Daraufhin folgt die Auseinandersetzung mit dem Objekt, als Aggressions-Schmerzphase, daraufhin die Ablösung von dem Objekt als Trauerphase. Mit der Freudephase, dem Erfüllungsgefühl, findet der Handlungs- bzw. Erlebnisablauf seinen Abschluß und wendet sich dann neuen Objekten zu. Die systemgenetische Abfolge von Intention, Angst und Schmerz bei Annäherung an das Objekt repräsentieren die sympathogene Unluststrecke (ergotrophe Phase, HESS), die Trauer- und Freudegefühle die parasympathogene Luststrecke (trophotrope Phase, HESS). Die den Erlebnisablauf assoziativ begleitenden gedanklichen Muster, das Denken, sind je nach Gefühlstönung intentional, ängstlich, aggressiv-schmerzlich, traurig oder freudig nuanciert oder aber durch deren Interferenzen.

## 7.6 Der emotionelle Einfluß auf die Blockierung der EEG-Grundaktivität durch Augenöffnen

Neben den basalen Emotionen (Intention, Angst, Aggression, Trauer und Freude) zeigt insbesondere das Öffnen der Augen eine erhebliche Beeinflussung der EEG-Grundaktivität. Die sog. "Blockierung" durch das Öffnen der Augen erzeugt im EEG auch visuell erkennbare Veränderungen, im einzelnen eine drastische Abnahme der Alpha-Leistung, eine Verlangsamung der Alpha-Gipfelfrequenz um durchschnittlich ein halbes Hertz, eine Zunahme der Alpha-Bandweite und eine Abnahme des Theta-Modus (Tabelle 7):

**Tabelle 7**: Blockierung der EEG-Grundaktivität durch Augenöffnen

| | okzipital | |
|---|---|---|
| | rechts | links |
| Segmente gesamt | 2276 | 2284 |
| Segmente bei Augen offen | 635 | 640 |
| Änderung | | |
| Alpha-Leistung (%) | -66 | -60 |
| Alpha-Modus (Hz) | -0.4 | -0.4 |
| Alpha-Bandweite (%) | +25 | +20 |
| Theta-Modus (Hz) | -0.5 | -0.4 |

Es soll hier besonders hervorgehoben werden, daß durch das Öffnen der Augen die Alpha-Leistung ähnlich ausgeprägt blockiert wird wie durch die Emotion Trauer (Abb. 58).

Da offensichtlich die basalen Emotionen als auch das Öffnen der Augen die EEG-Grundaktivität beeinflussen, interessierte uns im folgenden, ob zwischen diesen beiden Einflüssen auch Wechselwirkungen bestehen bezüglich der Veränderungen der EEG-Aktivität. Diese Wechselwirkung versuchten wir mit zwei Fragen näher zu klären: 1. Ist der emotionelle Einfluß im EEG unabhängig davon, ob die Probanden die Augen gerade offen oder geschlossen halten? 2. Ist die Blockierung der EEG-Aktivität durch das Öffnen der Augen ähnlich ausgeprägt in unterschiedlichen emotionellen Zuständen? Zur Beantwortung der Fragen untersuchten wir das bereits vorgestellte Kollektiv von 32 Probanden und identifizierten anhand der Videoaufzeichnungen alle Segmente, in denen der Proband spontan die Augen öffnete. Insgesamt identifizierten wir so 640 Segmente bei geöffneten Augen, im Vergleich zu 1644 Segmenten, in denen der Proband die Augen geschlossen hielt. Für diese Segmente mit geöffneten und geschlossenen Augen untersuchten wir dann anschließend den Einfluß von Freude und Angst auf die EEG-Grundaktivität. Die Emotionen Freude und Angst wurden untersucht, da sie die Alpha-EEG-Größen unterschiedlich (gegensinnig) beeinflussen, und da für diese beiden Emotionen genügend Segmente zur Analyse vorlagen. Die Abbildung 59 faßt den Einfluß für Angst und Freude auf die Alpha-EEG-Größen zusammen; Angst und Freude verändern die Alpha-Leistung und den Alpha-Modus qualitativ ähnlich, unabhängig davon, ob der Proband die Augen offen oder geschlossen hielt. Allerdings ist das Ausmaß

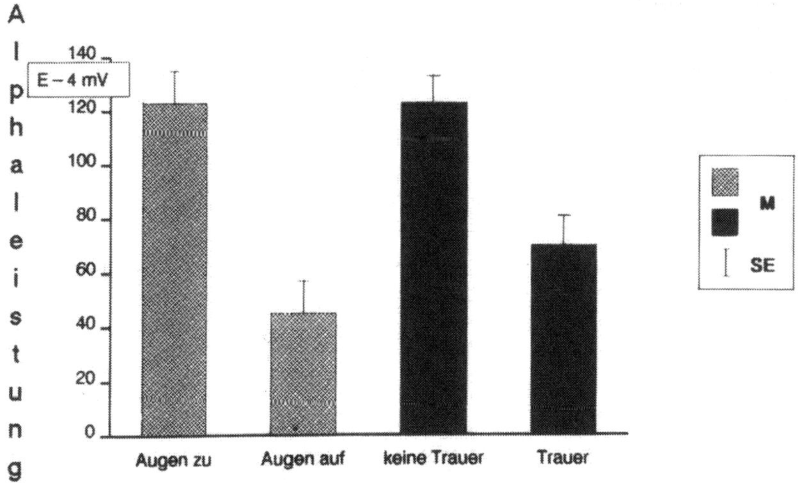


**Abb. 58:** Abnahme der Alpha-Leistung beim Augenöffnen und Trauer. Trauergefühle gehen mit einer ähnlich starken Verminderung der Alpha-Leistung einher wie der Blockierungseffekt bei Augenöffnen.

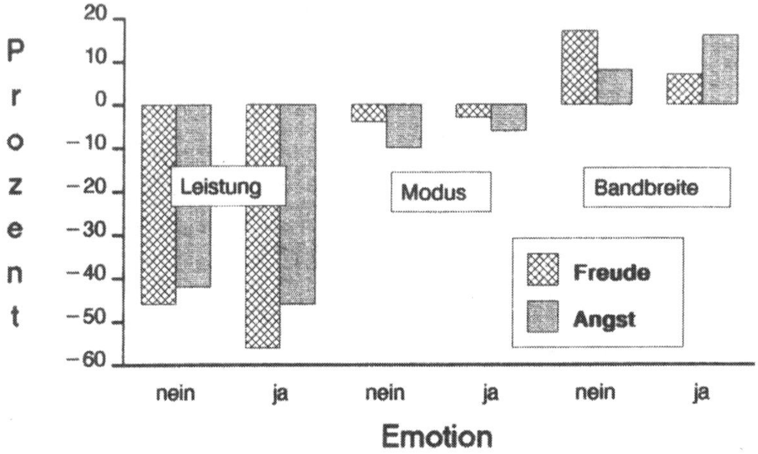


**Abb. 59**: Änderung der Alpha-Blockierung durch FREUDE und ANGST. Bei der Alpha-Leistung kommt der Freude-Einfluß bei geschlossenen und der Angst-Einfluß bei geöffneten Augen stärker zur Darstellung. Augenöffnen akzentuiert die emotionsspezifischen Effekte bei der Bandweite (Zunahme bei Angst, Abnahme bei Freude) und dem Modus (Zunahme bei Angst, gleichbleibend bei Freude).

der Veränderung unterschiedlich, insbesondere für die Alpha-Leistung ist der Freude-Einfluß bei geschlossenen Augen größer, umgekehrt ist der Angst-Einfluß bei geöffneten Augen ausgeprägter. Ein gegensinniges Verhalten fanden wir für die Alpha-Bandweite, die bei geschlossenen und geöffneten Augen unter dem Einfluß von Angst oder Freude unterschiedlich ab- oder zunahm. Festzuhalten ist, daß der Einfluß von Freude und Angst auf die EEG-Grundaktivität (hier untersucht für die Alpha-Größen) sich bei geöffneten genauso wie bei geschlossenen Augen qualitativ im Rahmen der emotionsspezifischen Veränderungen bewegt (s. o.) und sich nur im Ausprägungsgrad unterscheidet.

Zur Beantwortung der zweiten Frage untersuchten wir zunächst die Segmente unmittelbar vor (10 Sekunden) und nach dem Öffnen der Augen. Da die Blockierung durch Augenöffnen den Alpha-Modus senkt, der Einfluß von Angst aber den Alpha-Modus anhebt, untersuchten wir die Auswirkung des Augenöffnens bei ängstlicher und nichtängstlicher Grundstimmung (Abb. 60). Liegt keine Angst vor, nimmt wie erwartet der Alpha-Modus beim Öffnen der Augen ab, bei ängstlicher Stimmung verändert sich der Alpha-Modus jedoch gegensinnig und die Blockierungsreaktion im EEG ist qualitativ verändert. Als nächstes schauten wir uns nicht nur das unmittelbare Ereignis Augenöffnen an, sondern faßten alle Segmente mit geöffneten Augen zusammen und untersuchten den Einfluß der Blockierung bei ängstlicher und freudiger Grundstimmung. Die Blockierungsreaktion für die Alpha-Größen im EEG verlief bei freudiger und ängstlicher Grundstimmung qualitativ gleich, aber in der Ausprägung unterschiedlich; so war z. B. die Abnahme der Alpha-Leistung und der Alpha-Bandweite durch das Öffnen der Augen bei freudiger Grundstimmung ausgeprägter als bei nichtfreudiger Grundstimmung (MÜGGE et al. 1984).

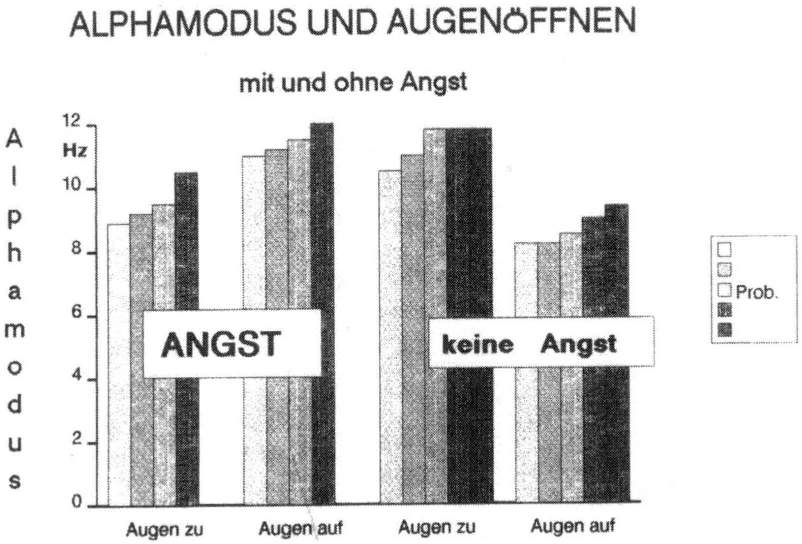


**Abb. 60**: Änderung des Alpha-Modus 10 Sek. vor und nach Augenöffnen in Abhängigkeit von Angst oder Angstfreiheit. Öffnet ein geängsteter Proband die Augen, so nimmt mit einem Anstieg des Modus der Angsteffekt zu. Öffnet ein angstfreier Proband die Augen, so nimmt der Alpha-Modus ab im Sinne einer Entspannungsreaktion. Augenöffnen akzentuiert die für die emotionelle Situation typischen EEG-Signale.

Zusammenfassend läßt sich sagen, daß zwischen dem Einfluß der Emotionen auf die EEG-Grundaktivität (für den untersuchten Alpha-Bereich) und der Blockierung durch das Öffnen der Augen Wechselwirkungen bestehen; beide Systeme sind offensichtlich funktionell miteinander verbunden und beeinflussen sich gegenseitig. Die EEG-Grundaktivität wird bei visuellen Wahrnehmungen - geöffneten Augen - in analoger Weise emotionsspezifisch (ängstlich, freudig) moduliert wie bei geschlossenen Augen. Auch die EEG-Konfiguration des Blockierungeffektes selbst wird durch beide Gefühle modifiziert.

## 7.7 Zum kognitiv-emotiven Wahrnehmungsvollzug

Die Gefühle und ihre kortikalen Repräsentanzen sind assoziativ auf vielfältige Weise mit den kogitiven Funktionen verknüpft. Welche Verknüpfungen jeweils vorliegen, läßt sich im einzelnen aus den individuellen Ausdrücken im aktuellen Erlebnisablauf erkennen. Die neuronale Grundstruktur, in der die assoziativen Verschaltungen stattfinden, sind nach unserer Auffassung die kortikalen Module, die durch dichte neuronale Netzwerke vielfältig miteinander verbunden sind. Diese bilden die Grundstrukturen für die kognitiv-emotiven Wahrnehmungsvollzüge, die "assoziativen Systeme", in denen Gefühls-, Gegenstands- und Begriffsobjekte miteinander verbunden sind. Diese Auffassung ist heute durch die Kortexphysiologie nicht zu beweisen, widerspricht diesen Ergebnissen aber auch nicht in ihrer prinzipiellen Aussage (s. Darstellung von ECCLES 1977, 1984).

Wir verstehen die im folgenden geäußerte Hypothese als Anregung in einer mit zunehmendem Interesse geführten Diskussion. In den Kortexschichten I und II, die zur Generierung des EEG Wesentliches beitragen, vermuten wir die neuronalen modulären Strukturen für die differenziertesten Gefühlsausdrücke und deren bewußte Wahrnehmung. Von Bedeutung ist für uns was ECCLES über diese Schichten sagt, wenn auch aus seiner speziellen theoretischen Sicht (S. 300, 1977): "Man kann vermuten, daß die Schichten I und II, in denen synaptische Verküpfungen mit einer feineren Gliederung und einer viel geringeren Wirksamkeit vorhanden sind, für die Wechselwirkung mit selbstbewußtem Geist besondere Bedeutung zukommt. Wir haben unterstellt, daß sich auf dieser Ebene synaptische Verknüpfungen finden, die geringere Ansprüche stellen. Wir können unterstellen, daß sie lediglich Erregung von Pyramidenzellen in einer subtilen und langsam variierenden Weise modulieren." Inhibitorische Abstimmung und synaptische Erregung sei feiner und weiter gestreut in Schicht I und II. Eine starke Konvergenz sei erforderlich (S. 301). Der Einfluß von Schicht I und II sei sacht modulierend. Wir meinen, daß so arbeitende Strukturen am ehesten die Emotionen cortical repräsentieren, wie die EEG-Muster wahrscheinlich machen.

Während die evozierten Potentiale die bioelektrischen Begleitphänomene sensorischer, also gegenständlicher Objekte repräsentieren, ist die EEG-Grundaktivität Funktion der aktuellen Gefühle und deren jeweiligem Differenzierungsgrad. Die Potentiale der kognitiven Funktionen gehen im emotiv bestimmten Summenpotential des EEGs "unter". Denn wir sahen, daß unterschiedliche gedankliche Inhalte gleicher Gefühlstönung mit analogen funktionellen EEG-Mustern einhergehen. Wie groß der bioelektrische Anteil kognitiver Potentiale am Summenpotential ist, wurde unseres Wissens bisher noch nicht bestimmt. Von allen kognitiven, d. h. informationsverarbeitenden Abläufen, können demnach im EEG im Zeitbereich von Sekunden und Minuten jeweils die emotiven Anteile erfaßt werden. Mit einem Gedanken oder einer bestimmten Wahrnehmung ist deren Gefühlston jeweils mitgegeben und umgekehrt. Dieser macht die Bewertung der wahrgenommenen Objekte bzw. deren "Wert", der ein Gefühlswert ist, aus. Aus diesen theoretischen Überlegungen wird begründeterweise ein Zusammenhang zwischen Gefühl und gegenständlicher Wahrnehmung und Denken postuliert, der im EEG nachweisbar sein muß.

Ein eindrucksvolles Beispiel lieferte EMRICH (1966, 1967, 1983). Er registrierte in der frühen Phase der Erwartung eines emotional bedeutsamen Wortes eine Zunahme der Alpha-Leistung. Diese fiel kurz vor dem visuellen Erscheinen des Wortes ganz erheblich ab und stieg nach bewußter Perzeption des Wortes wieder an. Die auf die Erwartung, verbunden mit einem Anstieg der Alpha-Leistung, folgende Alpha-Verminderung wurde als der der bewußten Wahrnehmung vorausgehende Verdrängungsvorgang interpretiert. Während der Verdrängung stieg die Alpha-Frequenz an. WILLIAMS (1939) hatte eine analoge Dynamik der Alpha-Leistung beim Wahrnehmungsvorgang beschrieben. CREUTZFELD (1970) berichtete, daß beim Lösen schwieriger mathematischer Aufgaben vor der Lösung die Bandweite im Alpha-Band abnahm und danach wieder zunahm.

Aus diesen Untersuchungen läßt sich ein Zusammenhang zwischen Emotionalität und kognitivem Wahrnehmungsvollzug entnehmen. Wir interpretieren die Zusammenhänge wie folgt. Im Auffassungsvorgang schließt sich an das Initialgefühl Interesse, Neugier, Wunsch, Hunger auf das Objekt, die Verdrängung als physiologische Angst vor der Wahrnehmung des Objektes an. Daraufhin stellt sich bei ungestörter Wahrnehmung das Objekt ein. Stellt sich also das Objekt ein, so wird die Schwelle zur bewußten Wahrnehmung überschritten. Das Schmerzgefühl wurde auch als Schwellengefühl bezeichnet. Im Wahrnehmungsprozeß ist es dort lokalisiert, wo die Schwelle zur bewußten Wahrnehmung überschritten wird. Es wird jedoch nur bewußt wahrgenommen, wenn z. B. ein Ton als schrill empfunden, eine Erkenntnis als schmerzhaft erlebt wird usw.

Normalphysiologisch/psychologisch endet der Wahrnehmungsablauf mit der geglückten Wahrnehmung. Denkbar wäre, daß er auch in allen seinen emotiven Teilbereichen abbrechen oder stehenbleiben kann. Die Angst vor den wahrzunehmenden Objekten könnte so übermächtig sein, daß es nicht zur bewußten Wahrnehmung kommt, oder aber die bewußte Wahrnehmung der Objekte mehr minder bewußt gemieden wird. In psychoanalytischer Terminologie würde dies unter den Verdrängungs- bzw. Verleugnungsbegriff zu subsumieren sein. Wir sprechen von übersteigerter Angst, die auf ganz verschiedene Objekte gerichtet sein kann. Einige Plausibilität erhält unsere Hypothese aus Untersuchungen an Studenten, bei denen testpsychologisch erhöhte Ängste festgestellt wurden beim Vergleich mit weniger geängstigten im Zusammenhang mit Lernerfolgen. Die Probanden mit den höheren Angstscores hatten signifikant schlechtere Lernergebnisse als die mit niedrigeren (TRAXEL 1972, FRÖHLICH 1965, MERZ 1965). Dagegen lernten Studenten mit starken Interessegefühlen, sprich guter Motivation oder großem Wissenshunger, mit wesentlich besseren Erfolgen. Die mit der kognitiven Informationsaufnahme und -verarbeitung assoziierten Gefühle waren das Interessegefühl und das Erfolgsgefühl, also Freude.

Der Zusammenhang zwischen kognitiver Wahrnehmungsfähigkeit und -verarbeitung und Angst läßt sich in einer Glockenkurve darstellen. Am Median der Glocke erreichen Angst im Sinne von "Erregung", EEG-Muster und kognitive Leistungsfähigkeit ihr Optimum. Die an diesem Punkt erreichte Angst, die nicht als Angst im störenden oder hemmenden Sinne erlebt wird, beflügelt die Leistungsfähigkeit auf ein Maximum. Nimmt diese jedoch weiter zu, im Sinne von heftiger und dann störender Erregung bis zu Panik, dann fällt die Leistungsfähigkeit zunächst langsam und dann rapide ab und geht gegen Null. Analog zu der Intensität der Ängste stehen zunehmend ausgeprägte "Angstmuster" im EEG und entsprechende Muster des GSR (GELLHORN und LOOFBOURROW 1963).

Die typischen EEG-Muster der Orientierungsreaktion (OR) werden als informationsinduzierte Veränderungen verstanden und bestehen aus Frequenzbeschleunigung und Amplitudenreduktion, einem Muster also, das mit dem

Angstmuster identisch oder nächstverwandt ist. Die große Variabilität des EEG-Musters ist u. a. Funktion der Situation, der Bedeutung und der (emotionellen) Wichtigkeit des Stimulus (KOUKKOU-LEHMANN 1987).

Emotionspsychologisch ist die OR durch die Begriffe Neugier und Ungewißheit, also intentionale und ängstliche Gefühle, charakterisiert. Wir interpretieren die typischen EEG-Komponenten der OR als physiologischen Ausdruck normaler ubiquitärer Angst als passageres Stadium bei der Wahrnehmung neuer Informationsobjekte. Diese klingen, sobald die Wahrnehmung erfolgt ist und das Objekt bekannt und "vertraut" ist, ab, wie die EEG-Muster dies auch zeigen (KOUKKOU-LEHMANN 1987). Die große Variabilität der Muster ist Ausdruck der interferierend beteiligten Gefühlskomponenten z. B., minimieren große Neugier oder Entdeckungsfreude die Angstkomponente u. ä.

Wir fassen zusammen. Der Erlebnisablauf im Wahrnehmungsvollzug kann bei der Annäherung an das Objekt durch "beflügelnde" optimale Angst - in kognitiver Sprache: optimales "Aktivationsniveau" für Informationsverarbeitungsprozesse - beschleunigt und damit zu maximaler Leistung führen, oder aber bei übersteigerten Ängsten verlangsamt und schließlich bei panischen oder auch schizoid-psychotischen Ängsten zum Stillstand kommen. Die Objekte, die zur Wahrnehmung angeboten werden, z. B. als Lernobjekte in einem therapeutischen Rehabilitationsprozeß bei Schizophrenen, können aus einer angstbestimmten Hyper- oder Hypoaktivität (Angstbeschleunigung: Flucht, Angsthemmung: Erstarrung), die Konzentration nicht zuläßt und einhergeht mit innerer Unruhe, paranoiden Ängsten, autistischen Rückzügen usw., nicht mehr oder nur partiell wahrgenommen werden oder werden vermieden. Der Informationsverarbeitungsprozeß wird an einer ganz bestimmten Stelle, nämlich bei Annäherung an das Objekt, auf angstspezifische Weise in all ihren unterschiedlichen Ausprägungen und Spielarten gestört.

Beim Depressiven liegen die Verhältnisse kognitiv-emotiver Störungen aus unserer Sicht anders. Das Trauergefühl liegt im Gegensatz zum Angstgefühl jenseits der Handlungsschwelle. Es kann nur Geschehenes betrauert werden. Während der Geängstete den Objekten im Vorfeld der Wahrnehmung auszuweichen sucht, um sie so "unschädlich" zu machen, tut es der Traurig-Depressive im nachhinein. Wie Glucoseutilisationsexperimente bei Depressiven zeigen, ruht seine Kognition (MARTINOT und PERON-MAGNAN 1987). Er läßt "alles" über sich ergehen, ohne etwas daraus zu machen bzw. machen zu können. Wahrnehmungs- und Lernobjekte, im Therapieprozeß angeboten, werden nicht weiterverarbeitet und zum Teil vergessen. Die kognitiven Einbußen Depressiver, die auf diese Dynamik zurückgehen, machen dem Kliniker die Differentialdiagnose zum organischen Psychosyndrom oft genug schwer. Im EEG erscheint jeweils das zugehörige affektive Muster, bei Schizophrenen das Muster extremer Angst, beim Depressiven das Muster tiefer Trauer.

## 7.8 Gefühle, Wahrnehmung und Bewußtsein

In den psycho- und neurophysiologischen Emotionalitätstheorien sind sowohl Tendenzen zu entdecken, die Gefühle ganz im Biologischen aufgehen zu lassen, im Sinne eines biologischen Monismus als auch, sie vom kognitiven Erlebnisbereich abzulösen und ihnen eine Eigenlebigkeit zu verleihen. Demgegenüber sollen im folgenden in aller Kürze die Grundpositionen eines ganzheitlichen Emotionalitätsbegriffs skizziert werden.

Die emotionelle Wahrnehmung kann als eine eigenständige Bewußtseinsmodalität neben der gegenständlichen (sensomotorischen) und der begrifflichen Wahrnehmung, dem Denken, beschrieben werden. Die Gefühle werden als die Objekte der emotionellen Wahrnehmung angesehen. Gefühle haben ihre ontogenetische Entwicklung und können schon aus dem intrauterinen Verhalten des älteren Fötus erschlossen werden. Das Individuum findet sich in der Gefühlswahrnehmung vor. Gefühle sind in unterschiedlicher Intensität und Qualität immer vorhanden lassen, sich nicht 'abschalten', genausowenig wie die sensorische Wahrnehmung und das Denken beim wachen Individuum. Gefühle müssen also nicht durch 'Aktivierung' erst entstehen, Existenz oder 'Dasein' erlangen. Es ist ein Gefühlskontinuum anzunehmen, auch wenn das Gefühlserlebnis nicht immer Gegenstand der bewußten Wahrnehmung des Individuums ist. Dies beweisen unsere EEG-Analysen. Es gibt also keine "Lücke" in diesem Gefühlskontinuum.

Mit dem Gefühl ist ein zugehöriger Verhaltensausdruck gegeben, der besonders gut an der Mimik abgelesen werden kann (EKMAN und FRIESEN 1975). Gefühl und Verhaltensausdruck, so darf angenommen werden, bilden eine funktionelle Einheit. Die Ausdrucksbewegung ist so gesehen die somatomotorische Entsprechung des aktuellen Gefühls. Die Stärke seines Ausdrucks entspricht der Stärke bzw. der Intensität des Gefühlserlebnisses. Dieser theoretisch plausible Sachverhalt läßt sich am Individuum wegen der mannigfachen Variationen zwischen Gefühlsintensität und Qualität einerseits und Verhaltensausdruck anderseits nicht immer sicher beurteilen. Für das physiologische Signal des EEG gilt dies nicht. Die funktionellen EEG-Muster entsprechen in Intensität und Qualität dem des Gefühlserlebnisses, weil sie nicht "verdrängt" werden können. Bei einem affektiven Impuls kann zwar die Verknüpfung zur bewußten Wahrnehmung ausbleiben, wie im Beispiel "verdrängter Schmerz", dies ändert jedoch nichts an dem Vorhandensein des Gefühls und seiner Ausdrucksmuster im EEG. Diese sind als elektrophysiologische Begleitphänomene die phänomenalen Entsprechungen des zugehörigen Gefühlserlebnisses.

Der Begriff "unbewußte Gefühle" wird häufig mißverständlich gebraucht und soll kurz dargelegt werden. Bei unserer Probandin im Fall "verdrängter Schmerz" trat das aktuell erlebte Schmerzgefühl nicht ins bewußte Erleben. Ihr Gefühlsausdruck war nicht Gegenstand der ihr gerade bewußten Objekte. Die Probandin konnte deshalb in der katamnestischen Befragung auch bei sorgfältiger Erinnerung keine Schmerzgefühle in ihrem Erleben vorfinden. Dem Betrachter, in diesem Falle dem Übungsleiter, war sehr wohl bewußt, daß die Probandin psychische Schmerzen litt. Dieser Einzelfall macht etwas Prinzipielles deutlich. Gefühle können bewußt oder nicht bewußt sein. Nur bewußte Gefühle können auch erinnert werden, unbewußte nicht, denn sonst wären sie ja bewußt. Fragt man einen Menschen nach seinen Gefühlen, so wird er, seine Bereitschaft vorausgesetzt, die bewußten Gefühle beschreiben, die er aktuell erinnert. Die nicht erinnerten Gefühle, also die vergessenen und die unbewußten Gefühle, also die, die ihm niemals bewußt geworden sind, wird er nicht benennen können. Die Auffassung, daß unbewußte Gefühle erinnert werden können, bleibt ein unauflösbarer Widerspruch. Zumindest ist diese Feststellung, sollte sie vom Inhalt nicht wörtlich gemeint sein, in ihrer Logik nicht akzeptabel. Sie ist nur dann zu verstehen, wenn ausgedrückt werden soll, daß bei einem Individuum einmal in der Kindheit bewußt erlebte Gefühle in Vergessenheit gerieten, dann z. B. während einer Psychotherapie, wiedererinnert werden konnten. Das Erinnern stößt da an eine umumstößliche Grenze, wo keine bewußten Gefühle im aktuellen Erleben des Individuums auftraten, die dann aus dem Vergessen wieder das Licht der Erinnerung erblicken könnten. Das sich im EEG abbildende Gefühlskontinuum des Individuums wird also niemals vollständig, sondern immer nur in Bruchstücken aus der Erinnerung abrufbar sein. Darin liegen die prinzipiellen Möglichkeiten und Grenzen der korrelativen Erfassung von emotionellem Erleben und funktionellen EEG-Mustern. Mit "unbewußtes Gefühl" sind hier alle die Gefühle gemeint, die nicht bewußt erlebt wurden und über die deshalb auch keine Aussage gemacht werden kann sowie die vergessenen und die zukünftigen Gefühle.

Die ontogenetische Betrachtung ermöglicht es, eine entwicklungsgeschichtliche Verwandtschaft der drei Bewußtseinsmodalitäten untereinander anzunehmen und damit das Problem der Gefühlstönung gegenständlicher und begrifflicher Objekte zu erklären. An die primordiale Präfunktion emotioneller Abläufe beim Fötus und Neugeborenen schließt sich die schrittweise Entwicklung der gegenständlichen und begrifflichen Objekte der Wahrnehmung an (PIAGET und INHELDER 1977). Die Ausdifferenzierung der gegenständlichen und begrifflichen Objekte aus der Gefühlsmodalität macht ihren assoziativ mitgegebenen Gefühlsanteil, also ihre Gefühlstönung, aus. Über ihren emotionellen Anteil bleiben sich die drei Bewußtseinsmodalitäten verwandt, wobei der Gefühlsanteil der Objekte stark variieren kann und der Gefühlsanteil mit zunehmender Abstraktionsleistung des Denkens abnimmt.

Für eine ganzheitliche Betrachtungsweise ist von Bedeutung, daß mit dem Erscheinen des gegenständlichen und begrifflichen Objekts der Gefühlsanteil immer mitgegeben ist, wie unsere EEG-Analysen ausweisen. So läßt sich elektrophysiologisch beweisen, daß die drei Bewußtseinsmodalitäten nicht losgelöst voneinander, sondern als assoziatives System funktionieren. Über die neuronalen Netzwerke der Gefühlssysteme im kortikalen, subkortikalen und peripheren Bereich sowie das Endokrinium und die Transmittersysteme teilen sich die emotionellen Aktualitäten als physiologische Ausdrücke dem ganzen Organismus in jedem Augenblick mit.

Wie ist nun die Vielfalt des Erlebens als bewußtes Kontinuum neurophysiologisch zu verstehen?

Die Leningrader Neurophysiologin N. T. BECHTEREVA (1971) vertritt folgende Auffassung: "in einem bestimmten Augenblick dürfte somit wohl nur eine einzige komplexe geistige Aktivität im Gehirn stattfinden können. Da gibt es Personen, die gleichzeitig eine Reihe von Tätigkeiten verrichten können, doch dürfte diese Gleichzeitigkeit nur scheinbar sein, vorgetäuscht durch die schnelle Umschaltung von einer Aktivität auf die andere, etwa vergleichbar mit dem Multiplex-Verfahren in der modernen Nachrichtentechnik. Wie Pawlow gezeigt hat, können derartige rasche Umschaltpprozesse bei Personen mit sehr stark ausgeprägter und lebhafter Gehirntätigkeit vorkommen. Subjektiv wird eine solche intermittierende Tätigkeit als konntinuierlich wahrgenommen. Selbst wenn das Gehirn nur mit der Durchführung einer einzigen geistigen Aktivität befaßt ist, geschieht dies wahrscheinlich diskontinuierlich ( KOLMOGOROV, A. T. 1969 ). Die Annahme einer diskreten Natur zerebraler Prozesse wird durch STEVENS Daten ( 1968 ) über die Transmittergabe gestützt."

Diese Sichtweise stützt die hier vertretene Konzeption, nach der aktuell nur immer ein Objekt bewußt erlebt wird und sich dann das nächste anschließt und so fort. Aus der Reihe der nacheinander bewußt erlebten Objekte entsteht als scheinbares Kontinuum das bewußte Erleben. Der Augenblick, in dem das Objekt bewußt erlebt wird, der 'Erlebnispunkt', ist phänomenologisch dem mathematischen Punkt vergleichbar, weil er praktisch ohne zeiträumliche Ausdehnung ist. Denkt man den Gedanken von N. T. BECHTEREVA ganz zu Ende, so wird in einem bestimmten Augenblick im Mindestfall eine neuronale Funktionseinheit bewußt funktionieren und dann die nächste und dann anschließend wieder die nächste in unglaublich schneller Folge und alle anderen jeweils unbewußt. Ob jemals empirisch bewiesen werden kann, in welchen Funktionen das bewußte Erleben jeweils liegt und wie es sich in seinen Begleitphänomenen von den jeweils nicht bewußt funktionierenden Funktionen in einem bestimmten Augenblick unterscheidet, muß derzeit noch unbeantwortet bleiben. Wir meinen, daß der Ort der bewußten Funktionen mit der Region der intensivsten Ausprägung der emotionellen EEG-Muster identisch ist.

Je nachdem, wie das Erleben beschaffen ist, erscheinen die Objekte (BECHTEREVA 1983). Gefühle, Gegenständliches und Gedachtes reihen sich so aneinander, wie es sich im Erleben des Individuums vorfindet. Die Diskontinuität, die bei geistiger, also abstrakt denkerischer Aktivität angenommen wird, ließe sich auch dadurch erklären, daß sich in der schnellen Folge der Objekte eben interkurrent auch bewußte Gefühle und Gegenständliches in der Wahrnehmung vorfinden. Hierin mag die 'diskrete' Natur bewußten Erlebens gesehen werden, die ja auch der unmittelbaren subjektiven Erfahrung entspricht.

Die weitergehende Annahme, daß das eine im Jetzt und Hier liegende Objekt und alle Vor- und Nachobjekte, also das ganze Erleben, in jedem Augenblick die Gesamtheit symbolisiert, ist (noch) nicht Bestandteil neurophysiologischer Sichtweise und allein aus den am ZNS zu gewinnenden empirischen Befunden auch nicht ablesbar (KUHN 1981). Daß Ganzheit aber nicht anders als im aktuellen Erleben, im Jetzt und Hier, also im Erlebnispunkt, der Gegenwart ausmacht, zu begreifen ist, dürfte aus theoretischer Sicht gut begründet sein.

## 7.9 Biologie und Hermeneutik im Dialog zum Phänomen Trauerprozesse

Mit der Problemgeschichte des Trauergefühls und der traurigen Verstimmungen, der Depressionen und der Melancholie also, ist in den psychologischen Wissenschaften untrennbar der Versuch verknüpft, die unüberwindbare Kluft zwischen verstehend-hermeneutischem (der verwendete Hermeneutikbegriff ist weit gefaßt und bezieht hier metapsychologische und phänomenologische Theoreme mit ein) und somatologisch-biologischem Zugang zu schließen. Die Akzeptanz der beiden Analyseansätze zum Phänomen Depression scheint allerdings schon weiter gediehen als der Entwurf eines integrativen Modells, das die unterschiedlichen Betrachtungsebenen und deren Objekte widerspruchsfrei zuzuordnen vermöchte. Aus der Ratlosigkeit, die dem Unvermögen folgte, ein verbindliches theoretisches Modell zu schaffen, das jedem Teilbereich seinen unanfechtbaren theoretisch fundierten Ort zuwies, erwuchs die Tugend des Methodenpluralismus in der Psychiatrie. So gehört der hermeneutische Impuls der phänomenologisch-anthropologischen Psychiater genauso zum Methodeninventar einer in Forschung und Therapie mehrdimensionalen Psychiatrie wie der erklärend analytische FREUDs, der biologisch-fundierende der Gegenwart und der sozialpsychiatrische seines frühen Begründers GRIESINGER.

Die wissenschaftliche Auseinandersetzung vollzog und vollzieht sich häufig, wenn überhaupt, im Rückgriff auf die partikulare Position des eigenen umgrenzten Wissens- und Kompetenzbereiches. Dies allein wäre noch kein Mangel, wenn nicht Ideologiebildungen die Festschreibung divergierender Lehrmeinungen zementierten. Wo der Versuch eines Dialogs gelingt, ist augenfällig, daß die Verknüpfung unterschiedlicher Wissensbereiche durch Konvergenzdenken und integrative Modellentwürfe zur Überwindung "szientistischer Unkultur" beitragen. Wir stehen erneut vor der Notwendigkeit eines Dialoges mit gewandeltem Vorwissen: dem Dialog zwischen Biologie und Hermeneutik. Die anthropologischen Psychiater, unter ihnen sind zu nennen E. STRAUSS, E. MINKOWSKI, V. E. von GEBSATTEL und L. BINSWANGER, haben diesen Dialog ebenso gefordert wie der Neurophysiologe und Psychoanalytiker Freud und Psychiater in seinem Umkreis Otto GROSS, P. SCHILDER, J. LANGE, um nur einige zu nennen (SCHMIDT-DEGENHARD 1983). Interessant ist, daß von diesen beiden Denkrichtungen gleichermaßen für den Begriff der depressiven Hemmung eine biologische Fundierung erwartet wurde. Dies ist aus psychophysiologischer Sicht durchaus plausibel (HEIMANN 1981), denn mit diesem Begriff werden ja die Analyseebenen gewechselt: Von der bevorzugten Ebene des psychologischen Verstehens des Depressiven wird der Sprung auf die rein formale Beschreibungsebene der psychomotorischen Bewegungsabläufe getan. Diese Ebene der formalen Objektbeschreibungen ist aber die originär biologische. Sie ist also neben der phänomenologischen in Anthropologie und Psychoanalyse durchaus vorhanden, wird aber nicht als solche wahrgenommen. Doch wenn von GEBSATTEL die Hemmung als "Änderung des basalen Werdedranges" ansieht und FREUD (1917) von einer "toxischen Verarmung an Ich-Libido" spricht, dann sind dies Metaphern, die soweit wie ehedem von der nüchternen biologischen Empirie und deren Begriffsinventar entfernt sind. Was kann erkenntnisleitend aus diesem Dilemma herausführen in der Auseinandersetzung zwischen biologischer und hermeneutischer Psychiatrie, die heute immer noch in der Gefahr, ist in der starren Antinomik von "somatogen-psychogen" zu verharren?

Wie kann der Dialog zwischen Hermeneutik und Biologie in Gang kommen?

Der Patient (Fall 1, Verlusttrauer) dient im folgenden zur Veranschaulichung. Er betrauerte den Verlust seiner Partnerin und seines kleinen Sohnes. Sein süchtiges Verhalten hatte wesentlich dazu beigetragen, daß die Beziehung zerbrach und es zur Scheidung kam.

Machen wir uns klar, was bei Patient und Therapeut vis a vis auf verschiedenen Wahrnehmungsebenen abläuft: Bei dem Patienten ist mit dem Gedanken an den Verlust der geliebten Person das Trauergefühl assoziiert, das er dem Therapeuten mit der zugehörigen "Trauerbegrifflichkeit", also mit den Worten, die Ausdruck seiner Verlusttrauer sind, beschreibt. Der Patient und der Therapeut bewegen sich also auf der begrifflich-beschreibenden phänomenologischen Ebene. (Der Begriff "phänomenologisch" wird in diesem Zusammenhang nicht im Sinne HUSSERLs verwandt). Darüber hinaus ist der Patient für den Betrachter Objekt seiner visuellen, akustischen usw., also seiner sensorischen Wahrnehmung. Der Therapeut sieht seine traurig-apathische Haltung, seine trauernuancierte Gestik und Mimik, hört seinen Stimmklang usw. Mit diesen Wahrnehmungen bewegt er sich auf der Ebene der gegenständlichen Objektwahrnehmung, der phänomenalen Ebene.

Aus beiden Wahrnehmungen, der phänomenalen und der phänomenologischen, zieht der Therapeut unter Wahrnehmung seiner eigenen sich in der Interaktion mit dem Patienten einstellenden Gefühle, seiner Übertragungs- und Gegenübertragungsgefühle (die trauernuanciert sind und helfende Impulse signalisieren) den Schluß auf eine bei dem Patienten vorhandene Verlusttrauerreaktion. Dabei hat er von allen drei verfügbaren Wahrnehmungsebenen, einschließlich der emotionalen, Gebrauch gemacht. Der Schluß, den er zieht, ist ein logischer Schluß, der im therapeutischen Alltag bei der Erschließung der emotionellen Befindlichkeit von Patienten unverzichtbar und ubiquitär ist und im Wissenschaftsbetrieb bei der Interpretation empirischer Ergebnisse nicht minder. Diese alltägliche diagnostische und therapeutische Prozedur bedarf aber der empirischen Absicherung zum Beweis der Gültigkeit ihrer Schlußfolgerungen und Hypothesen. Die phänomenologisch-anthropologische Richtung erhebt dazu den verstehend-hermeneutischen Ansatz zu ihrem Prinzip, die Psychoanalytiker fügen diesem Ansatz den erklärenden in Form einer psychodynamischen Hypothese hinzu (BRENNER 1973). Die hermeneutischen Konstrukte erheben den Anspruch, die emotionelle Wirklichkeit des Patienten realitätsgerecht zu beschreiben. Dies bezieht sich einmal auf die augenblickliche emotionelle Befindlichkeit und zum anderen auf die Frage nach dem "Warum jetzt", "Warum so", der Symptomatik durch die historisierende Verdichtung der Lebensgeschichte im psychodynamischen Konstrukt. Die empirische Überprüfung der angenommenen Zusammenhänge auf ihre Stimmigkeit stößt allerdings auf erhebliche methodische und interaktionelle Probleme, z. B. solche prinzipieller Art, wie die Beziehung bewußt/unbewußt und die verschiedenen Formen der Abwehr (A. FREUD 1936). Inwieweit also durch hermeneutische Verfahren die emotionelle Wirklichkeit des anderen treffend beschrieben wird, entzieht sich weitgehend der empirischen Überprüfung und ist so gesehen bestenfalls eine Wahrscheinlichkeitsaussage mit hoher Validierungsquote. Aus diesem Dilemma ist so lange nicht herauszukommen, wie keine Korrelate verfügbar sind, die die Annahme über die emotionelle Wirklichkeit des Patienten auf einer weiteren Ebene fundieren könnten. An dieser Stelle des Dialogs ertönt spätestens der Ruf nach der Biologie.

KRAEPELIN richtete seine Erwartungen an eine funktionell verstandene Biologie und erhoffte sich Aufschlüsse von der Mikrochemie - der heutigen Transmitter-Biochemie. FREUD erwartete eine Validierung der Meta-Psychologie durch die Neurophysiologie, später durch die Endokrinologie (WALDHORN 1977). An der Wiege der Elektroenzephalographie stand der Gedanke Pate, durch diese Methode könnten psychische Krankheiten diagnostiziert werden, wie aus den Tagebuchaufzeichnungen von Hans BERGER (1925) hervorgeht (JUNG 1963, KOLLE 1970).

Die implizite Forderung ist heute unter gewandeltem Verständnis unverändert, daß biologisch-funktionelle Muster und hermeneutische Hypothesen als Entsprechungen auf zwei verschiedene Analyseebenen zur wechselseitigen Validierung für ein und dasselbe Phänomen dienen könnten. Angewandt auf unser Beispiel (Fall 1, Verlusttrauer) hieße das, daß die Annahme einer Verlusttrauer bei dem Patienten zum Zeitpunkt X der sorgfältigen Konkretisierung im Einzelfall auf der physiologischen Ebene bedürfte. Für das Vorhandensein oder das Nicht-Vorhandensein eines angenommenen Gefühls zum Zeitpunkt X wäre also der physiologische Nachweis definitiv beweisend.

Der Verknüpfung der biologisch-funktionellen mit der hermeneutischen Dimension stehen in der empirischen Forschung aber nicht nur konzeptionelle, sondern auch erhebliche methodische Probleme im Wege. Doch sollte dies nicht abschrecken angesichts der kreativen Impulse, die der Biologie-Hermeneutik-Dialog dem wissenschaftlichen Erkenntnisfortschritt zu geben vermag. Für die kognitiven Funktionen ist durch die evozierten bzw. ereigniskorrelierten Potentiale der Zusammenhang Wahrnehmung-bioelektrischer Ablauf gelungen. Analoges für die Grundgefühle zu finden, war unser Anliegen.

In den Fallbeispielen 1 (Verlusttrauer), 17 (Verzicht), 23 (Trennungsangst und Verlusttrauer) u. a. war die Trauer um das verlorene Objekt mit einer typischen Dynamik funktioneller EEG-Spektralmuster korreliert. Auch wenn der Verlust kein Realobjekt, sondern eine liebgewonnene Idealvorstellung, war tauchte das typische EEG-Muster auf. Trauergefühle sind in spezifischer Weise im Hirnstrombild repräsentiert, so die Schlußfolgerung in Übereinstimmung von psychodynamischer Einschätzung und biologisch-funktionellen Funden. Beim Fallbeispiel 7 ("Verdrängter" Schmerz) aber erwiesen sich die Befunde als diskrepant. Mit der ängstlich-depressiven Selbstwahrnehmung und Einschätzung der Probandin korrelierte im EEG eine klassische Aggressions-Schmerz-dynamik mit drastischem Herzfrequenzanstieg. Die aggressiven Impulse, die die junge Frau gegen ihren Partner wegen seiner Untreue hegte, waren ihrer bewußten Wahrnehmung, obwohl vorhanden, nicht zugänglich, profilierten sich aber ausgeprägt in ihrem Hirnstrombild. Für die Ausblendung der erlittenen Kränkung ließen sich psychodynamische Zusammenhänge zum symbiotischen Beziehungstyp der Probandin finden. Klar wurde daraus, daß bewußte und unbewußte "verdrängte" Gefühle im EEG repräsentiert sind und die Verknüpfung mit der bewußten Wahrnehmung die EEG-Aktivität nicht grundlegend verändert. Mit den EEG-Mustern lassen sich also Aussagen zur emotionellen Befindlichkeit und Psychodynamik eines Individuums schlüssig validieren.

Die EEG-Analysen bei endogenen Depressionen zeigen analoge Parameterkonfigurationen wie bei normaler Trauer und lassen zwei Differenzierungen zu. Die antriebsarm-gehemmten Formen gehen regressionsbedingt mit einer Verschiebung des Frequenzspektrums zu den langsamen Frequenzen im Alpha- und Theta-Bereich einher. Bei normalen Trauerreaktionen ist diese Tendenz im EEG auch vorhanden, allerdings weniger stark ausgeprägt. Bei der ängstlich-agitierten Form, die mit hohen Angst-Scores einhergeht, zeigt sich vermehrt Beta-Aktivität; diese ist ein typischer Ausdruck für Angst im EEG. Bei normaler ängstlich-trauriger Gestimmtheit zeigt sich dies EEG-Muster ebenfalls, allerdings in geringerer Ausprägung. Die EEG-Unterschiede zwischen normalen Trauerreaktionen und endogenen Depressionen sind gradueller Art, und von der Intensität des depressiven Gefühls, der Dauer und vom Grad der Regression des Individuums abhängig; sie sind nicht prinzipieller Natur (s. o.).

Diese Befunde haben, abgesehen von ihrer diagnostischen und therapeutischen Relevanz, Implikationen für die Theoriebildung. Das Verständnis von Trauer und Depression leitet Freud (1917) bekanntlich aus der Alltagserfahrung der Trauer her. Er erkannte Trauer als Reaktion auf den Verlust eines geliebten Objektes. Die Trauerarbeit, das heißt das temporäre Verharren in der Trauer beim Vorgang der Ablösung von dem Objekt, sei notwendig zur Überwindung des erlittenen Verlustes. Das Gestörtsein dieser Fähigkeit, eben aus der Verknüpfung mit dem verlorengegangenen Objekt herauszukommen, sei für die neurotische und psychotische Trauer charakteristisch. Welcher innerpsychische Konflikt dabei zu lösen ist, haben FREUD und ABRAHAM entworfen, wobei Freud den Über-Ich-Ich-Konflikt betonte, während ABRAHAM dem aggressiven Triebkonflikt Haß-Liebe mehr Verbindlichkeit zuordnete (FREUD 1917, POHLMEIER 1982). Wenn also der Konflikt zwischen den Instanzen oder der aus Liebe entstandene Haß im Individuum gegen das verlustig gegangene und introjizierte Objekt wütet, dann müßten im EEG die für diesen Kampf typischen Muster auftauchen. Dies ist beim Normalprobanden nicht zu erwarten und beim Depressiven nicht nachweisbar. Den Aggressionskonflikt also zum Leitsymptom der Depression, oder noch weitergehend, die Depression pointiert als Aggressionskrankheit zu bezeichnen (POHLMEIER 1982), entbehrt sichtlich der psychophysiologischen Grundlage. Ganz abgesehen davon ist als klassische Aggressionskrankheit die funktionelle Epilepsie (FREUD 1928) erkannt worden mit den Epilepsie-spezifischen EEG-Mustern (MACHLEIDT 1987). Hier besteht also eine Inkongruenz zwischen Theorie und physiologischer Evidenz.

Bei den Fallbeispielen 4 (Verlust einer liebgewonnenen Idealvorstellung) und 12 (Trennungsangst, Enttäuschungswut und Verlusttrauer) ging der aggressive Impuls spontan dem depressiven voraus, das heißt, beide lagen auf der Zeitachse und im Erlebnisablauf nacheinander. Die affektdifferenzierende Darstellung erlaubte die Abgrenzung des aggressiven vom depressiven Affekt klar sowohl phänomenologisch als auch physiologisch. Auch der unbewußte Affekt im Fallbeispiel "Verdrängter Schmerz" (7) war klar zu identifizieren. Den einen Affekt also für den anderen zu nehmen, verbietet sich. Genauso wie es sich verbietet, die Depression als Angstkrankheit zu bezeichnen, nur weil bei Depressiven fast ubiquitär auch Verlustängste anzutreffen sind. Außerdem verkennt eine solche Überbewertung zusätzlicher Gefühlskomponenten am Trauerprozeß das Wesen der Trauer. Für die Aggression mag die theoretische Festschreibung im Trauerprozeß auf deren zentrale Stellung in der Triebtheorie zurückzuführen sein. Aus der Sicht der Affektdifferenzierung relativiert sich die Rolle von Aggression und Schmerz im pluralen Emotionsgefüge von Intention, Angst, Trauer, Freude, Ekel, Haß und anderen (IZARD 1977, KRAUSE 1983). Diese Affekte treten offenkundig im Zusammenhang mit Ablösungsvorgängen nicht regellos auf, sondern entfalten eine Dynamik. In Fall 12 (Trennungsangst, Trennungsschmerz und Verlusttrauer) folgt dem intensiven Wunsch, das Verlusterlebnis zu überwinden (intentionale Phase), das Wiedererleben der Verlustängste, die der Ablösung vorausgingen. Daran schließt sich ein Nacherleben des Trennungsschmerzes, des aggressiven Ablösungskampfes an, woraufhin der Patient dann bei der Imagination, seine ehemalige Partnerin spiele ein melancholisches irisches Volkslied auf der Gitarre, den Verlust realisiert und heftig in die Verlusttrauer eintritt. Die wechselnden emotionellen Einstellungen des Probanden beim Nacherleben der Ablösung zeigten die emotionsspezifischen EEG-Muster.

Nun könnte eingewandt werden, das Trauermuster bestünde aus mehreren Affektkomponenten, zumal auch einer aggressiven. Diese Frage muß verneint werden. Das Auftreten von aggressiven und depressiven Affekten gleichzeitig hinterläßt, wie wir sahen, charakteristische Interferenzmuster im EEG, die als solche identifiziert werden können. Aus den Interferenzmustern kann die aggressive und die traurige Komponente herausanalysiert werden, so daß Aggression immer als Aggression und Trauer immer als Trauer identifizierbar bleibt. Das zentrale Gefühl der Depression ist aus dieser Sicht die Trauer selbst in ihren unterschiedlichsten Erscheinungsformen und Gesichtern. Das schmerzhafte Ringen im Ambivalenzkonflikt geht ihr voraus. Die Trauer kann interkurrent durch ängstliche oder auch aggressive Gefühlskomponenten als Rudimente aus dem Ablösungsprozeß nuanciert sein. Diese können als Komplikation der Depression verstanden werden, besonders in den Fällen, in denen sich die aggressiven Impulse im Dienste der Selbstrettung eigener Allmacht (HENSELER 1974, HENSELER und REIMER 1981) gegen die eigene Person richten. Zu unterscheiden ist demnach der aktive selbstzerstörerische Impuls als aggressive Affektkomponente am Trauerprozeß von den originären Symptomen der depressiven Trauer. In diesem Sinne originär depressive Symptome sind eine einfache Lebensmüdigkeit, passive Selbstaufgabe, das Bedürfnis, alles hinter sich zu lassen, was das Leben ausmacht, Hemmung, Apathie, Ermüdung, Erschlaffung, Verarmungswahn usw. Solche Differenzierungen sind für die Praxis einer realitätsnahen Einschätzung von Suizidgefährdung von großer Bedeutung (MACHLEIDT 1987).

Man könnte jetzt einwenden, daß die affektdifferenzierende psychophysiologische Analyse der Depression zu einer grandiosen Vereinfachung des theoretischen Depressionsverständnisses beiträgt. Dieser Einwand kann bejaht werden. FREUD hatte bekanntlich ein unbefangenes Verhältnis zu seinen theoretischen Entwürfen, die er oft genug änderte. Warum sollten wir zu Dogmatikern an seinen Theorien werden, wenn ein Wandel fundiert begründet werden kann, zumal mit einer Methode, deren Instrumentarium er sich selbst zur Validierung seiner metapsychologischen Theoreme wünschte. Eine solche Vereinfachung des Depressionsverständnisses läßt sich aus der Sicht der Affektsystematik und auch aus der Perspektive der Ich-Psychologie herleiten, vertiefen und psychophysiologisch begründen.

Aus der Sicht der Ich-Psychologie ist die Depression eine Krankheit des "Ich", das innerpsychisch nach einem Verlusterlebnis in schwere Depression auf frühe narzißtische Positionen regrediert. Die regulierenden Funktionen des Ich gehen dadurch verloren und der depressive Impuls tritt unverhüllt hervor. Bei diesem Verständnis muß der Triebkonflikt zur Entstehung der Depression nicht bemüht werden. Affektsystematisch plausibel wäre, die Trauer selbst zu bemühen unter der Annahme, daß man ihr verschiedene Reifungsebenen zubilligt. Genauso wie den anderen Grundgefühlen. Unter entwicklungspsychologischem Aspekt ist dann anzunehmen, daß die Vorformen der Fähigkeit, zu trauern, bereits intrauterin entstehen und der Geburtsvorgang selbst das erste massive Verlusterlebnis, nämlich die Aufgabe des physischen Einsseins mit der Mutter, überhaupt darstellt. Die Trauer macht dann eine Reifung von den frühen infantilen Formen bis zu den reiferen Trauerprozessen des Erwachsenen durch. Der Begriff der Urverstimmung bzw. der primären Depression bei ABRAHAM wäre so z. B. leichter verstehbar. Ebenso die Bemerkung FREUDs, daß das Ich in der Depression arm und leer sei. "Der melancholische Komplex ... eine offene Wunde, ... entleert das Ich bis zur völligen Verarmung" (1917). Man könnte dies auch als Regression des Ichs "im Dienste der Trauer" auf neurotische bzw. psychotische Stufen bezeichnen. Sowohl die Wahrnehmungsfunktionen (des Ich - die bildhafte Metapher Ich wird überflüssig) wie auch der Affekt der Trauer regredieren gemeinsam auf frühe infantile Stufen. Je mehr sich der regressive Trauerprozeß frühen narzißtischen Stufen nähert, um so mehr bekommt er die Charakteristika des Alles oder Nichts. Die traurige Verstimmung nimmt dann eine archaische Totalqualität an, eine Art grandiose Alltrauer. Eine tiefe Trauer ist dann der alle Lebensbereiche beherrschende Affekt. Alle wahrgenommenen Objekte tragen unübersehbar eine depressive Tönung. Die Welt wird, ihrer Vielgestaltigkeit beraubt, zum Jammertal, ein alltäglicher Fehltritt zur untilgbaren Sünde, ein verlorengegangenes oder verlorengeglaubtes Objekt zum Ausgangspunkt wahnhafter Verarmungsphantasien. Die differenzierte Fähigkeit des Normalen zur umgrenzten, auf ein Objekt oder ein Teilobjekt bezogenen, Trauer geht mit zunehmender Regression unter gleichzeitigen Einbußen der kognitiven Differenzierungsfähigkeit mehr und mehr verloren. Dieser Prozeß kehrt sich um bei abklingender Depression zugunsten der reiferen Trauerqualitäten, die dann wieder zum Vorschein kommen.

Psychophysiologisch läßt sich im Einzelfall Regression und Progression im Trauerprozeß EEG-spektralanalytisch nachverfolgen und aus dem Ausmaß der Verlangsamung der Wellenmuster, d. h. des Wiederauftretens "kindähnlicher Wellenmuster" etwas über den ontogenetischen Standort der regressiven Phänomene aussagen.

Der Dialog endet da, wo er begann. Das Schisma zwischen Biologie und Hermeneutik ist ein Scheinproblem. Beide werden immer das bleiben, was sie sind, oder besser das, was unser Erkenntnisvermögen aus ihnen macht: Das eine ist die Entsprechung des anderen auf differenten Ebenen unserer Wahrnehmung. Für ein ganzheitliches Verstehen des Individuums ist die zeitgleiche Zuordnung der Trauer und für den wissenschaftlichen Erkenntnisfortschritt nicht nur erlaubt, sondern dringend geboten. Die Kluft zwischen beiden wird immer wieder integrativ zu überwinden sein. Und dabei wird es immer bleiben, solange unsere Wahrnehmung so beschaffen ist, wie sie ist.

## 7.10 Affektsystematischer Ausblick

Für ein affektsystematisches Konzept funktioneller Psychosen lassen sich zwei Systematisierungsebenen gewinnen. Die vertikale Achse symbolisiert dem entwicklungspsychologischen Reifungsparadigma folgend den jeweiligen Differenzierungsgrad der Gefühle und der damit verknüpften kognitiven Assoziationsmuster. Die psychotischen Erlebnis- und Verhaltensweisen und ihre zugehörigen Affekte lassen eine Verwandtschaft zu ontogenetisch früheren Entwicklungsstufen des Individuums erkennen.

Die zweite Systematisierungsachse ist eine horizontale und versinnbildlicht die Grundgefühle und ihre Interferenzen in der Reihenfolge ihrer Aktualität im Erlebnisablauf. EEG-analytisch läßt sich sowohl der Grad der Regression als auch die Qualität des Gefühls oder des Affektes auf verschiedenen Reifungsebenen objektivieren. Ein solcher Forschungsansatz kann die Spaltung zwischen empirisch-psychophysiologischen und phänomenologisch-hermeneutischen Vorgehensweisen integrativ überwinden.

Die fünf Grundgefühle lassen sich nach ihrer systemgenetischen Position einteilen in die sympathogenen Gefühle Intention, Angst, Aggression/Schmerz, die auch die schizothymen Gefühle oder Affekte genannt werden können und die ergotrope Erlebnisphase oder Unlust-Strecke repräsentieren. Die parasympathogenen Gefühle oder Affekte Trauer und Freude, auch die zyklothymen Gefühle genannt, repräsentieren die trophotrope oder Lust-Strecke im Erlebnisablauf. Die psychotischen Formen und Ausgestaltungen der zyklothymen Gefühle Trauer und Freude sind die affektiven Psychosen Depression und Manie sowie deren reine, zyklothyme und gemischte Formen.

Die parasympathogen oder schizothymen Gefühle und Affekte haben ungleich weniger als zyklothyme Affekte auf heute gängige nosologische Klassifikationsschemata, die auf die Affektivität unmittelbar Bezug nehmen (DSM-III), Anlaß gegeben, obwohl es diese gibt (LEONHARD 1966).

Welche Ausgestaltung erfahren die schizothymen Gefühle bei schizophrenen Psychosen? Die Apathie bei chronisch Schizophrenen wird als eine Störung der Intentionalität verstanden (MUNDT 1985). Der Verwendung findende Intentionalitätsbegriff läßt eine Verwandtschaft zu dem hier gebrauchten emotionsnäher formulierten Intentionsbegriff erkennen (MUNDT 1985, S. 20): "Intentionalität sei also in diesem Sinne der Verbindung von Affekt und Gerichtetheit als die Fähigkeit verstanden, Wahrnehmen, Bewegen, Wollen, Denken und Handeln verfügbar zu haben - ..." Kernsymptom gestörter Intentionalität bei schizophrenen Psychosen ist die Zerfahrenheit und die Wahnwahrnehmung, ersteres durch Verlust der Ganzheitlichkeit und letzteres bei Entfremdung. Andere Begriffe wie Sprunghaftigkeit, Ablenkbarkeit, assoziative Auflockerung u. ä. dürften ebenfalls hier ihren Ort haben. Im Erlebnisablauf wird das intendierte Objekt nicht erreicht, weil eine überhungrig zerfahrene Intentionalität sich auf ständige Suche nach immer neuen Objekten begibt, oder aber diese von Affekten z. B. schizoid ängstlicher Prägung so stark überlagert wird, daß sie nicht mehr gelebt werden kann. In diesem Falle resultieren dann die umschriebenen kognitiven Störungen (Denkstörungen) und eine tiefgreifende Kontaktunfähigkeit im Sinne eines Autismus. Diese Symptome korrelieren mit dem typischen hochgradig ausgeprägten "Angstmuster" im EEG und können auch aus dieser Sicht als Ausdruck eines schizoiden Angstaffektes, der häufig nicht erlebnisfähig ist, verstanden werden. Bei dieser Affektkonstellation werden ursprünglich intendierte Objekte durch schizoide Distanz verfehlt. Der Schmerzaffekt beim Schizophrenen äußert sich in einer Überempfindlichkeit hochgradigen Verletzlichkeit und Kränkbarkeit sowie einer hochempfindlichen Wahrnehmung seiner sozialen Umgebung. Die "Schmerzschwelle" in der sozialen und interaktiven Perzeption wird schnell erreicht und überschritten. Dies veranlaßte ZUBIN (ZUBIN 1977, ZUBIN und STEINHAUER 1981), von einer Schwellensenkung beim Schizophrenen für Verletzbarkeit zu sprechen. Im Phantasie- und wahnhaften Bereich würden wir doloristische Kognitionsmuster erwarten.

Bei der Schizophrenie finden sich aus unserer Sicht die drei schizothymen Affekte beteiligt, von denen wohl am häufigsten die schizoide Angst prädominant ist. Alle drei interferieren aber in der schizophrenen Symptomatologie miteinander, so das wir bei der Schizophrenie von einem interferentiell affektiven Bild ausgehen, das die große symptomatologische Vielfalt ausmacht und im Gegensatz steht zu den monoaffektiven Psychosen, bei denen eine "reine" psychotische Gefühlsqualität dominiert.

Zur Vielgestaltigkeit der Symptomatik bei schizophrenen Psychosen trägt neben dem affektiven Interferenzbild die unterschiedliche Beteiligung der Bewußtseinsmodalitäten, also von Fühlen (Emotionalität), Handeln (Sensomotorik) und Denken (Kognition) bei. Prognostische Aussagen zum Schizophrenieverlauf werden z. B. davon abhängig gemacht, ob eine kognitive Störung mit heftigen affektiven Komponenten einhergeht oder nicht. Bei den zykloiden Psychosen hat LEONHARD (1966, S. 87 ff)(PETERS 1984) seine

Einteilung für uns paradigmatisch nach dem dominierenden Affekt und der beteiligten Bewußtseinsmodalität mit großer Präzision vorgenommen. Die reine Angst-(Glücks)gefühls/affekt-Psychose als psychotischer Gefühlsausdruck wird im Handlungsbereich (der Sensomotorik) zur Motilitätspsychose und im Bereich der Kognition zur Verwirrtheitspsychose. Jeweils eine der Bewußtseinsmodalitäten ist hauptsächlich gestört, die anderen beiden mehr oder weniger beteiligt. Bei allen dreien ist der affektive Bezug zur Angst gegeben, die hauptsächlich als Affekt in der Gefühlsmodalität erlebt wird, während bei den beiden anderen Ausdrucksformen die gestörte Motorik oder die gestörte Kognition im Mittelpunkt des Erlebens steht. Bei allen drei Ausdrucksformen, so unsere Erwartung, muß ein klassisches Angstmuster im EEG resultieren. Die von dem in diesen Tagen verstorbenen Karl LEONHARD mit bezug auf KLEIST vorgenommene affektsystematische "Aufteilung der endogenen Psychosen" gibt viele Impulse, in diese Richtung weiter zu denken. Wir werden an anderer Stelle weitere Ausführungen dazu machen. Unter einem gewandeltem emotionssystematischen Paradigma erwarten wir neue Einsichten. Die Erforschung der Affektivität der Schizophrenen steht noch ganz in den Anfängen. Die Beteiligung der kognitiven Bewußtseinsmodalitäten am Erkrankungsprozeß mag häufig den Blick auf die zugrundeliegende Affektivität verstellen. Für den therapeutischen Umgang mit Schizophrenen bedeutet ein erweitertes Wissen um seine Affektivität ein größeres Verständnis, mehr interaktive Prägnanz und hoffentlich die Eröffnung innovativer Behandlungsformen.

Mit der Einbeziehung funktioneller EEG-Muster erfährt die affektsystematische Typologie funktioneller Psychosen eine psychophysiologisch-phänomenologische Fundierung, die für die Forschung, die Diagnostik und nicht zuletzt für die psycho- und soziotherapeutische Behandlung Psychosekranker zukünftig von Bedeutung sein wird.

# 8. LITERATUR


ADEY, W.R., KADO, R.T., WALTER, D.O.: Computer Analysis of EEG Data from Gemini Flight GT-7. Aerospace Med. 38: 345-359, 1967

ADLER, M.: Physiologische Psychologie.Teil I : Allgemeine Voraussetzungen und Methoden. Teil II: Spezielle Funktionssysteme. Enke, Stuttgart 1979

AHERN, G.L., SCHWARTZ, G.E.: Differential lateralization for positive and negative emotions in the human brain: EEG spectral analysis. Neuropsychologia 23: 745-755, 1985

AKERS, Th.K., TUCKER, D.M., ROTH, R.S., VIDILOFF, J.S.: Personality correlates of EEG change during meditation. Psychological Reports 40: 439-442, 1977

ALADZHALOVA, N.A.: Slow electrical processes in the brain. Progress in Brain Research, Vol.7, Elsevier Publ. Comp., Amsterdam, London, New York 1964

ANDREW, R.J.: Arousal and the causation of behavior. Behavior 51:135-165,1974

ARBEITSKREIS für pädiatrische klinische Elektroencephalographie: Ableitung und Beschreibung des kindlichen EEG. Desitin-Werk Carl Klinke GmbH, Hamburg 1967

ARNOLD, M. B.: Emotion and Personality. Columbia University Press, New York 1960

ARNOLD, M.B.: Feelings and Emotions. Academic Press, NewYork and London 1970

AVERILL, J.R.: Anger and aggression. An essay on emotion. Springer, New York 1982

BAIN, J.A.: Thought Control in Everyday Life. Funk and Wagnals, New York 1928, zit. n. Dilling et al. 1971

BARD, Ph. (Ed.): Medical Physiology. 11th ed. Mosby, St. Louis 1961

BATTEGAY,R.: Die Hungerkrankheiten. Unersättlichkeit als krankhaftes Phänomen. Fischer, Frankfurt/M. 1989

BECHTEREVA, N.P.: Neurophysiologische Aspekte geistiger Vorgänge. Z EEG-EMG 2: 105-113, 1971

BECHTEREVA, N.P.: Neurophysiology of intellectual and emotional processes in man. Int. J. of Psychophysiol. 1: 7-12, 1983

BECKER, D.: Hirnstromanalysen affektiver Verläufe. Hogrefe, Göttingen 1972

BECKER, R.: Das Problem mit dem Netzhautbild. Huber, Bern 1978

BENEDETTI, G.: Todeslandschaften der Seele. Vandenhoeck und Ruprecht, Göttingen 1983

BENTE, D.: Elektroencephalographische Gesichtspunkte zum Wach-Schlaf-Verhalten und zur Chronophysiologie endogener Depressionen. Arzneim. Forsch. 26: 1058-1061, 1976

BERGER, H.: Über das Elektrenkephalogramm des Menschen. Arch. f. Psychiatr. 87: 527-570, 1929

BERGER, H.: Über das Elektrenkephalogramm des Menschen. Zweite Mitteilung J. Psychol. Neurol. 40: 160-179, 1930

BERGER, H.: Über das Elektrenkephalogramm des Menschen. Dritte Mitteilung. Arch. f. Psychiatr. 94: 16-60, 1931

BERGER, H.: Über das Elektrenkephalogramm des Menschen. Vierte Mitteilung. Arch. f. Psychiatr. 97: 6-26, 1932

BERGER, H.: Über das Elektrenkephalogramm des Menschen. Sechste Mitteilung. Arch. f. Psychiatr. 99: 555-574, 19;3

BERGER, H.: Über das Elektrenkephalogramm des Menschen. X. Mitteilung. Arch. f. Psychiatr. 103: 444-454, 1935

BERGER, H.: Über das Elektrenkephalogramm des Menschen. XII. Mitteilung. Arch. f. Psychiatr. 106: 165-187, 1937

BERGER, H.: Über das Elektrenkephalogramm des Menschen. XIII. Mitteilung. Arch. f. Psychiatr. 106, 577-584, 1937

BERGER, H.: Über das Elektrenkephalogramm des Menschen. Nova Acta Leopoldina, N.F. 6: 173-309, 1938

BERKHOUT, J., WALTER, D.O., ADEY, W.R.: Alterations of the human EEG induced by stressful verbal activity. Electroenceph. Clin. Neurophysiol. 27: 457-469, 1969

BIRBAUMER, N.: Neuropsychologie der Angst. Fortschritte der klinischen Psychologie 3. Urban & Schwarzenberg, München, Berlin, Wien 1973

BLACKBURN, R.: Aggression and the EEG: A Quantitative Analysis. J . Abnorm. Psychol. 84: 358-365, 1975

BOCHKAREV, V.K.: Analysis of the structural organization of the EEG in depression. Hum. Physiol. 7: 338-347, 1981
BÖSEL, R.: Biopsychologie der Emotionen. de Gruyter, Berlin, New York 1986
BOSTAN, F., DEGOSSELY, M.: Spectralanalysis of alpha rhythm during Schultz`s autogenic training; a tentative approach to rapid visualization. Electroenceph. clin. Neurophysiol. Suppl. 34: 181-190, 1969
BOX, G.E.P.: Non normality and tests of variances. Biometria 40: 318-335, 1953
BOX, G.E.P.: Some theorems on quadratic forms applied in the study of analysis of variance problems. I. Effect on inequality of variances in the one-way classification. Ann. of Mathematical Statistics 25: 290-303, 1954a
BOX, G.E.P.: Some theorems on quadratic forms applied in the study of analysis of variance problems. II. Effects of inequality of variance and of correlation between errors in the two-way classification. Ann.of Mathematical Statistics 25: 484-498, 1954b
BRADSHAW, J.L., NETTLETON, N.C.: Human cerebral asymmetry. Prentice-Hall, Englewood Cliffs, 1983
BRENNER, Ch.: Grundzüge der Psychoanalyse. Fischer, Frankfurt/Main 1973
BROMM, B., MEIER, W., SCHAREIN, E.: Imipramine reduces experimental pain. Pain 25: 245-257, 1986
BROMM, B.: Persönliche Mitteilung 1988
BROWN, B.B.: Recognition of aspects of consciousness through association with EEG Alpha acting represented by a light signal. Psychophysiology 6: 442-452, 1970
BYKOW, K.M., KURZIN, J.T.: Kortiko-viszerale Pathologie. VEB Verlag Volk und Gesundheit, Berlin 1966
CANNON, W.B.: Bodily changes in pain, hunger, fear, and rage. Appleton, New York 1929
CATON, R.: The Electric Currents of the Brain. Br. Med. J. II: 278, 1875
CELAN, P.: Lichtzwang. Suhrkamp, Frankfurt/Main 1970
CESAREC, Z., NILSSON, L.: EEG-changes during activation with the serial colour-word-test. Act. Psych. Sc. Suppl. 219: 35-46, 1970
CHATTOPADHYAY, P., COOKE, E., TOONE, B., LADER, M.: Habituation of physiological Responses in Anxiety. Biol. Psychiatry 15: 711-721, 1980
CHRISTIANSON, S.A., NILSSON, L.G. MJOERNDAL, T., PERRIS, C., TJELLDEN, G.: Psychological versus physiological determinants of emotional arousal and its relationship to laboratory induced amnesia. Scand. J. Psychol. 27: 300-310, 1986
CIOMPI, L: Affektlogik. Klett-Cotta, Stuttgart 1982
CIOMPI, L.: Zur Integration von Fühlen und Denken im Licht der "Affektlogik". Die Psyche als Teil eines autopoietischen Systems.In: KISKER, K.P., LAUTER, H., MEYER, J.E., MÜLLER, C., STRÖMGREN, E. (Hrsg.): Psychiatrie der Gegenwart. Bd.1.Springer, Berlin, Heidelberg, New York, Tokyo, 373-410, 1986
CIOMPI, L.: Außenwelt - Innenwelt. Die Entstehung von Zeit, Raum und psychischen Strukturen.Vandenhoeck und Ruprecht, Göttingen 1988
COHEN, H.D., ROSEN, R.C., GOLDSTEIN, L.: Electroencephalographic Laterality Changes During Human Sexual Orgasm. Archivs of Sexual Behavior 5: 189-199, 1976
COHN, R.: The influence of emotion on the human EEG. J. Nerv. Ment. Dis. 104: 351-357, 1946
COLE, H.W., RAY, W.J.: EEG correlates of emotional tasks related to attentional demands. Int. J. Psychophysiol. 3, 33-41, 1985
COLLET, L., DUCLAUX, R.: Hemispheric lateralization of emotions: absence of electrophysiological arguments. Physiol. Behav. 40: 215-220, 1987
CREUTZFELDT, O.D.: The neuronal generation of the EEG. Elsevier, Amsterdam 5-55, 1964
CREUTZFELDT, O.D.: Changes of the Basic Rhythms of the EEG during Performance of Mental and Visuomotor Tasks. Attention in Neurophysiology, 148-168, 1970
DARROW, C.W., HICKS, R.G.: Interareal electroencephalographic phase relationships following sensory and ideatical stimuli. Psychophysiol. 1: 337-346, 1965
DARWIN, Ch.: Der Ausdruck der Gemüthsbewegungen bei den Menschen und den Thieren. Deutsche Übersetzung von J. Victor Carus. Stuttgart 1872. Nachdruck Greno, Nördlingen 1986
DAVID, H.A, HARTLEY, H.O., PEARSON, E.S.: The distribution of the ratio, in a single normal sample of range to standard deviation. Biometrika 41: 482-493, 1954

DAVIDSON, R.J., SCHAFFER, C.E., SARON, C.: Effects of lateralized presentations of faces on self-reports of emotions and EEG asymmetry in depressed and non-depressed subjects. Psychophysiology 22: 353-364, 1985

DE PASCALIS, V., MARUCCI, F.S., PEWNA, P.M., PESSA, E.: Hemispheric activity of 40 Hz EEG during recall of emotional events: differences between low and high hypnotizables. Int. J. Psychophysiol. 5: 167-180, 1987

DILLING, H., ROSEFELDT, H., KOCKOTT, G., HEYSE, H.: Verhaltenstherapie bei Phobie, Zwangsneurosen, sexuellen Störungen und Süchten. Fortschr. Neurol. Psychiat., 39: 293-343, 1971

DIMOND, S.J., FARRINGTON, L., JOHNSON, P.: Differing emotional response from right and left hemispheres. Nature 261: 690-692, 1976

DIXON, N.F., LEAR, T.E.: EEG Correlates of threshold regulation. Nature 198: 870-872, 1963

DOKUMENTA GEIGY: Wissenschaftliche Tabellen, 7. Aufl., Hrsg.: Geigy, J.R., AG, Pharma, Basel 1981

DRESCHER, D., HINRICHS, H., IPSEN, H., KALOCAY, R., DE KRUYFF, P., KÜNKEL, H.: Qualitätskontrolle von EEG-Daten. In: SCHENK, G.K. (Hrsg.): Beiträge zum Symposium "Die Quantifizierung des Elektroencephalogramms"der Arbeitsgemeinschaft für Methodik in der Elektroencephalographie. Jongny sur Vevey. 105-120, AEG-Telefunken, Konstanz 1973

DRESCHER. D., FERBER, G.: Dreidimensionale Darstellung von segmentweise berechneten EEG-Spektren. Meth. Inf. Med. 15, 2: 90-93, 1976

DSM-III: Diagnostische Kriterien und Differentialdiagnosen. Beltz, Weinheim 1986

DUFFY, E.: Activation and behavior. New York, London 1962

DUMERMUTH, G.: Elektroencephalographie im Kindesalter. Thieme, Stuttgart 1976

DUMERMUTH, G.: Fundamentals of Spektralanalysis in Electroencephalographie In: REMOND, A. (Ed): EEG Informatics. A Didactic Review of Methods and Applications of EEG-Data Processing. Elsevier, Amsterdam, 1977.

DUMERMUTH, G., MOLINARI,L.: Spectral Analysis of the EEG.

DUMERMUTH, G., MOLINARI, L.: Spectral Analysis of EEG Background Activity. In: GEVINS, A. (Hrsg.): Handbook EEG Clin. Neurophysiol. 3A/4, Elsevier, Amsterdam 1987a

ECCLES, J.C.: Wahrheit und Wirklichkeit. Springer, Berlin, Heidelberg, New York 1975

ECCLES, J.C.: Interaktion von Gehirn und Geist. In: Gehirn und Geist. Hrsg.: Eccles und Zeier, Kindler, München, Zürich 1980

ECCLES, J.C.: The Cerebral Neocortex. A Theory of Its Operation. In: JONES, E.G., PETERS, A. (Ed.): Cerebral Cortex. Vol. 2 Functional Properties of Cortical Cells. Plenum Press, New York and London, 1-36, 1984

EHLERS, A., MARGRAF, J., ROTH, W.T.: Experimental Induction of Panic Attacks. In: HAND, J., WITTCHEN, H.-U. (Eds.): Panic and Phobias. Springer, Berlin, Heidelberg, New York, Tokyo 1986

EKMAN, P., FRIESEN, W.V.: Unmasking the face. A guide to recognizing emotions from facial clues. Prentice-Hall, Englewood Cliffs, 1975

EKMAN, P., FRIESEN, W.V., ELLSWORTH, P.: Emotion in the human face: Guidelines for research and integration of findings. Pergamon, New York 1972

ELLINGSON, R.J.: The incidence of EEG abnormality among patients with mental disorders of apparently nonorganic origin: A critical Review. Amer. J. Psychiat. 3: 263-275, 1954

EMRICH, H., HEINEMANN, L.G.: EEG bei unterschwelliger Wahrnehmung emotional bedeutsamer Wörter. Psych. Forsch. 29: 285-296, 1966

EMRICH, H.: EEG-Frequenz und Emotion. Verh. d. Dtsch. Ges. f. exp. Med. 20: 175-182, 1967

EMRICH, H.: Psychophysiologische Grundlagen der Psychiatrie und Psychosomatik. Huber, Bern 1983

EULER, H.A., MANDL, H. (Hrsg.): Emotionspsychologie. Ein Handbuch in Schlüsselbegriffen. Urban und Schwarzenberg München, Wien, Baltimore, 1983

EWERT, O.: Gefühle und Stimmungen. In: THOMÄ, H. (Hrsg.): Handbuch der Psychologie, Bd. 2, II. Hogrefe, Göttingen, 229-271, 1965

EWERT, O.: The Attitudinal Character of Emotion. In: ARNOLD, M. (Ed.): Feelings and emotions. Academic Press, New York, London 1970

EWERT, O.: Ergebnisse und Probleme der Emotionsforschung. In: THOMÄ, H. (Hrsg.): Motivation und Emotion. 1. Bd.: Theorien und Formen der Motivation. Hogrefe, Göttingen, 398-425, 1983

FAHRENBERG, J.: Psychophysiologie. In: KISKER, K.P., MEYER, J.E., MÜLLER, C., STRÖMGREN, E. (Hrsg.): Psychiatrie der Gegenwart. Bd. I/1. Springer, Berlin, Heidelberg, New York 1979

FAURE, G.: Etudes electroencephalographiques des modifications de l'affectivité. Electroenceph. Clin. Neurophysiol. 2: 1950

FENICHEL, O.: The psychoanalytic theory of Neurosis. W.W. Norton, New York 1945

FENTON, G.W.: The Electroencephalogram in Psychiatry: Clinical and Research Applications. Psychiatric Developments 2: 53-75, 1984

FERBER, G.: Persönliche Mitteilung 1986.

FISCHER, M.M.: Elektrobiologische Auswirkungen von Krampfgiften am Zentralnervensystem. Med. Klin. 29: 15-19, 1933

FLOR-HENRY, P.: Determinants of psychosis in epilepsy: laterality and forced normalization. Biol. Psychiatry 18: 1045-1057, 1983

FLOR-HENRY, P.: Observations, reflections and speculations on the cerebral determinants of mood and on the bilaterally asymmetrical distribution of the major neurotransmitter systems. In: DEWHURST, D.W., BAKER, G.B. (Eds.): Pharmacotherapy of affective disorders. Croom Helm, London, Sydney, 151-184, 1985

FLOR-HENRY, P., KOLES, Z.J.: EEG studies in depression, mania and normals: evidence for partial shifts of laterality in the affective psychoses. Adv. Biol. Psychiat. 4: 21-43, 1980

FLOR-HENRY, P., KOLES, Z.J.: Statistical quantitative EEG studies of depression, mania, Schizophrenia and normals. Biol. Psychology 19: 257-279, 1984

FOX, N.A., DAVIDSON, R.J.: Taste-elicited changes in facial signs of emotion and the asymmetry of brain electrical activity in human newborns Neuropsychologia 24: 417-422, 1986

FRENCH, C.C., BEAUMONT, J.G.: A Critical Review of EEG Coherence Studies of Hemisphere Function. Int. J. of Psychophysiol. 2: 241-254, 1984

FREUD, A.: Die Schriften der Anna Freud. Bd. 1: 1922-1936. A. Einführung in die Psychoanalyse. Vorträge für Kinderanalytiker und Lehrer. B. Das Ich und die Abwehrmechanismen. Fischer, Frankfurt/Main 1987

FREUD, S.: Hemmung, Symptom und Angst (1926). Studienausgabe Bd. VI., S. Fischer, Stuttgart 1971

FREUD, S.: Trauer und Melancholie (1917). Studienausgabe Bd. III, S.Fischer, Stuttgart 1975

FREUD, S.: Jenseits des Lustprinzips (1920). Studienausgabe Bd. III., S. Fischer, Stuttgart, 268f, 1975

FRÖHLICH, W.D.: Angst und Furcht. In: THOMÄ, H. (Hrsg.): Handbuch der Psychologie Bd. 2,II, Hogrefe, Göttingen 1965

FRUENSGAARD, K., NIELSEN, H., HJORTSHOJ, A.: Controlled electroencephalographic investigation of patients with neurotic excoriations. Psychother. Psychosom. 34: 273-281, 1980

GALABURDA, M.D., HABIB, M.D.: Cerebral Dominance: Biological Associations and Pathology. Discussions in Neurosciences 4, 1-51, 1987

GASTAUT, H.J., BERT, J.: EEG changes during cinematographic presentation. Electroenceph. Clin. Neurophysiol. 6: 433-444, 1954

GELLHORN, E., LOOFBOURROW, G.N.: Emotions and emotional disorders. A neurophysiological study. Harper and Row, New York, Evanston and London 1963

GESCHWIND, N., GALABURDA, A.M.: Cerebral Lateralization. Biological Mechanisms, Associations, and Pathology. The MIT Press, Cambridge, London 1987

GIANNITRAPANI, D.: The electrophysiology of intellectual functions. Karger, Basel 1986

GOLDSTEIN, L., SUGERMAN, A.: EEG correlates of psychopathology. In: ZUBIN and SHAGASS (Eds.): Neurobiological aspects of psychopathology. Grune and Stratton, 1-19 New York 1969

GRASS, M.A., GIBBS, F.A.: Fourier Transform of the EEG. J. Neurophysiol.: 1, 521-526, 1938

GRIGOR'EVA, E.A., NIKIFOROV, A.I., RYABOV, A.S.: Analysis of EEG Characteristics by the Chief Components Method in Depression. Hum. Physiol. 7: 384-391, 1981

GUTJAHR, L., MACHLEIDT, W., FERBER, G.: Die diagnostische Bedeutung von 'steilen Potentialen' für die Erkennung von epileptischen Anfallsleiden. Meth. Inform. Med. 18: 25-30, 1979

GUTJAHR, L., MACHLEIDT, W.: Influences of psychic variables on the EEG during a conflict-centered interview. Electroenceph. Clin. Neurophysiol 48, 25P-26P, 1980

HEBERT, R., LEHMANN, D.: Theta Bursts: An EEG pattern in normal subjects practising the transcendental meditation technique. Electroenceph. Clin. Neurophysiol. 42: 397-405, 1977

HECKER, H.: Persönliche Mitteilung 1983, 1987

HEIMANN, H.: Psychophysiologie endogener Psychosen. Schweiz. Arch. Neurol. Neurochir. Psychiatr. 125: 231-252, 1981

HEINEMANN, L.G., EMRICH, H.: Alpha-activity during inhibitory brain processes. Psychophysiology 7: 442-450, 1971

HENINGER, G.R.: Central neurophysiologic correlates of depressive symptomatology. In: WILLIAMS, Th., KATZ, M., SHIELD, J. (Eds.): Recent advances in the psychobiology of the depressive illness. 99-107, 1969

HENSELER, H.: Narzißtische Krisen. Zur Psychodynamik des Selbstmords. Rowohlt, Reinbeck 1974

HENSELER, H., REIMER, C.: Selbstmordgefährdung. Zur Psychodynamik und Psychotherapie. Frommann-Holzboog, Stuttgart-Bad Cannstadt 1981

HILBER, N., WALLNER, K.: Ist Musikempfindung meßbar? Laryng.-Rhinol. 60: 284-288, 1981

HILL, D.: Cerebral dysrhythmia: its significance in aggressive behaviour. Proc. Royal Soc. Med. 37: 317-330, 1944

HILL, D.: The EEG in psychiatry. In: HILL, D., PARR, G. (Eds.): Electroencephalography. A Symposium on its various aspects. Macdonald, London 368-428, 1963

HINRICHS, H., FERBER, G., KÜNKEL, H.. Grenzen der starren Frequenzbandeinteilung und Alternativen. In: Kubicki, St., Herrmann, W.M., Laudahn, G. (Hrsg.): Faktorenanalyse und Variablenbildung aus dem Elektroenzephalogramm. Gustav Fischer, Stuttgart 1980

HINRICHS, M., MACHLEIDT, W.: Basic emotions and EEG-coherences in alcoholics. Electroenceph. Clin. Neurophysiol. 66, 65P, 1987

HOAGLAND, H., CAMERON, D.E., RUBIN, M.A.: I.: Emotion in man as tested by the Delta Index of the EEG. J. Gen. Psychol. 19: 227-245, 1938

HOAGLAND, H., CAMERON, D.E., RUBIN, M.A., TEGELBERG, J.J.: Emotion in man as tested by the Delta-Index of the EEG. II.: Simultaneous records from cortex and from a region near the hypothalamus. J. Gen. Psychol. 19: 247-261, 1938

HOFFMANN, N.: Trauer. In: EULER, A.E., MANDL, H. (Hrsg.): Emotionspsychologie. Urban & Schwarzenberg, München, Wien, Baltimore 1983

HUGHES, J., STRECKER, E.A., APPEL, K.E.: Some clinical and physiological aspects of the brain potentials. Amer. J. Psychiatr. 94: 1179, 1938

HYNEK, K., CERNY, M.: EEG activity during hypnotically induced emotions. Act. Nerv. Super. (Praha) 20: 93-94, 1978

IL'YUCHENOK, R.Yu., LEUTIN, V.P.: Memorizing of emotionally meaningful and neutral information during adaptation of man to different climatographic conditions. Hum. Physiol. 7: 65-70, 1981

INANAGA, K., TAKII, O., NISHIJIMA, H., MUKASA, H., MIZUKI, Y., TANAKA, M.: Personality and frontal midline Theta activity. Electroenceph. Clin. Neurophysiol. 52: 46, 1981

IZARD, C.E.: Human emotions. Plenum Press, New York 1977

IZARD, C.E., KAGAN, Z., ZAJONC, R.B.: Emotions, Cognition, and Behavior. Cambridge University Press, Cambridge, London, New York 1984

JAMES, W.: What is an emotion. Mind 19, 188-205, 1884

JANZARIK, W.: Strukturdynamische Grundlagen der Psychiatrie. Enke, Stuttgart 1988

JASPER, H.H.: Report of the Committee on Methods of Clinical Examination in Electroencephalography. Electroenceph. Clin. Neurophysiol. 10: 370-375, 1958

JASPER, H.H.: Das 10-20-Elektrodensystem der Internationalen Föderation. Übersetzt von Freund, G. und Künkel, H., Das EEG-Labor 2: 143-149,1980

JASPERS, K.: Allgemeine Psychopathologie. 8. Aufl. Springer, Berlin, Göttingen, Heidelberg 1965

JOST, H.: Some physiological changes during frustration. Child. Development 12: 9-15, 1941
JUNG, R.: Hans Berger und die Entdeckung des EEG nach seinen Tagebüchern und Protokollen. In: ROLAND, W. (Hrsg.): Jenenser EEG-Symposion. Volk und Gesundheit, Berlin, 20-53, 1963
JUNG, R.: Neurophysiologie und Psychiatrie. In: KISKER, K. P., MEYER, J. E., MÜLLER, C., STRÖMGREN, E. (Hrsg.): Psychiatrie der Gegenwart. Bd. 1/2. Springer, Berlin, Heidelberg, New York 1980
KAMIYA, J.: Operant Control of the EEG Alpha Rhythm and some of its Reported Effects on the Consciousness. In: CHARLES, C. (Ed.): Alerted States of Consciousness. Wiley, New York, 507-517, 1969
KARSTEN, A.: Motivation und affektives Geschehen. In: MEILI, R., ROHRACHER, H. (Hrsg.): Lehrbuch der experimentellen Psychologie. 3. Aufl. Huber Bern, Stuttgart, Wien 1972
KENNARD, M.A., RABINOVICH, M.S., FISTER, W.P.: The use of frequency analysis in the interpretation of the EEGs of patients with psychological disorders. Electroencephal. clin. Neurophysiol. 7: 29-38, 1955
KENNARD, M.A., RABINOVICH, M.S., SCHARTZMAN, A.E., FISTER, A.E.: Factor of aggression as related to the EEG. Dis. Nerv. Syst. 17: 127-131, 1956
KETTERER, M.W.: Lateralized representation of affect, affect cognizance and the coronary-prone personality. Biol. Psychology 15: 171-189, 1982
KINSEY, A.C.: Das sexuelle Verhalten der Frau. S. Fischer, Berlin, Frankfurt/Main 1967
KIRSCHBAUM, J., WEBER, E.: Psychiatrisch auffällige Ängstlichkeit, EEG-Alpha-Prozent, Alpha-Feedback und Entspannung. Arch. Psychol. 129: 212-225, 1977
KISKER, K.P.: Kurt Schneider . Nervenarzt 39, 97-98, 1968
KLAGES, L.: Grundlegung der Wissenschaft vom Ausdruck. H. Bonvier, Bonn 1950
KLEITMAN, N.: Basic rest activity cycle in relation to sleep and wake fulness. In: KALES, A. (Ed): Sleep: Physiology and Pathology. Lippincott, Philadelphia, 33-38, 1969
KNOTT, V., CHAUDRY, R., LAPIERRE, Y. D.: Panic induced by sodium lactate: Electrophysiological correlates. Prog. Neuro-Psychopharmacol. 5: 511-514, 1981
KÖHLER, W.: Ein altes Scheinproblem. Naturwissenschaften 17: 395-401, 1929
KÖHLER, W.: Gestaltspsychology today. Amer. Psychologist 14: 727-734, 1959
KOELLA, W.P.: Electroencephalographic Signs of Anxiety. Prog. Neuro-Psychopharmacol. Bd. 5, Pergamon-Press Elmsford, 187-192, 1981
KÖNIG, K.: Angst und Persönlichkeit. Verlag Vandenhoeck und Ruprecht, Göttingen 1981
KOLLE, K.: Hans Berger 1873-1941. In: KOLLE, K. (Hrsg.): Große Nervenärzte Bd. I., 2. Aufl., Thieme, Stuttgart 1970
KOOPMANS, L.H.: The Spectral Analysis of Time Series. Academic Press, New York 1974
KORNMÜLLER, A.E.: Der Mechanismus des epileptischen Anfalles aufgrund bioelektrischer Untersuchungen am Zentralnervensystem. Fortschr. Neurol. Psychiat. 7: 391-400, 414-432, 1935
KOUKKOU-LEHMANN, M.: Hirnmechanismen normalen und schizophrenen Denkens. Springer, Berlin, Heidelberg, New York, London, Tokyo 1987
KRAUKASLIS, A.A., ALDERSONS, A.A.: Conditions of appearance and principles governing the dynamics of the psychogalvanic reflex. Hum. Physiol. 8: 402-410, 1983
KRAUSE, R.: Zur Onto- und Phylogenese des Affektsystems und ihrer Beziehungen zu psychischen Störungen. Psyche 11: 1016-1043, 1983
KROLOW, K.: Gesammelte Gedichte. Bd. 2. Suhrkamp, Frankfurt/Main 1975
KRUEGER, F.: Zur Philosophie und Psychologie der Ganzheit. In: HEUSS, E. (Hrsg.): Schriften aus den Jahren 1918-1940. Berlin 1953
KUHN, Th.S.: Die Struktur wissenschaftlicher Revolutionen. Suhrkamp, Frankfurt/Main 1981
KÜNKEL, H.: Die Periodik der paroxysmalen Dysrhythmie im Elektoencephalogramm. Thieme, Stuttgart 1969
KÜNKEL, H.: Die Spektraldarstellung des EEG. Z. EEG-EMG 3: 15-24, 1972a
KÜNKEL, H.: Simultane Vielkanal-Online-EEG-Analyse in Echtzeit. Z. EEG-EMG 3: 30-38, 1972b
KÜNKEL, H.: Probleme der EEG-Analyse. Vortrag anläßlich der Verleihung des Hans Berger Preises. Göttingen 1974

KÜNKEL, H.: EEG und Psychiatrie. In: KISKER, K.P., MEYER, J.E., MÜLLER, C., STRÖMGREN, E. (Hrsg.): Psychiatrie der Gegenwart. Bd.I/1. Springer, Berlin, Heidelberg, New York, 115-195, 1980

KÜNKEL, H. and EEG Project Group: Hybrid Computing System for EEG-Analysis. In: DOLCE, G., KÜNKEL, H. (Hrsg.): Cean. Computerized EEG Anlalysis. Fischer, Stuttgart 1975

LADER, M.: The psychophysiology of anxiety. Encephale 9, 205B-210B, 1983

LANGE, C.: Om Sinsbevaegelser. Rasmussen, Kopenhagen 1885

LAPLANCHE, J., PONTALIS, J.-B.: Das Vokabular der Psychoanalyse. Bd. 1+2, 2. Aufl. Suhrkamp Wissenschaft, 2. Aufl., Frankfurt/Main 1975

LARBIG, W.: Schmerz. Grundlagen - Forschung - Therapie. Kohlhammer, Stuttgart 1982

LARBIG, W.: Zur Psychophysiologie des Schmerzes: Empirische (experimentelle und Felduntersuchungen) und theoretische Aspekte. In: VEITL, D., KNAPP, Th.W., BIRBAUMER, N. (Hrsg.): Psychophysiologische Merkmale klinischer Symptome. Bd I: Psychophysiologische Dysfunktionen. Beltz, Weinheim, 159-175, 1985

LARBIG, W., ELBERT, T., LUTZENBERGER, W., ROCKSTROH, B.,SCHNERR, G., BIRBAUMER, N.: EEG and slow brain potentials during anticipation and control of painful stimulation. Electroenceph. Clin. Neurophysiol. 53: 298-309, 1981

LARBIG, W., SCHRODE, M.: Psychophysiologie der Schmerz- und Streßverarbeitung am Beispiel des Marathonlaufes. In: ALBERTl, D. (Hrsg.): Anwendungsbezogene Forschung. Bd. II. Hogrefe, Göttingen, 906-907, 1984

LEONHARD, K.: Aufteilung der endogenen Psychosen. 3. Aufl. Akademie-Verlag, Berlin 1966

LEONHARD, K.: Biologische Psychologie. Johann Ambrosius Barth, Frankfurt/Main 1972

LIENERT, G.A.: Verteilungsfreie Methoden in der Biostatistik. Bd. I Hain, Meisenheim am Glau 1973

LINDSLEY, D.B.: Emotions and the electroencephalogramm. In: REYMERT, M.L. (Ed.): Feelings and Emotions. The Mooseheart Symp., 238-246, 1950

LINDSLEY, D.B.: Emotion. In: STEVENS, S.S.: Handbook of experimental Psychology. Wiley, New York, London 1951

LINDSLEY, D.B.: Psychophysiology and motivation. In: Nebraska Symposion on motivation. 1957

LINDSLEY, D.B.: The role of non-specific reticulothalamocortical systems in emotion. In: BLACK, P. (Ed.): Physiological correlates of emotion. New York, London 1970

LUNGWITZ, H., (1925): Die Entdeckung der Seele. Allgemeine Psychobiologie. de Gruyter, Berlin 1947

LUNGWITZ, H., (1933): Lehrbuch der Psychobiologie. Bd.1, 2. Aufl., Hans Lungwitz-Stiftung, Berlin 1970

LYNCH, J.J., PASKEWITZ, D.A., ORNE, M.A.: Some factors in the feedback-control of human alpha-rhythm. Psychosom. Med. 36: 399-410, 1974

MACHLEIDT, W.: Ultradiane Rhythmen im EEG. Z. EEG-EMG 11: 148-154, 1980a

MACHLEIDT, W.: Die Periodik zirkadianer und diurnaler Rhythmen im EEG. Z. EEG-EMG 11: 155-161, 1980b

MACHLEIDT, W.: Emotionelles Erleben im Elektroencephalogramm. Habilitationsschrift, Hannover 1982

MACHLEIDT, W.: Psychische Störungen bei Epilepsie - Epilepsie als psychische Störung. In: KISKER, K.P., FREYBERGER, H., ROSE, H.K., WULFF, E. (Hrsg.): Psychiatrie, Psychosomatik, Psychotherapie. Thieme, Stuttgart, New York 1987

MACHLEIDT, W.: Suizidalität. In: KISKER, K.P., FREYBERGER, H., ROSE, H.K., WULFF, E. (Hrsg.): Psychiatrie, Psychosomatik, Psychotherapie. Thieme, Stuttgart, New York 1987

MACHLEIDT, W., GUTJAHR, P., TÖRÖK, M., MÜGGE, A.: Influence of emotional processes on spectral EEG parameters. Electroenceph. Clin. Neurophysiol. Vol. 52, 3: 581, 1981

MACHLEIDT, W., GUTJAHR, L., MÜGGE, A.: Systematisation of Emotions by their EEG-Characteristics. World Congress of Psychiatry, Vienna 11th - 16th July 1983, Abstracts p. 214

MACHLEIDT, W., GUTJAHR, L.: Ultradiane Periodik, Tages- und Jahresrhythmen in Electroencephalogrammen. Fortschr. Neurol. Psychiat. 52, 135-145, 1984

MACHLEIDT, W., GUTJAHR, L., MÜGGE, A., HINRICHS, H.: Anxiety processes in the EEG. Electroenceph. Clin. Neurophysiol. 61, 118-119, 1985a

MACHLEIDT, W., GUTJAHR, L., MÜGGE, A., KÜNKEL, M.: Sadness modulates EEG-background activity.Electroenceph. Clin. Neurophysiol. 61, 118, 1985b

MACHLEIDT, W., GUTJAHR, L., MÜGGE, A.: Aggressive processes in the EEG of alcoholics. Electroenceph. Clin. Neurophysiol. 66, 71P, 1987

MACHLEIDT, W., GUTJAHR, L., MÜGGE, A., HINRICHS, H.: Systematisierung affektiver Verläufe mit der EEG-Spektralanalyse. In: WEINMANN, H.-M. (Hrsg.): Zugang zum Verständnis höherer Hirnfunktionen durch das EEG. W. Zuckschwerdt, München, Bern, Wien, San Franzisco, 108-127, 1987

MACHLEIDT, W., GUTJAHR, L., MÜGGE, A., HINRICHS, H.: KÜNKEL, H.: Evaluation of normal depressive episodes with spectral EEG-analysis. Res. Comm. Psychol., Psychiat., Behav. 13: 123-127, 1988

MACHLEIDT, W., GUTJAHR, L., MÜGGE, A.: EEG-Muster der Grundgefühle. Grundlage einer neuen Emotionstheorie. TW Neurologie Psychiatrie 3: 57-72, 1989

MACHLEIDT, W., GUTJAHR, L.: Angstprozesse in der Spektralanalyse des EEG. In: SALETU, B. und Mitarb. (Hrsg.): 2. Symposium für biologische Psychiatrie. Thieme, Stuttgart 1989 (i.D.)

MANDELZYS, N., LANG, E.B., MARCEAU, R.: The relationship of violence to alpha-levels in a biofeedback training paradigm. J. Clin. Psychol. 37: 202- 209, 1981

MARTINOT, J.L., PERON-MAGNAN, P.: Imagerie cérébrale et depression. Encephale 13, 273-277, 1987

MATOUSEK, M., VOLAVKA, J.: The subjective factor in the results of EEG frequency analysis. Act. Nerv. Super. (Praha) 9: 75-79, 1967

MATUSSEK, P., LUKS, O., NAGEL, D.: Depression symptom patterns. Psychological Medicine 12, 765-773, 1982

MATUSSEK, P., SÖLDNER, M., NAGEL, D.: Neurotic Deprassion. J. Nerv. Ment. Dis. 170, 588-597, 1982

MAULSBY, R.L.: An Illustration of Emotionally Evoked Theta Rhythm in Infancy: Hedonic Hypersynchrony. Electroenceph. Clin. Neurophysiol. 31: 157-165, 1971

MEILI, R., ROHRACHER, H. (Hrsg.): Lehrbuch der experimentellen Psychologie. 3. Aufl., Huber, Bern 1972

MELIN, K.: The influence of emotions on the EEG. Schweiz. Arch. Neuro-Psychiat. 71: 227-229, 1953

MERZ, F.: Aggression und Aggressionstrieb. In: THOMÄ H. (Hrsg.): Handbuch der Psychologie. Bd. 2. II. Hogrefe, Göttingen 1965

MEYERS, M., SMITH, B.D.: Hemispheric asymmetry and emotion: Effects of non verbal affective stimuli. Biol. Psychol. 22: 11-22, 1986

MEYERS, M., SMITH, B.D.: Cerebral processing of nonverbal affective stimuli: differential effects of cognitive and affective sets on hemispheric asymmetry. Biol. Psychol. 24: 67-84, 1987

MIZUKI, Y., TAKII, O., NISHIJIMA, H., MUKASA, H., TANAKA, M., INANAGA, K.: Periodic appearance of frontal midline Theta activity. Electroenceph. Clin. Neurophysiol., 52, 3: 47, 1981

MONAKHOV, K.K., PERRIS, C.: Neurophysiological correlates of depressive symptomatology. Neuropsychobiology 6: 268-279, 1980

MONAKHOV, K.K.: Role of the EEG in the study of psychological and psychopathological activity. Hum. Physiol. 7: 327-337, 1981

MORISHIGE, H., REYHER, J.: Alpha Rhythm During Three Conditions of Visual Imagery and Emergent Uncovering Psychotherapy: The Critical Role of Anxiety. J. Abnorm. Psychol. 84: 531-538, 1975

MORUSIS, M.J.: SPSS-X advanced statistics guide. Mc Grawhill Book Company 1985

MOYER, K.E. (Ed.): Physiology of Aggression and Implications of Control:An Anthology of Readings. Raven Press, New York 1976

MÜGGE, A., MACHLEIDT, W., GUTJAHR, L.: Changes of EEG background activity by blockade under different emotional conditions. Electroenceph. Clin. Neurophysiol. 58, 82P, 1984

MUKASA, H., TAKII, O., NISHIJIMA, H., MIZUKI, Y., TANAKA, M., INANAGA, K.: The influence of alcohol on the appearence of frontal midline activity. Electroenceph. Clin. Neurophysiol. 52, 3: 47, 1981
MUNDT, Ch.: Der Begriff der Intentionalität und die Defizienzlehre von den Schizophrenien. Nervenarzt 55: 582-585, 1984
MUNDT, Ch.; Das Apathiesyndrom der Schizophrenen. Springer, Berlin, Heidelberg, New York, Tokyo 1985
MUNDY-CASTLE, A.K.: The EEG and mental activity. Electroenceph. Clin. Neurophysiol. 9: 643-655, 1957
MURDOCH, B.D.: Electroencephalograms, Aggression and Emotional Maturity in Psychopathic and Non-Psychopathic Prisoners. Psychologia Africana 14: 216-231, 1972
NOWAK, S.M., MARCZYNSKI, Th.J.: Trait Anxiety is Reflected in EEG Alpha-Response to Stress. Electroencephal. Clin. Neurophysiol. 52: 175-191, 1981
NYSTRÖM, C., MATOUŠEK, M., HÄLLSTRÖM, T.: Relationships between EEG and clinical characteristics in major depressive disorder. Acta Psychiatr. Scand. 73: 390-394, 1986
OBERMANN, C.E.: The effect of the Berger rhythm of mild affective states. J. Abnorm. and Social Psychol. 34: 84, 1939
OLDFIELD, R.C.: The assessment and analysis of handedness. The Edinburgh Inventory. Neuropsychologia 9: 97-113, 1971
OOMURA, Y.: Emotions. Neuronal and chemical control. Karger, Tokyo 1986
ORNE, M.T., PASKEWITZ, D.A.: Aversive Situational Effects on Alpha-Feedback Training. Science 186: 458-460, 1974
OSTOW, M.: Psychic Function and the EEG. Arch. Neurol. Psychiat. 64: 385-400, 1950
PAPEZ, J.W.: A proposed mechanism of emotion. Arch. Neurol. Psychiat. 38: 725-743, 1937
PEARSON, E.S., HARTLEY, H.O.: Biometrika Tables for Statisticians.Vol. 1, 3rd Ed., Cambridge 1970
PERRIS, C.: EEG Techniques in the Measurement of the Severity of Depressive Syndroms. Neuropsychobiology 1: 16-25, 1975
PETERS, U.H.,: Emotionspsychosen. In: FREEDMAN, A.M., KAPLAN, H.I., SADOCK, B.J. PETERS, U.H. (Hrsg.): Psychiatrie in Praxis und Klinik. Bd.1. Thieme, Stuttgart, New York, 306-315, 1984
PIAGET, J.B., INHELDER, B.: Die Psychologie des Kindes. Fischer, Frankfurt/Main 1977
PLOTKIN, W.B.: On the Self-Regulation of the Occipital Alpha-Rhythm: Control Strategies, States of Consciousness and the Role of Psychological Feedback. J. Exp. Psychol. Gen. 105: 66-69, 1976
PLUTCHIK, R.: Foundations of experimental research. Harper and Row, New York 1974
POCKBERGER, H., PETSCHE, H., RAPPELSBERGER, P., ZIDEK, B., ZAPOTOCZKY, H.G.: On-going EEG in depression: A topographic spectral analytical pilot study. Electroenceph. Clin. Neurophysiol. 61: 349-358, 1985
POHLMEIER, H.: Die psychoanalytische Theorie der Depression. In: EICKE, D. (Hrsg.): Psychologie des 20. Jahrhunderts. Bd. II, Freud und die Folgen. Kindler, Zürich 675-696, 1976
POPPER, K.R., ECCLES, J.C.: The Self and its Brain. An Argument for Interactionism. Springer, Heidelberg, Berlin, London, New York 1977
PRIBRAM, K.H.: Languages of the brain. New Jersey 1971 (1978)
PROUST, M.: A la recherche du temps perdu: A l'ombre des jeunes filles en fleurs. Paris, Gallimard
RAY, W.J, COLE, H.W.: EEG alpha activity reflects attentional demands, and beta activity reflects emotional and cognitive processes. Science 228: 750-752, 1985
REITE, M., SHORT, R.: Maternal Separation Studies: Rationale and Methodological Considerations. Ethnopharmacolgy: Primate Models of Neuropsychiatric Disorders. A.R. Liss, New York, 219-253, 1983
RIEMANN, F.: Grundformen der Angst. 10. Aufl. E. Reinhardt, München, Basel 1975
RILEY, T.L.: The EEG in patients with rage attacks or episodic violent behavior. Military Med. 144: 515-517, 1979
ROLLS, E.T.: A Theory of Emotion, and its Application to Understanding the Neural Basis of Emotion. In: OOMURA Y. (Ed.): Emotions. Neuronal and Chemical Control. Karger, Tokyo 1986

ROUBICEK, J.: Emotional EEG Activation. In: Clin. Neurophysiol. EEG-EMG 6th Congr. of EEG. Clin. Neurophysiol. Wien, 139-142, 1965
RÜGER, U.: Neurotische und reale Angst. Vandenhoeck und Ruprecht, Göttingen 1984
RUSALOVA, M.N.: Effect of the Information and Emotional Components of Activation of the EEG. Hum. Physiol. Bd. 6: 179-187, 1980
SACKHEIM, M.A., DECINA, P., MALITZ, S.: Functional brain asymmetry and affective disorders. Adolesc. Psychiatry 10: 320-335, 1982
SCHACHTER, D.L.: EEG Theta Waves and Psychological Phenomena: A Review. Biol. Psychol. 5: 47-82, 1977
SCHACHTER, S.: The Interaction of Cognitive and Psychological Determinates of Emotional State. In: SPIELBERGER (Ed.): Anxiety and behavior. New York 1966
SCHAFFER, C.E., DAVIDSON, R.J., SARON, C.: Frontal and parietal electroencephalogram asymmetry in depressed and nondepressed subjects. Biol. Psychiatry 18: 753-762, 1983
SCHARFETTER, Ch.: Schizophrene Menschen. Urban und Schwarzenberg, München, Weinheim 1986
SCHEFFE, H.: The analysis of variance. Wiley, New York 1967
SCHIEMANN, M.: Persönliche Mitteilung 1983
SCHMIDT-DEGENHARD, M.: Melancholie und Depression. Zur Problemgeschichte der depressiven Erkrankungen seit Beginn des 19. Jahrhunderts. Kohlhammer, Stuttgart, Berlin, Köln, Mainz 1983
SCHNEIDER, K.: Pathopsychologie der Gefühle und Triebe. Thieme, Leipzig 1935
SCHNEIDER, K.: Klinische Psychophathologie. 13. Aufl., Thieme Stuttgart 1987
SCHUCHARD-FICHER, Chr., BACKHAUS, K., HUMME, U., LOHRBERG, B., PLINKE, B., SCHREINER, B.: Multivariate Analysemethoden. Springer, Berlin, Heidelberg, New York 1982
SCHULTES, M., SALETU, B., GRUNBERGER, J. ANDERER, P.: Cardiac phobia, central and autonomous nervous system: Psychological and polygraphic studies under music. Adv. Biol. Psychiat. 15: 84-96, 1984
SCHULTZ-HENCKE, H.: Lehrbuch der analytischen Psychotherapie. 1. Aufl. Thieme, Stuttgart 1965
SCHULZ, B.-G.: Ein Beitrag zum Verständnis der Funktion des Mandelkerns. Einzelzelableitungen an wachen, frei beweglichen Katzen. Habilitationsschrift, FU Berlin 1987
SCHUMAN, M.: The physiological model of meditation and altered states of consciousness: A critical review. In: IZARD, C.E., KEGAN, J., ZAJONC, R. (Eds.): Emotion, Cognition and Behavior. Cambridge University Press, New York 1983
SCHWARTZ, G.E.: Emotion and psychophysiological organization: a system approach. In: COLES, M.G.H., DONCHUN, E., PORGES, S.W. (Eds): Psychophysiology: Systems, Processes and Applications. Elsevier, Amsterdam, 354-377, 1986
SCHWIBBE, M., BECKER, D., RAEDER, K.: EEG-Korrelate emotionellen Erlebens. Zeitschrift für Experimentelle und angewandte Psychologie 31: 1, 139-152, 1984
SHAGASS, Ch.:Projections for the future research. In: WILLIAMS, TH., KATZ, M., SHIELD, J. (Eds.): Recent advances in the Psychobiology of the depressive illness. 316-363, 1969
SHAGASS, C., ROEMER, R.A., STRAUMANIS, J.J.: Relationsships between psychiatric diagnosis and some quantative EEG variables. Arch. Gen. Psychiatry 39: 1423-1435, 1982
SHAGASS, C., ROEMER, R.A., STRAUMANIS, J.J., JOSIASSEN, R.C.: Psychiatric diagnostic discriminations with combinations of quantative EEG variables. Br. J. Psychiatry 144: 581-592, 1984
SIMONOV, P.V., MIKHAILOVA, N.G.: Quantitative approach to studying positive emotions. Psychophysiologie 8: 82-92, 1971
SIMONOV, P.V.:The emotional brain. Plenum Press, New York 1986
SPSS Handbuch, 9. Version, 1980
STOYVA, J., KAMIYA, J.: Electrophysiological Studies of Dreaming as the Prototyp of a New Stragety in the Study of Consciousness. Psychological Review 75: 192-205, 1968
STRIAN, F.: Angst. Grundlagen und Klinik. Springer, Berlin, Heidelberg, New York, Tokyo 1983
STRONGMAN, K.T.: The Psychology of Emotion. Wiley, London, New York, Sydney, Toronto 1973

SUVOROVA, V.V.: Change in slow EEG rhythms as an indicator of a state of discomfort. Psychological Abstracts 40: 707, No. 7424, 1966

TAKII, O., NISHIJIMA, H., MUKASA, H., MIZUKI, Y., TANAKA, M., INANAGA, K.: The mirror drawing test and frontal midline Theta activity. Electroenceph. Clin. Neurophysiol. 52, 3: 47, 1981

TAYLOR, J.G.: A behavioural interpretation of obsessive-compulsive Neurosis. Behav. Res. Ther. 1: 237 , 1963

THIESEN, J.W.: Effects of Certain Forms of Emotions on the Normal EEG. Arch. Psychol. 285, New York 1943

THOMÄ, H.: Motivation. In: THOMÄ, H. (Hrsg.): Handbuch der Psychologie. Bd. 2, II. Allgemeine Psychologie. Hogrefe, Göttingen 1965

THOMÄ, H.: Motivation und Emotion. In: THOMÄ, H. (Hrsg.): Theorien und Formen der Motivation. Hogrefe, Göttingen 1983

TOMORUG, E., DIACONESCU, N.: Über die EEG bei Gewaltverbrechern. In: Clinical Neurophysiol. EEG-EMG 6th Congr. of EEG and Clin. Neurophysiol., Wien, 211-213, 1965

TRAXEL, W., HEIDE, H.J.: Dimension der Gefühle. Psychol. Forsch. 26: 179-204, 1961

TRAXEL, W.: Gefühle und Gefühlsausdruck. In: MEILI, R., ROHRACHER, H. (Hrsg.): Lehrbuch der experimentellen Psychologie. 3. Aufl., Huber, Bern, 235-280, 1972

TUCKER, D.M.: Lateral brain function in normal and disordered emotion: Interpreting electroencephalographic evidence. Biol. Psychology 19: 219-235, 1984

TUCKER, D.M., STENSLIE, C.E., ROTH, R.S., SHEARER, S.L.:Right frontal lobe activation and right hemisphere performance decrement during depressed mood. Arch. Gen. Psychiatry 38: 169-174, 1981

TUCKER, D.M., DAWSON, S.L.: Asymmetric EEG changes as method actors generated emotions. Biol. Psychology 19: 63-75, 1984

TUCKER, D.M., WILLIAMSON, P.A.: Asymmetric Neural Control Systems in Human Self-Regulation. Psychological Review 91: 185-215, 1984

VALLE, R.S., DEGOOD, D.E.: Effects of state-trait anxiety on ability to enhance and suppress EEG alpha. Psychophysiology 14: 1-7, 1977

WACHSMUTH, D., DOLCE, G.: Rechnergestützte Analyse des EEG während transzendentaler Meditation und Schlaf. Z. EEG-EMG 11: 183-188, 1980

WALDHORN, H.F.: Heinz Hartmann und die moderne Psychoanalyse. In: EICKE, D. (Hrsg.): Die Pschologie des 20. Jahrhunderts. Bd. III. Freud und die Folgen, Kindler, Zürich 182-209, 1977

WALTER, D.O., BERKHOUT, J., ADEY, W.: Patterns of electroencephalographic and autonomic reactivity to laboratory stress. Progress in Biomedical Engineering, Washington 1967

WALTER, V.J., WALTER, W.G.: The central effects of rhythmic sensory stimulation. Electroenceph. Clin. Neurophysiol. 1: 57-86, 1949

WALTER, W.G.: The living Brain. Norton, New York, 1953

WATSON, C.G., JAKOBS, L., HERDER, J.: Correlates of alpha-, beta-, theta-wave production. J. Clin. Psychol. 35: 364-369, 1979

WATSON, C.G., HERDER, J.: Effectiveness of Alpha-Biofeedback Therapy: Negative Results. J. Clin. Psychol. 36: 508-513, 1980

WEINER, B.: In The Atkinson Tradition: The Motivational Function of Emotion. In: BROWN and VEROFF (Eds.): Frontiers of Motivational Psychology. Springer, Heidelberg, New York 1986

WEINERT, F.: Hunger und Durst. In: THOMÄ, H. (Hrsg.): Handbuch der Psychologie. Bd. 2, II. Hogrefe, Göttingen 1965

WEIZSÄCKER, R.V. v.: Der Gestaltkreis. Thieme, Stuttgart 1987

WENDLAND, K.L., REBERS, U., GUNDEL, A., ZARNITZ, T.: Tageszeitabhängige EEG-Veränderungen bei endogenen Depressionen und Manien. EEG-EMG 18: 200-206, 1987

WEST, M.A.: Meditation and the EEG. Psychol. Med. 10: 369-375, 1980

WILLIAMS, A.C.: Some psychological correlates of the EEG. Arch. Psychol. Diss. 34: 240, 1939

WILLIAMS, D.: Neural Factors Related to Habitual Aggression. Consideration of Differences Between Those Habitual Aggressives and Others Who Have Committed Crimes of Violence. Brain 92: 503-520, 1969

WOODWORTH, R.S.: Experimental psychology. New York 1938, zit. n. Traxel 1972
YAMAGUCHI, Y.: Frontal midline Theta activity. In: YAMAGUCHI and FUJISAWA (Eds.): Recent Advances in EEG and EMG Data Processing. Elsevier North-Holland Biomedical Press, Amsterdam 1981
YASUMO, W., TSUJIMOTO, T., YAMAGUCHI, Y.: Biofeedback of frontal Theta bursts. Electroencephal. Clin. Neurophysiol. 52: 47, 1981
ZUBIN, J., SPRING, B.: Vulnerability - a new view of schizophrenia. J. Abnorm. Psychol. 86: 103-126, 1977
ZUBIN, J., STEINHAUER, S.R.: How to break the logjam in schizophrenia: from chronicity to vulnerability. Psychol. Med. 13: 551-571, 1981
ZWEIZIG, J.R., ADEY, W.R., HANLEY, J., HAHN, P.M., PILMANIS, A.A., GIVEN, R.R., COCKETT, A.T.K.: EEG Monitoring of a Free Swimming Diver at a Working Depth of 15 Meters. Aerospace Med. 43: 403-407, 1972

# 9. ANGST UND EEG-AKTIVITÄT : Literaturübersicht 1963-1987

| Autoren/Jahr | Beschreibung der Emotion | Provokationsmethode | VPn | Emotionsanalyse bzw. Kontrolle | Physiologische Meßgröße EEG-Auswertung | Ergebnisse |
|---|---|---|---|---|---|---|
| Machleidt 1982 Machleidt et al. 1985, 1987 Machleidt und Gutjahr 1989 | Angst | Imaginationstechnik, konfliktzentriertes Interview | 32 freiwillige Probanden, 10 Epilepsiekranke | FPI-B, GTS, D2, Katamnese, Videoaufzeichnung, Rating | Spektralanalyse Kohärenzanalyse | Abnahme der Alpha-Leistung und Zunahme der Beta- und Theta-Leistung, Anstieg von Alpha-Modus, -Bandweite und Komplexität, Abnahme der Alpha-Peak-Kohärenz |
| Ahern und Schwartz1985 | Angst,Erregung | standardisierte Fragen | 33 Normalprobanden. | emotiv-kognitives Selbst-Rating | Spektralanalyse | Relative rechtshemisphärische Abnahme der Alpha-Leistung bei Zunahme der Beta-, Theta-,Delta- und Gesamtleistung |
| Schwibbe, Becker, Raeder 1984 | Erregung | Kriminalgeschichte versus Landschaftsbeschreibung | 20 freiwillige Probanden | Skalen der subjektiven Erregung | Spektralanalyse | Positive Korrelationen zwischen der emotionalen Erregung und der Theta-, langsamen Alpha- und Beta-Tätigkeit, Alpha-Frequenzbeschleunigung |
| Schultes, Saletu, Grunberger, Anderer 1984 | Kardiophobie | emotionelle Stimuli, Musik | Patienten mit Kardiophobie und Normalprobanden | FPI, Beschwerdeliste, Emotionsinventar, EKG, Atemfrequenz | Spekt ralanalyse | Hohe Beta-Aktivität und niedrige langsame Aktivität, nach Musik Zunahme von Delta- und schneller Alpha-Aktivität, Zunahme der Herzfrequenz |
| Ketterer 1982 | Ärger, Angst, Zufriedenheit | Imaginationsverfahren | 48 Rechtshänder | Jenkins activitiy survey (JAS) Skalen zur Erfassung der affektiven Gestimmtheit und der kognitiven Muster (verbale, räumlich-visuelle) | Amplitudenintegrationsverfahren im Aplha-Band, Hautwiderstand | Der "koronare Leistungstyp" Typ A mehr linksparietale Aktivität, größere Verdrängung |

| | | | | | | |
|---|---|---|---|---|---|---|
| Knott, Chaudhry, Lapierre 1981 | Panik | Natrium-Lactat | 6 Patienten mit Panikattacken (DSM-III) | Selbsterfahrung, AEP, EDA, EMG, EOG, HR, SCL, NSSCR | Spektralanalyse über alle Frequenzbänder | Abnahme der Alpha-Leistung bei Anstieg der Beta- und Delta-Leistung |
| Machleidt, Gutjahr, Török, Mügge 1981 | Angst | lebensgeschichtliches Interview | 6 Epilepsiekranke | Rating und psychodynamische Analyse | Spektralanalyse im Alpha- und Theta Frequenzband | Abnahme der spektralen Bandweite im Alpha-Band |
| Nowak u. Marczynski 1981 | Angst, Streß, Charakter- u. Situationsangst | neutrale Töne, weniger und stärker ängstigende persönlichen Fragen | je 12 Studenten mit niedr. u. hohen Angstscores | Taylor Manifest Anxiety Scale | Automatische Frequenzanalyse im Alpha-Band | inkonsistente Alpha-Reaktion bei 18 VPn, bei 6 VPn Auftreten von Theta-Aktivität. Bei VPn mit hohen Angstscores Verminderung der Variabilität der Alpha-Ausprägung im Vergleich zu VPn mit niedrigen Angstscores. |
| Koella 1981 | Angst und somatische Ausdrücke | Literaturarbeit | | | visuelle und automatische EEG-Analyse | Patienten mit Angstneigung reagieren mit Alpha-Verminderung und Zunahme von Beta- und Theta-Aktivität, verminderte Reaktion auf Photostimulation |
| Il Yuchenok, Leutin 1981 | keine | Umgebungsveränderungen: Polarklima, hohe Berge (Altai-Gebirge), Monsun-Klima | 8 Expedit.-Teilnehmer | emotionsbeladene Wörter | visuell | in den ersten Tagen Aktivationsreaktion im EEG mit Anstieg aller Frequenzen im Zusammenhang mit besserer Gedächtnisleistung, danach Gewöhnung und Abklingen der Aktivationsreaktion im EEG |
| Rusalova 1980 | Angst, Bedrohungsgefühl | Schmerzerwartung, existentielle Gefährdung u. pos. Erwartungen | 49 Stud. u. Mitarb. eines Instituts | Erlebnisschilderung aus der Erinnerung, EKG | automatische Frequenzanalyse von 2-33 Hz, insbes. 11Hz, Alpha-Leistung u. Frequenzanaanalyse, Puls | bei Erwartung des Traumas Abfall der Alpha-Leistungund Zunahme der Pulsfrequenz; bei Erinnerung des Traumas Alpha-Leistungs- und Frequenzzunahme, Beta-Leistungsanstieg bei 14-16 Hz und 24-27 Hz, starker Pulsanstieg |
| Chattopadhyay Cooke, Toone Lader 1980 | Situationsangst u. Charakterangst | entspannte Situation u.Drohung mit elektrischem Stromstoß | 10 weibl. u. männl.VPn | Personality Questionaire (Eysenck 1975) State-Trait-Anxiety Inventory (Spielberg et al. 1970), Mood-Rating-Scale (Bond u. Lader 1974) | visuelle Auswertung im Alpha Band | Habituation der Alpha-Blockierung vermindert bei Angst |

| | | | | | | |
|---|---|---|---|---|---|---|
| Gutjahr u. Machleidt 1980 | Angst u. Freude | konfliktzentriertes Interview | 1 Epilepsiekr. | Rating und psychodynamische Analyse | Spektralanalyse | Auftreten eines Gipfels bei 28-30 Hz bei existenzieller Angst; Zunahme der Bandweite im Alpha-Band bei Freude. |
| Hynek u. Cerny 1978 | Angst | Hypnose, Wachzustand | 16 männl. Stud. | keine | Spektralanalyse | Anstieg der Delta-Leistung, Abnahme der Alpha-Leistung |
| Kirschbaum u. Weber 1977 | Angst | Entspannungstraining mit u. ohne Alpha-Feedback | 10 VPn | MAS- u. MMQ-Scores | Amplitudenintegration im Frequenzbereich 8-12 Hz | bei ängstlichen Patienten Verringerung der Alpha-%-Raten, bei Normal-Pb. Zunahme in der Entspannung |
| Morishige u. Reyher 1975 | Angst | Traumerinnerung mit freier Assoziation, Imaginationen | 3 Vergl.-Gruppen: 10 Studenten, 7 Studenten, 9 Pat. | Traumanalyse, Analyse der imaginierten visuellen Bilder | visuell im Alpha-Frequenzbereich (8-13 Hz), manuell-optische Ausmessung der Alpha-%-Raten | symbolische "heiße" Imaginationen und Traumerinnerungen verursachen Angst und eine Alpha-Leistungsverringerung sowie GSR, REM und Fingerpulsveränderungen; freie visuelle Imaginationen und deren Erinnerung nicht. Fazit: Bestätigung für die Hypothese Freuds, daß Träume verdrängte Triebimpulse symbolisieren |
| Becker 1972 | Selbsttrating der erlebten Spannung | zwei Kurzgeschichten mit gegensätzl. Spannungsprofil: Naturschilderg. u.Kriminal-. geschichte | 41 VPn, auswertbar 26 Pb. (7 Männer, 19 Frauen) | freie Exploration, Spannungsintensitäts-Zeit-Schema | manuell-optisch und automatisch mit Amplitudenfrequenz Diskriminator im Theta-, Alpha- und Beta-Band | Naturschilderung: Reduktion der Leistung sämtlicher Frequenzbänder, insbesondere im Alpha-Band. Kriminalgeschichte: Anstieg der Leistung im Alpha-, Theta- und geringer auch im Beta-Frequenzband beim Vergleich mit Naturschilderung. |
| Becker 1972 | schockartiges Erlebnis, hochgradige überwältigende affekt. Erregung | Kriminalgeschichte | 1 (Fall 32) | s.o. | s.o. | Auftreten von gruppierter Theta-Aktivität, mittlere Alpha-Frequenz nimmt ab und variiert weniger; Zunahme langsamer Alpha-Aktivität im 8-Hz-Bereich; bei Beherrschungsversuch Zunahme der 9-Hz-Aktivität, Blockierung der 8-Hz-Aktivität. |

| | | | | | | |
|---|---|---|---|---|---|---|
| Cesarec u. Nilson 1970 | Frustration | Farben-Wort-Test | 23 männl. u. 27 weibl. stat. Pat. einer Psychiatr. Klin. Diagn.: Persönlkt . | psychophysiol. mit GSR u. Plethysmogramm | visuell | bei 15 VPn dominante Theta-Aktivität, bei 13 VPn dominante bzw. hohe Beta-Aktivität, bei 11 VPn Abnahme der Alpha-Aktivität; stärkere GSR-Reaktion und bessere Leistung bei VPn mit hoher Theta- u. Beta-Aktivitätszunahme. Geringere Leistung u. geringere GSR-Reaktion bei VPn mit unveränderter dominanter Alpha-Aktivität . |
| Berkhout, Walter, Adey 1969 | Streß | unterschiedlich stark ängstigende Fragen | 14 männl. Krankenpfl.-schüler | GSR, EKG, Pulsvolumen | Spektralanalyse, Berechnung von Auto- u. Kreuzspektren, schrittweise Diskriminanzanalyse | 80 %ige Zuordnung der EEG-Abschnitte anhand der EEG-Parameter zu den Fragenkategorien. Hoher Streß ist bei 5 VPN charakterisiert durch: Verschmälerung der Theta- u. Alpha-Bandweite, Beta-Leistungsanstieg um 70%, Abnahme der Kohärenz im Delta-Band, Zunahme der Kohärenz im Alpha-Band; 100%ige Zuordnung der EEG-Abschnitte zu aktiven und passiven Phasen anhand der EEG-Parameter. |
| Walter, Berkhout, Adey 1967 | Streß | persönliche Fragen | 58 Studenten | GSR, EKG, Pulsvolumen | visuelle Auswertung | bei Fragen mit hohem Streß parallell zur Antwortz im EEG 10 Hz Spindeln. |
| Emrich u. Heinemann 1966, Emrich 1967, 1983, Heinemann u. Emrich 1971 | Verdrängung | emotional bedeutsame u. neutrale Wörter bei langsam steigender Lichtintensität im Phänoskop | 9 weibl., 7 männl. Studenten | EKG, GSR, Vortest bezüglich emotionaler u. neutraler Wörter | manuell-optisch | bei emotionalen Wörtern Anstieg der Alpha-Leistung(10-12 Hz) bei Erwartung, Abfall und Frequenzanstieg bei Verdrängung und Wiederanstieg nach Perzeption.. |
| Suvorova 1966 | Streß, Unbehagen | Störungen bei Ausführung einer schwierigen Aufgabe | 10 Erwachsene | Beobachtung | Frequenzanalyse automatisch im Theta- und Delta-Bereich | Zunahme von Theta-Aktivität bei VPn, die mit einer Leistungsverminderung reagierten; VPn bei denen Streß die Leistung nicht verminderte, Theta- u. Delta-Abnahme. |

| | | | | | | |
|---|---|---|---|---|---|---|
| Roubicek 1965 | affektive Spannung | Ansprache traumatisierender Lebenssituationen, unlösbare mathem. Aufgaben, Versprechen einer Belohnung | 37 Psychopathen m. aggress. u. sexuell deviantem Verh. | im Zusammenhang mit der Symptomatik | visuell | langsame Theta-Aktivität bei 70% |
| | | | 12 Psychopathen m. aggress., sadist. u. masochist. Verhalten | s.o. | s.o. | bei 8 Patienten fokale 5-6 Hz-Aktivität, bei 2 Patienten steile Potentiale. |
| | | | 8 Normalpbn. | Polygraphie: Atmung, Pulsfrequenz, Fingerpuls, GSR | automatische Frequenzanalyse | Beta-2-Power (17,5-20 Hz) nimmt zu. |
| Dixon u. Lear 1963 | Erwartung | emotional bedeutsame und neutrale Wörter bei ansteigender Lichtintensität im Phänoskop | Normalpbn. | EKG, GSR, Auslese emotional bedeutsamer Wörter | automatische Quantifizierung der Amplitudenintegration | höhere Alpha-Amplituden bei gefühlsbetonten Wörtern im unterschwelligen Bereich. |

# 10. STICHWORTVERZEICHNIS

# 11. TABELLENANHANG

**Tabelle: 3 DISKRIMINANZANALYSE**
**Klassifizierung der Grundgefühle durch EEG-Parameter**

| Gefühle | Anzahl von Variablen | Klassifikations-rate % | (Segm) |
|---|---|---|---|
| **A. Interindivi. Differenzen wurden nicht ausgeschlossen** | | | |
| Intention-Angst | 5 | 75 | (295) |
| Intention-Aggression | 12 | 71 | (464) |
| Intention-Trauer | 6 | 80 | (298) |
| Intention-Freude | 8 | 63 | (1056) |
| Angst-Freude | 8 | 75 | (280) |
| Aggression-Freude | 7 | 66 | (534) |
| Aggression/Trauer-Freude | 10 | 90 | (205) |
| Intention-Angst-Trauer | 10 | 74 | (271) |
| Intention-Angst-Freude | 14 | 75 | (188) |
| Intention-Angst-Freude | 10 | 51 | (737) |
| Intention-Angst-Aggress.-Trauer | 11 | 46 | (1136) |
| Intent.-Angst-Agg.-Trauer-Freude | 17 | 36 | (2115) |
| **B. Interindividuelle Differenzen wurden ausgeschlossen** | | | |
| Intention-Trauer | 3 | 76 | (284) |
| Intention- Angst-Trauer | 6 | 75 | (193) |

**Tabelle: 4 MANOVA: INTENTION - TRAUER**

| | ALPHA | THETA |
|---|---|---|
| Verwertete Segmente: | 540 | 523 |
| Verworfene Segmente: | 63 | 80 |
| Probandenzahl: | 11 | 11 |

| **Multivariate Effekte:** | **Canon. Corr.** | **Canon. Corr.** |
|---|---|---|
| Größen: | | |
| Probanden | .96 | .94 |
| Übung | .76 | .38 |
| Emotion T | .64 | .28 |
| Zeitverlauf der T | .28 | n.s. |
| Emotion-Proband | .46 | .43 |
| Emotion-Lfdnr | n.s. | n.s. |
| Proband-Lfdnr | .84 | .58 |
| Probduntersch i. Zeitverl. d. T | .41 | .43 |

| **Univar. Anal.:** | | **Mittelwerte** | | **(F-Wert)** | **Mittelw.** | | **(F-Wert)** |
|---|---|---|---|---|---|---|---|
| | | **INT** | **T** | | **INT** | **T** | |
| Leistung | FL | .0091 | .0062 | (84.0) | .0017 | .0021 | (7.1) |
| | FR | .0117 | .0089 | (25.0) | | | |
| | OL | .0210 | .0160 | (61.0) | .0029 | .0025 | (3.9) |
| | OR | .0188 | .0150 | (42.0) | | | |
| | TL | .0229 | .0163 | (74.0) | | | |
| | TR | .0224 | .0164 | (45.0) | | | |
| Modus | FL | 10.23 | 10.59 | (51.0) | | | |
| | FR | 10.23 | 10.59 | (35.0) | 5.16 | 5.25 | (6.1) |
| | OL | 10.17 | 10.21 | (15.0) | | | |
| | OR | 10.06 | 10.09 | (46.0) | | | |
| | TL | 10.03 | 10.04 | (6.0) | | | |
| | TR | 10.04 | 9.97 | (14.0) | 5.17 | 5.26 | (4.7) |
| Bandbreite | FL | 2.45 | 2.93 | (134.0) | | | |
| | FR | 2.14 | 2.82 | (85.0) | | | |
| | OL | 2.18 | 2.53 | (105.0) | | | |
| | OR | 2.10 | 2.53 | (52.0) | | | |
| | TL | 2.71 | 3.03 | (67.0) | 3.24 | 3.29 | (3.8) |
| | TR | 2.64 | 2.98 | (77.0) | 3.25 | 3.29 | (3.9) |

Zeichenerklärg: Lfdnr: Laufende Nummer; FL, FR, OL, OR, TL, TR: Topographien: frontal, okzipital, temporobasal jeweils links, rechts; INT: Intention; T: Trauer

**Tabelle: 5**
**Topographische Unterschiede bei Trauer (im Vergleich zu Intention)**

**A MANOVA, F-Werte**

| | Leistung | | Modus | | Bandweite | |
|---|---|---|---|---|---|---|
| | Alpha | Theta | Alpha | Theta | Alpha | Theta |
| Mittelw. Vergleich | 77 | | 68 | 12 | 187 | 13 |
| Seitenvergleich | 4 | | | | 4 | |
| Vergl. geg. frontal | 25 | | 11 | | 7 | |
| Vergl. geg. okzipit. | 6 | 4 | | | | |
| Vergl. geg. temp. | 11 | | 5 | | 5 | 11 |

Anzahl der verwendeten (verworfenen) Segmente: Alpha: 540 (63); Theta: 523 (80)

**B. Änderungsrichtung der Alpha- und Theta- Parameter**

| | Leistung | | Modus | | Bandweite | |
|---|---|---|---|---|---|---|
| | Alpha | Theta | Alpha | Theta | Alpha | Theta |
| | l./r. | l./r. | l./r. | l./r. | l./r. | l./r. |
| frontal | --- | + | +++ | - | +++ | |
| okzipital | --- | - | +++ | | +++ | |
| temporal | --- | | + --- | + | +++ | + |

+,-: p<0.05, ++,--: p<0.01, +++,---: p<0.001; Zunahme bzw. Abnahme beim Vergleich der li. mit der re. Hemisphäre

# 12. REGISTER DER FALLBEISPIELE



I = Intention, A = Angst, Agg = Aggression, Ärger, Schmerz
T = Trauer, F = Freude

18247750R00154

Printed in Poland
by Amazon Fulfillment
Poland Sp. z o.o., Wrocław